中国民族医药学会
图书出版规划项目

王光涛　刘学春　潘　丽——编著

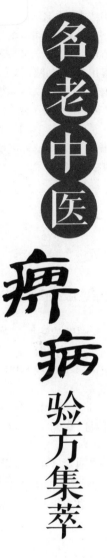

名老中医痹病验方集萃

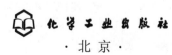

化学工业出版社

·北京·

内 容 简 介

本书精选百余名国医大师、全国名老中医治疗痹证的相关学术期刊论文为基础，将临床经验进行总结归纳，如朱良春治疗类风湿关节炎；张鸣鹤自拟强脊Ⅰ号方、强脊Ⅱ号方、强脊Ⅲ号方治疗强直性脊柱炎；石仰山运用化痰利湿，舒筋活血法自拟痰瘀阻络汤加减治疗膝骨性关节炎；范永升运用"痛随利减"理论治疗急性痛风经验；南征运用内外合治法治疗热毒滞络型消渴痛风；孙树椿自拟颈椎Ⅱ号方、颈椎Ⅲ号方治疗颈椎病等；伍炳彩运用和解少阳，调和营卫，祛风散寒法治疗产后风湿病……此类效方验方，若辨证正确，立竿见影。学习名老中医的学术思想、经验用药等，是成为新一代名医的有效途径。

本书以病名为纲，方论为目，依次整理而成，希望能为临床医生、广大科研工作者、医学爱好者提供学习思路。

图书在版编目（CIP）数据

名老中医痹病验方集萃/王光涛，刘学春，潘丽编著.—北京：化学工业出版社，2023.8
ISBN 978-7-122-43510-1

Ⅰ.①名…　Ⅱ.①王…②刘…③潘…　Ⅲ.①痹证-验方-汇编　Ⅳ.①R255.6

中国国家版本馆 CIP 数据核字（2023）第 087629 号

责任编辑：张　蕾　　　　　　　　　加工编辑：赵爱萍
责任校对：李雨函　　　　　　　　　装帧设计：史利平

出版发行：化学工业出版社（北京市东城区青年湖南街 13 号　邮政编码 100011）
印　　装：三河市延风印装有限公司
710mm×1000mm　1/16　印张 20¾　字数 399 千字　2024 年 3 月北京第 1 版第 1 次印刷

购书咨询：010-64518888　　　　　　售后服务：010-64518899
网　　址：http://www.cip.com.cn
凡购买本书，如有缺损质量问题，本社销售中心负责调换。

定　　价：69.80 元
版权所有　违者必究

序言

　　古之方书浩如烟海，无外有四——书、论、歌诀、单验方，常以病名为始以便检索，下附诸方以备灵活运用，君臣佐使蕴意深奥，量效关系变化隐藏其间，辨证论治、煎服、宜忌论述翔实。

　　张仲景撰《伤寒杂病论》备诸病之用，详方药之准绳。其病与方，方与药，量与效，常中有变，变中有常，靡不曲尽。今之中医吸纳西医学之精粹，开创中西医结合的先河。国医大师、全国名中医等是当代中医临床医学发展核心成就的典型代表，他们览古论之精，承家学之华，结合现代医学之发展，临证数十载，发挥古意，创立新说，积累了一些常用方和经验方。

　　古今中医方药繁多，各家学说均有专长，临床均效如桴鼓立起沉疴。其简在通治，其繁在辨证论治，其贵在个性化诊疗。我倡导针对某一疾病制定通治方（主方）以便推广和应用；而对于疾病的个体不同、时间不同、地域不同、病因病位不同等诸多致病因素，我强调将辨证论治融入通治方中以简化目前中医教材中繁多的辨证分型，便于学习和应用。

　　《名老中医验方集萃》系列图书通过精选精学论文和著作、跟诊学习、访谈和古籍回顾等研究方法，广泛收集国医大师、全国名中医等的医案，提炼选取典型的方剂，并进行了细致的考究。系列图书以病名为纲，方论为目，依次梳理，探讨国医大师和全国名中医等的遣方用药原则，理解其配伍规律，先后在一些领域（如肝胆病、肿瘤、痹病等）较系统地梳理当代名老中医学术经验。旨在提炼中医药文化精神标识，挖掘阐释并推广普及名医名家学术思想，对保护和传承以国医大师、全国名中医等为代表的中医药文化具有重要意义。该丛书可为广大临床医师、科研工作者和医学爱好者提供较系统的研学资料，具有较强的实用性，是广大中医工作者提高理论水平和临床疗效的重要参考书。

前言

　　国医大师、全国名老中医和地方名老中医的学术思想和经验是中医宝库中的一大财富，也是中医药传承发展创新的重要标识，体现了当前中医学术和临床的最高水平。因此，做好国医大师、全国名老中医和地方名老中医的学术思想的传承工作显得尤为重要。

　　中医痹病泛指机体正气不足，卫外不固，风、寒、湿、热等邪气乘虚而入，致使气血凝滞，经络痹阻，引起相关系统疾病的总称，以肌肉、筋骨、关节发生疼痛、麻木、重着、屈伸不利，甚至关节肿大灼热为主要临床表现，包括现代医学中的风湿性和类风湿性疾病、与脊柱关节骨骼肌肉等相关疾病等。本书根据文献将国医大师、全国名老中医和地方名老中医的经验分为"风湿免疫类""退行性骨关节病类"和"其他"三类疾病进行梳理。

　　风湿免疫类疾病包括类风湿关节炎、强制性脊柱炎、干燥综合征、风湿性关节炎、风湿性肌痛、系统性红斑狼疮、大动脉炎、硬皮病、成人斯蒂尔病、多发性肌炎、皮肌炎等。

　　退行性骨关节病类疾病包括骨关节炎、脊柱关节炎、膝骨关节炎、膝关节滑膜炎、肩关节周围炎、漏肩风、颈椎病、腰椎间盘突出症、腰椎退行性疾病、腰腿痛、腰椎骨质增生、腰椎管狭窄症、髌骨软骨软化症、脊椎退行性骨关节病、肌肉劳损、坐骨神经痛、皮神经炎、肩背肌筋膜炎、髋关节滑膜炎、跟痛症、肱骨外上髁炎等。

　　其他疾病包括反应性关节炎、银屑病关节炎、痛风性关节炎、骨质疏松症、股骨头坏死、产后风湿病等。

　　本书以回顾性研究的方法，以四届国医大师、两届全国名老中医治疗痹病的相关期刊论文研究为基础，精选他们治疗痹病的经验方，针对风湿性关节炎、类风湿关节炎、强制性脊柱炎、骨关节炎、干燥综合征等疾病的经验方，对其组成、功能主治、用量用法、方解等做出详细说明，以科学的态度，对名老中医的学术思想进行总结归纳并编撰成册，以病名为纲，方论为目，便于检索和使用。

希望此书能为更多的临床医生和中医爱好者提供国医大师、全国名老中医和地方名老中医治疗痹病的临床验方，能为提高诊疗水平提供可资借鉴的文献资料，能为中医专病研究学习提供更具价值的资料。

编著者

2022 年 7 月

目录

类风湿关节炎 // 1

    麻黄加术汤合麻杏薏甘汤加味 // 1

    桂枝芍药汤加减 // 1

    龙马定痛丹 // 2

    黄芪桂枝五物汤加减 // 2

    清络饮加味 // 3

    清痹通络饮加减 // 4

    通经宣痹汤 // 4

    温经除痹汤 // 5

    五藤蠲痹饮 // 5

    身痛逐瘀汤加减 // 6

    白虎加桂枝汤加减 // 6

    桂枝芍药知母汤加减 // 7

    四藤二龙汤 // 7

    羌防通痹汤 // 8

    独活寄生汤加味 // 9

    穿青海甲汤加减 // 10

    桂枝附子汤、附子汤、乌头汤、麻黄附子细辛汤套裁 // 10

    自拟消痹2号方加减 // 11

    小柴胡汤合土茯苓饮加减 // 12

    四妙散加减 // 12

    虚痹方加减 // 13

    黄芪桂枝五物汤加减 // 13

    独活寄生汤加减 // 14

    宣痹饮加减 // 14

    四妙勇安汤加减 // 15

四妙消痹汤加减　　　　　　　　　// 16

四妙勇安汤加味　　　　　　　　　// 16

小柴胡汤加味　　　　　　　　　　// 17

大承气汤合四神煎加减　　　　　　// 17

四神煎加减　　　　　　　　　　　// 18

鸡鸣散加味　　　　　　　　　　　// 19

和血祛风三两三　　　　　　　　　// 19

顽痹汤加减　　　　　　　　　　　// 20

当归拈痛汤加减　　　　　　　　　// 20

清瘟败毒饮加减　　　　　　　　　// 21

防己黄芪汤加味　　　　　　　　　// 22

白虎汤合八珍汤加减　　　　　　　// 23

乌头汤合八味地黄丸加减　　　　　// 23

独活寄生汤加减　　　　　　　　　// 24

当归四逆汤加减　　　　　　　　　// 25

桂枝芍药知母汤合五苓散加减　　　// 25

麻黄附子细辛汤与通脉四逆汤加减　// 26

通痹汤加减　　　　　　　　　　　// 27

潜阳封髓丹加减　　　　　　　　　// 28

黄芪防己汤加味　　　　　　　　　// 29

三仁汤加味　　　　　　　　　　　// 29

除湿汤加味　　　　　　　　　　　// 30

四逆二陈汤加味　　　　　　　　　// 30

治疗类风湿关节炎经验方 1（原方无方名）　// 31

治疗类风湿关节炎经验方 2（原方无方名）　// 31

治疗类风湿关节炎经验方 3（原方无方名）　// 32

治疗类风湿关节炎经验方 4（原方无方名）　// 32

治疗痛风、类风湿关节炎经验方（原方无方名）　// 33

治疗类风湿关节炎经验方 5（原方无方名）　// 33

治疗类风湿关节炎经验方 6（原方无方名）　// 34

治疗类风湿关节炎经验方 7（原方无方名）　// 34

治疗类风湿关节炎经验方 8（原方无方名）　// 35

治疗类风湿关节炎经验方 9（原方无方名）　// 35

治疗类风湿关节炎经验方 10（原方无方名）　// 36

治疗类风湿关节炎经验方 11（原方无方名）　// 37

治疗类风湿关节炎经验方 12（原方无方名） // 37

治疗类风湿关节炎合干燥综合征经验方（原方无方名） // 38

治疗类风湿关节炎经验方 13（原方无方名） // 38

治疗类风湿关节炎经验方 14（原方无方名） // 39

治疗类风湿关节炎经验方 15（原方无方名） // 40

治疗类风湿关节炎经验方 16（原方无方名） // 40

治疗类风湿关节炎经验方 17（原方无方名） // 41

治疗类风湿关节炎经验方 18（原方无方名） // 42

治疗类风湿关节炎经验方 19（原方无方名） // 42

治疗类风湿关节炎经验方 20（原方无方名） // 43

治疗类风湿关节炎经验方 21（原方无方名） // 44

治疗类风湿关节炎经验方 22（原方无方名） // 44

治疗类风湿关节炎经验方 23（原方无方名） // 45

治疗类风湿关节炎经验方 24（原方无方名） // 45

强直性脊柱炎 // 47

干姜苓术汤加减 // 47

壮骨伸筋胶囊方 // 47

五藤二草汤加减 // 48

温肾通督汤加减 // 48

强脊舒 // 49

脊舒散 // 50

新加黄柏苍术散 // 50

肾着汤合穿藤通痹汤加味 // 50

身痛逐瘀汤加味 // 51

强脊 I 号方 // 52

强脊 II 号方 // 52

强脊 III 号方 // 53

金匮肾气丸加减 // 53

独活寄生汤加减 // 54

四妙勇安汤合玉女煎加减 // 54

解痉舒督汤加减 // 55

四妙勇安汤加味 // 56

补肾舒督汤加减 // 56

益肾舒督汤 // 57

身痛逐瘀汤加减 // 58

圣愈汤合独活寄生汤加减 // 58

圣愈汤合当归拈痛汤加减 // 59

阳和汤加减 // 60

乌头桂枝汤加减 // 61

独活寄生汤加减 1 // 61

独活寄生汤加减 2 // 62

荆芥止痛方 // 62

腰痛三号方加减 // 63

芍药甘草汤加减 // 64

益肾通督汤加减 // 64

寒湿方 // 65

治疗强直性脊柱炎经验方 1（原方无方名） // 65

治疗强直性脊柱炎经验方 2（原方无方名） // 66

治疗强直性脊柱炎经验方 3（原方无方名） // 66

治疗强直性脊柱炎经验方 4（原方无方名） // 67

治疗强直性脊柱炎经验方 5（原方无方名） // 68

治疗强直性脊柱炎经验方 6（原方无方名） // 68

治疗强直性脊柱炎经验方 7（原方无方名） // 69

治疗强直性脊柱炎经验方 8（原方无方名） // 69

治疗强直性脊柱炎经验方 9（原方无方名） // 70

干燥综合征 // 72

加味平胃散加减 // 72

益胃汤合麻黄附子细辛汤加减 // 72

黄芪桂枝五物汤加减 // 73

一贯煎加减 1 // 73

一贯煎加减 2 // 74

一贯煎加减 3 // 74

一贯煎合赤豆当归散合升麻鳖甲汤加减 // 75

润燥解毒汤 // 75

润燥汤加减 // 76

散结解毒汤加减 // 76

治疗干燥综合征经验方 1（原方无方名） // 77

治疗干燥综合征经验方 2（原方无方名） // 78

治疗干燥综合征经验方 3（原方无方名）　// 78

治疗干燥综合征经验方 4（原方无方名）　// 79

治疗干燥综合征经验方 5（原方无方名）　// 80

治疗干燥综合征经验方 6（原方无方名）　// 80

治疗干燥综合征经验方 7（原方无方名）　// 81

治疗干燥综合征经验方 8（原方无方名）　// 81

治疗干燥综合征经验方 9（原方无方名）　// 82

治疗干燥综合征经验方 10（原方无方名）　// 82

治疗干燥综合征经验方 11（原方无方名）　// 83

治疗干燥综合征经验方 12（原方无方名）　// 83

治疗干燥综合征经验方 13（原方无方名）　// 84

治疗干燥综合征经验方 14（原方无方名）　// 85

治疗干燥综合征经验方 15（原方无方名）　// 85

风湿性关节炎　// 87

五积散加味　// 87

桂枝白虎汤加减　// 87

芍药甘草汤合乌头煎加减　// 88

身痛逐瘀汤加减或活络效灵丹加减　// 88

独活寄生汤加减　// 89

桂枝加芍药生姜人参新加汤合活络效灵丹加减　// 89

桂枝芍药知母汤加减　// 90

麻黄附子细辛汤加减　// 90

桂枝芍药知母汤加减　// 90

乌头汤加减　// 91

大黄附子细辛汤加减　// 92

治痹通用方　// 92

治痹通用方加减 1　// 93

治痹通用方加减 2　// 93

治痹通用方加减 3　// 94

黄芪桂枝五物汤加减　// 94

桂芍知母汤、乌头汤、桂枝加黄芪汤、当归芍药散套裁　// 95

身痛逐瘀汤加减　// 95

当归饮子加减　// 96

乌头汤加减　// 96

阳和汤加减 // 97

银翘白虎汤加味 // 97

四物汤加减 // 98

桂枝芍药知母汤加减 // 98

桂枝汤合白虎汤化裁 // 99

滋阴养液汤加减 // 100

温痹汤加减 // 100

清痹汤加减 // 101

治疗风湿性关节炎经验方 1（原方无方名） // 101

治疗风湿性关节炎经验方 2（原方无方名） // 102

治疗风湿性关节炎经验方 3（原方无方名） // 102

治疗风湿性关节炎经验方 4（原方无方名） // 102

治疗风湿性关节炎经验方 5（原方无方名） // 103

治疗风湿性关节炎经验方 6（原方无方名） // 103

治疗急性风湿性关节炎经验方 7（原方无方名） // 104

治疗风湿性关节炎经验方 8（原方无方名） // 104

治疗风湿性关节炎经验方 9（原方无方名） // 104

治疗风湿性关节炎经验方 10（原方无方名） // 105

治疗风湿性关节炎经验方 11（原方无方名） // 105

治疗风湿性关节炎经验方 12（原方无方名） // 106

治疗风湿性关节炎经验方 13（原方无方名） // 106

治疗风湿性关节炎经验方 14（原方无方名） // 107

治疗风湿性关节炎经验方 15（原方无方名） // 107

治疗风湿性关节炎经验方 16（原方无方名） // 108

治疗风湿性关节炎经验方 17（原方无方名） // 109

治疗风湿性关节炎经验方 18（原方无方名） // 109

风湿性肌痛 // 111

疼痛三两三加减 // 111

五皮五藤饮加减 // 112

肩关节周围炎 // 113

桂枝芍药知母汤加减 // 113

当归四逆汤加减 // 113

肩舒汤 // 114

漏肩风 // 115

指迷茯苓丸加减 // 115

膝骨关节炎 // 116

痰瘀阻络汤加减 // 116

牛蒡子汤合阳和汤加减 // 116

牛蒡子汤合五味消毒饮加减 // 117

麻桂温经汤加味 // 117

独活寄生汤加减 // 118

身痛逐瘀汤加味 // 118

加味三妙散 // 119

利湿消肿汤、六味地黄汤加味 // 119

身痛逐瘀汤加减 // 120

自拟膝舒汤加减 // 121

田氏独活寄生汤 // 122

田氏独活寄生汤加减 // 122

四神煎 // 123

血府逐瘀汤加减 // 124

四神煎加减 // 124

地黄饮子加味 // 125

四神煎加减 // 125

温肾宣痹汤 // 126

二藤汤 // 127

健膝拈痛汤 // 127

补肾健骨汤加减 // 128

荆芥止痛汤 // 129

补肾壮骨汤 // 129

参苓白术散加减 // 130

参附回阳汤 // 130

温阳蠲痹汤 // 130

蠲痹汤 // 131

抗骨质增生方加减 // 132

治疗膝骨性关节炎经验方1（原方无方名） // 132

治疗膝骨性关节炎经验方2（原方无方名） // 133

治疗膝骨性关节炎经验方 3（原方无方名） // 133
治疗膝骨性关节炎经验方 4（原方无方名） // 134
治疗膝骨性关节炎经验方 5（原方无方名） // 135
治疗膝骨性关节炎经验方 6（原方无方名） // 135
治疗膝骨性关节炎经验方 7（原方无方名） // 136
治疗膝骨性关节炎经验方 8（原方无方名） // 136
施氏筋痹方（圣愈汤合身痛逐瘀汤）加减 // 137
治疗膝骨性关节炎经验方 9（原方无方名） // 137
治疗膝骨性关节炎经验方 10（原方无方名） // 138
治疗膝骨性关节炎经验方 11（原方无方名） // 138
治疗膝骨性关节炎经验方 12（原方无方名） // 139
治疗膝骨性关节炎经验方 13（原方无方名） // 140
治疗膝骨性关节炎经验方 14（原方无方名） // 140
治疗膝骨性关节炎经验方 15（原方无方名） // 141

骨关节炎 // 142

黄芪虫藤饮加减 // 142
二仙汤加减 // 142
三妙桑防汤加减 // 143
益肾壮痹汤 // 143
附子桂枝汤加味 // 144
补中桂枝汤加减 // 145
独活寄生汤方加减 // 145
桃红四物汤合二陈汤化裁 // 146
附子桂枝汤加味 // 146

髌骨软骨软化症 // 148

消增强骨丸 // 148
治疗髌骨软化症经验方（原方无方名） // 148

反应性关节炎 // 150

四妙丸合五味消毒饮加减 // 150

银屑病关节炎 // 151

四妙勇安汤加减 // 151

膝关节滑膜炎 // 152

薏苡仁化瘀汤 // 152
热痹方颗粒 // 152
通经活利汤 // 153
治疗膝关节滑膜炎经验方（原方无方名） // 154

痛风性关节炎 // 155

白虎加桂枝汤加味 // 155
清络饮加味 // 155
牛蒡子汤加减 // 156
白虎加桂枝汤加减 // 156
血府逐瘀汤加减 // 156
知柏地黄丸加减 // 157
金匮肾气丸加减 // 157
丹溪痛风方合四藤二龙汤加减 // 158
千金苇茎汤、四妙散合二陈汤加减 // 158
二陈汤、四妙散合千金苇茎汤加减 // 159
加味二妙散 // 160
三妙丸合六味地黄丸加减 // 160
六味地黄丸加减 // 160
穿藤通痹汤合四妙散加味 // 161
二仙汤合当归拈痛汤加味 // 162
身痛逐瘀汤合二陈汤 // 162
当归拈痛汤加味 // 163
痛风方1 // 163
痛风方2 // 164
痛风方加减 // 165
清热利湿方加减 // 165
四妙散加减 // 166
清热利湿方 // 167
四妙丸加减1 // 167
四妙丸加减2 // 168
消渴痛风汤 // 169
祛痹痛风饮加减 // 169

祛痹痛风饮 // 170

血府逐瘀汤加减 // 170

自拟痛风方 // 171

当归拈痛汤加减 // 172

薏苡仁汤加减 // 173

独活寄生汤加减 // 173

脾肾固本汤加减 // 174

萆薢分清饮加减 // 174

四妙散加减 // 175

痛风定痛汤 // 175

四妙丸加味 // 176

薏苡仁汤合四物汤加减 // 177

清热三妙汤 // 178

清热蠲痹汤 // 178

清热和血汤加减 // 179

竹叶石膏汤加减 // 179

防己黄芪汤加味 // 180

痛风清洗剂 // 181

治疗痛风性关节炎经验方1（原方无方名） // 181

治疗痛风性关节炎经验方2（原方无方名） // 182

治疗痛风性关节炎经验方3（原方无方名） // 182

治疗痛风性关节炎经验方4（原方无方名） // 183

治疗痛风性关节炎经验方5（原方无方名） // 184

治疗痛风性关节炎经验方6（原方无方名） // 184

治疗痛风性关节炎经验方7（原方无方名） // 185

治疗痛风性关节炎经验方8（原方无方名） // 185

治疗痛风性关节炎经验方9（原方无方名） // 186

治疗痛风性关节炎经验方10（原方无方名） // 187

治疗痛风性关节炎经验方11（原方无方名） // 188

治疗痛风性关节炎经验方12（原方无方名） // 188

治疗痛风性关节炎经验方13（原方无方名） // 189

治疗痛风性关节炎经验方14（原方无方名） // 189

治疗痛风性关节炎经验方15（原方无方名） // 190

治疗高尿酸血症经验方（原方无方名） // 191

治疗痛风性关节炎经验方16（原方无方名） // 191

桂枝加芍药汤加味 // 193

椎脉回春汤加减 // 193

清肝舒颈汤 // 194

痛安汤 // 194

桂枝加葛根汤加减 // 195

柴胡温胆汤加减 // 195

柴胡陷胸汤加味 // 196

半夏白术汤加味 // 196

黄芪生脉饮加味 // 197

桂枝加葛根汤加减 1 // 197

桂枝加葛根汤加减 2 // 198

桂枝加葛根汤加减 3 // 198

补中益气汤加减 // 199

温胆汤加减 // 199

镇肝息风汤加减 // 200

补阳还五汤加减 // 200

颈椎 II 号方 // 201

颈椎 III 号方 // 201

颈舒汤 // 202

补中益气汤加减 // 202

颈舒汤加减 // 203

身痛逐瘀汤加减 // 203

温肾宣痹汤加葛根 // 204

黄芪桂枝五物汤加减 // 204

活络效灵丹加减 // 205

天麻钩藤饮化裁（自拟经验方） // 205

舒经活血汤加减 // 206

姜黄葛根汤加减 // 206

黄芪桂枝五物汤 // 207

定眩汤 // 207

治疗颈椎病经验方 1（原方无方名） // 208

治疗颈椎病经验方 2（原方无方名） // 208

治疗颈椎病经验方 3（原方无方名） // 209

治疗颈椎病经验方 4（原方无方名） // 209

治疗颈椎病经验方 5（原方无方名） // 210

治疗颈椎病经验方 6（原方无方名） // 210

治疗颈椎病经验方 7（原方无方名） // 211

治疗颈椎病经验方 8（原方无方名） // 212

治疗颈椎病经验方 9（原方无方名） // 212

治疗颈椎病经验方 10（原方无方名） // 213

治疗颈椎病经验方 11（原方无方名） // 213

治疗颈椎病经验方 12（原方无方名） // 214

治疗椎动脉型颈椎病经验方（原方无方名） // 214

腰椎间盘突出症 // 216

理气固腰汤加减 // 216

温肾强腰汤 // 216

逐痰通络汤 // 217

益气养经汤 // 217

益肾健腰汤 // 218

调中保元汤 // 218

寒痉汤加减 // 219

当归四逆汤合大补阴丸 // 219

补肾壮阳通络汤 // 220

腰突散 // 220

自拟脊柱Ⅱ号方 // 221

祛痹通络方 // 221

缓急舒痹汤加味 // 222

圣愈汤合身痛逐瘀汤加减 // 223

圣愈汤合独活寄生汤加减 // 223

温肾宣痹汤加减 // 224

疏风蠲痹汤加减 // 225

消痰化瘀饮 // 225

活血壮骨方加减 // 226

栀黄止痛散 // 227

活血益气温经汤 // 227

治疗腰椎间盘突出症经验方 1（原方无方名） // 228

治疗腰椎间盘突出症经验方 2（原方无方名） // 228

治疗腰椎间盘突出症经验方 3（原方无方名）　　// 229
治疗腰椎间盘突出症经验方 4（原方无方名）　　// 229
治疗腰椎间盘突出症经验方 5（原方无方名）　　// 230
治疗腰椎间盘突出症经验方 6（原方无方名）　　// 230
治疗腰椎间盘突出症经验方 7（原方无方名）　　// 231
治疗腰椎间盘突出症经验方 8（原方无方名）　　// 231
治疗腰椎间盘突出症经验方 9（原方无方名）　　// 232
治疗腰椎间盘突出症经验方 10（原方无方名）　　// 233

腰椎退行性疾病　　// 234

腰痛杜仲汤　　// 234
温泉汤加减　　// 234
二仙汤加味　　// 235
黄芪桂枝五物汤加味　　// 236
血府逐瘀汤加减　　// 236
健芪归附汤加减　　// 237
治疗腰椎退行性疾病经验方（原方无方名）　　// 237

腰腿痛　　// 239

腰腿痛方　　// 239
腰痹舒汤　　// 239
金匮肾气丸加减　　// 240
芍药甘草汤加味　　// 240
三味方合失笑散加减　　// 241
三味方合地龙、木瓜加减　　// 241
三味方合阳和汤加减　　// 242
大将逐瘀汤加味　　// 242
麻桂温经汤加减　　// 243
金匮肾气丸加减　　// 243
独活寄生汤加减　　// 244
身痛逐瘀汤合青娥丸加减　　// 244
六味地黄丸合二至丸、青娥丸加减　　// 245
四妙丸合青娥丸加减　　// 245
温阳益肾方　　// 246
加味补中益气汤　　// 247

　　加味补肾止痛散　　　　　　　　　// 247
　　加味何首乌散　　　　　　　　　　// 248
　　补气壮腰汤　　　　　　　　　　　// 248
　　补肾止痛散　　　　　　　　　　　// 249
　　治疗腰腿痛经验方 1（原方无方名）　// 249
　　治疗腰腿痛经验方 2（原方无方名）　// 250

腰椎骨质增生　　　　　　　　　　// 251
　　骨质增生止痛丸　　　　　　　　　// 251
　　骨痹汤加减　　　　　　　　　　　// 251

腰椎管狭窄症　　　　　　　　　　// 253
　　通督活血汤加减　　　　　　　　　// 253

股骨头坏死　　　　　　　　　　　// 254
　　正骨牡丹皮汤加减　　　　　　　　// 254

脊柱退行性骨关节病　　　　　　　// 256
　　骨质增生汤　　　　　　　　　　　// 256

脊柱关节炎　　　　　　　　　　　// 257
　　治疗脊柱关节炎经验方（原方无方名）// 257

肌肉劳损　　　　　　　　　　　　// 258
　　黄芪虫藤饮合四妙散　　　　　　　// 258

产后风湿病　　　　　　　　　　　// 259
　　养血融筋汤　　　　　　　　　　　// 259
　　产后逐瘀汤　　　　　　　　　　　// 259
　　风寒湿痹汤　　　　　　　　　　　// 260
　　柴胡桂枝汤加减　　　　　　　　　// 260
　　清暑益气汤加减　　　　　　　　　// 260
　　甘露消毒丹加减　　　　　　　　　// 261
　　丹栀逍遥散合酸枣仁汤加减　　　　// 261
　　上中下通用痛风方加减　　　　　　// 262

黄芪桂枝五物汤合当归补血汤加味 // 262

治疗产后风湿病经验方 1（原方无方名） // 263

治疗产后风湿病经验方 2（原方无方名） // 264

治疗产后风湿病经验方 3（原方无方名） // 264

治疗产后风湿病经验方 4（原方无方名） // 264

治疗产后风湿病经验方 5（原方无方名） // 265

治疗产后风湿病经验方 6（原方无方名） // 265

治疗产后风湿病经验方 7（原方无方名） // 266

坐骨神经痛 // 268

桂枝加芍药汤加味 // 268

桂枝芍药知母汤加减 // 268

多发性肌炎 // 269

治疗多发性肌炎经验方（原方无方名） // 269

皮肌炎 // 270

六味地黄丸加减 // 270

参苓白术散加减 // 270

清营汤加减 // 271

清营汤合补中益气汤加减 // 271

补中益气汤合地黄饮子加减 // 272

治疗皮肌炎经验方 1（原方无方名） // 272

治疗皮肌炎经验方 2（原方无方名） // 273

治疗皮肌炎经验方 3（原方无方名） // 274

治疗皮肌炎经验方 4（原方无方名） // 274

皮神经炎 // 275

黄芪桂枝五物汤加减 // 275

肩背肌筋膜炎 // 276

桂枝加芍药汤加味 // 276

羌活胜湿汤加减 // 276

左归丸加减 // 277

葛根汤 // 277

髋关节滑膜炎 // 278

牛蒡子汤加减 // 278

骨质疏松症 // 279

补脾益肾壮骨汤 // 279
温肾宣痹汤加减 // 279
治疗骨质疏松症经验方（原方无方名） // 280

硬皮病 // 282

六味地黄丸加减 // 282
黄芪桂枝五物汤加减 // 282
补肺汤加减 // 283
九味羌活汤合桃红四物汤加减 // 283
血府逐瘀汤加减 // 284
治疗硬皮病经验方 1（原方无方名） // 284
治疗硬皮病经验方 2（原方无方名） // 285
治疗硬皮病经验方 3（原方无方名） // 286
治疗硬皮病经验方 4（原方无方名） // 286
治疗硬皮病经验方 5（原方无方名） // 287

成人斯蒂尔病 // 288

升阳散火汤加减 // 288
血府逐瘀汤加味 // 288
小柴胡汤加减 // 289
白虎汤合犀角地黄汤加减 // 289

系统性红斑狼疮 // 291

狼疮 2 号方加减 // 291
黄芪桂枝五物汤加减 // 291
犀角地黄汤合化斑汤加减 // 292
知柏地黄丸合二至丸加减 // 292
黄芪生脉饮合二至丸、酸枣仁汤加减 // 293
木防己汤合四妙散加减 // 294
强肝汤加减 // 294
济生肾气丸合防己黄芪汤加减 // 294

狼疮基本方加减 // 295

清温解毒方 // 295

清温益肾方 // 296

治疗系统性红斑狼疮经验方 1（原方无方名） // 296

治疗系统性红斑狼疮经验方 2（原方无方名） // 297

治疗系统性红斑狼疮经验方 3（原方无方名） // 297

治疗系统性红斑狼疮经验方 4（原方无方名） // 298

治疗系统性红斑狼疮经验方 5（原方无方名） // 299

治疗系统性红斑狼疮经验方 6（原方无方名） // 299

治疗系统性红斑狼疮经验方 7（原方无方名） // 300

治疗系统性红斑狼疮经验方 8（原方无方名） // 300

跟痛症 // 302

活血通络化湿方加减 // 302

治疗跟痛症经验方（原方无方名） // 303

肱骨外上髁炎 // 304

血府逐瘀汤加减 // 304

补阳还五汤加减 // 305

防风根汤、蠲痹汤 // 305

乌头汤加薏苡仁汤加减 // 306

当归鸡血藤加减 // 306

大动脉炎 // 307

四妙勇安汤合血府逐瘀汤加减 // 307

补阳还五汤合四妙勇安汤化裁 // 307

类风湿关节炎

麻黄加术汤合麻杏薏甘汤加味

【**药物组成**】麻黄 3g，桂枝 9g，杏仁 9g，羌活 9g，白术 9g，薏苡仁 12g，陈皮 6g，姜半夏 9g，甘草 3g。

【**功能主治**】祛风散寒，健脾除湿。适用于风寒湿痹型类风湿关节炎。

【**用量用法**】水煎服，日一剂，早晚分服。

【**出处**】高社光，刘建设. 路志正教授运用经方治疗风湿类病经验[J]. 世界中西医结合杂志，2006，1（03）：130-132.

【**方解**】本方为国医大师路志正教授治疗类风湿关节炎的经验方。"湿家身烦疼，可与麻黄加术汤，发其汗为宜……""病者一身尽疼，发热，日晡所剧者，名风湿。此病伤于汗出当风，或久伤取冷所致也，可与麻黄杏仁薏苡甘草汤。"与风寒湿痹相符合，方中麻黄发汗解表，配伍桂枝加强散风寒之力；再配伍散风寒、降肺气的杏仁共奏祛风散寒之功；羌活祛风除湿；白术、薏苡仁、陈皮、姜半夏益气健脾、化痰除痹止痛；甘草调和诸药。

桂枝芍药汤加减

【**药物组成**】桂枝 10g，赤芍 12g，白芍 12g，炒白术 15g，炮附子 10g^{（先煎）}，防风 10g，干姜 10g，麻黄 6g，生石膏 20g，知母 10g，生地黄 15g，黄芪 20g，五爪龙 20g，乌梢蛇 10g，羌活 10g，制乳香 6g，制没药 6g，炙甘草 10g。

【**功能主治**】温经祛风除湿，益气滋阴清热。适用于素体气阴两亏，复因风寒湿邪痹阻肌肉骨节，郁久化热而成诸症的类风湿关节炎。

【**用量用法**】水煎服，日一剂，早晚分服。

【**出处**】高社光，刘建设. 路志正教授运用经方治疗风湿类病经验[J]. 世界中西医结合杂志，2006，1（03）：130-132.

【**方解**】本方为国医大师路志正教授治疗类风湿关节炎的经验方。路老善用桂枝芍药知母汤加减以祛风除湿、温经散寒。方中桂枝、炮附子、干姜、麻黄温经散寒；

赤芍、制乳香、制没药行气化瘀；炒白术、黄芪益气健脾以助脾运；防风、羌活祛风除湿；生地黄、知母滋阴清热；五爪龙、乌梢蛇搜风通络止痛；生石膏清热除痹痛；白芍、炙甘草合芍药甘草汤缓急止痛；炙甘草调和诸药。

龙马定痛丹

【药物组成及制法】马钱子 30g，土鳖虫 3g，地龙 3g，全蝎 3g，朱砂 0.3g。制时先将马钱子用土炒至膨胀，再入香油炸之，俟其有响爆之声，外呈棕黄色，切开呈紫红色时取出，与地龙、土鳖虫、全蝎共研细末，后入朱砂，蜜丸 40 粒。

【功能主治】本丸适用于各种痹痛，如肩背腰腿及周身疼痛、屈伸不利、肢体麻木等症。包括现代医学之风湿热、风湿性关节炎、风湿性肌炎、类风湿关节炎、坐骨神经痛、腰肌劳损、颈椎病、肩关节周围炎等疾病。

【用量用法】每晚临睡前用糖开水送服 1 粒，服 1 周后若不效，可于每晨加服半粒至 1 粒。服用本丸，须严格掌握剂量，不可盲目增进。临床个别患者求愈心切，误服大剂量，以致出现中毒症状，如焦虑不安，肌肉强直，口唇麻木，甚至抽搐震颤。此时可予浓糖水口服，或甘草、绿豆各 30g 煎浓汤，频饮即解。个别病例药后白细胞偏低，停药后迅速恢复。余无不良影响。

【出处】颜新. 颜德馨运用龙马定痛丹治疗痹证的经验[J]. 上海中医药杂志，1986，13（11）：29.

【方解】本方为国医大师颜德馨教授治疗类风湿关节炎的经验方。"龙马定痛丹"源自王清任《医林改错》，原方由马钱子、地龙、朱砂三味药组成，治疗瘫腿，颜老对此方加味后乃成"龙马定痛丹"，方中使用的马钱子苦、温，有大毒，主以通经络，消结肿，止疼痛。张锡纯尝谓其"开通经络，透达关节之力，远胜于他药"。土鳖虫、全蝎、地龙虫类药物，破血逐瘀、通经活络止痛；朱砂护心神、通心脉，且能制约马钱子毒性。全方合用共奏通经活络止痛之功。颜老临证使用逾三十载，疗效满意。

黄芪桂枝五物汤加减

【药物组成】生黄芪 30g，桂枝 10g，赤芍 15g，当归 15g，淫羊藿（仙灵脾）15g，鸡血藤 15g，血藤 15g，制川乌 10g[先煎]，制草乌 10g[先煎]，雷公藤 10g[先煎]，苦参 9g，焦三仙各 15g，青风藤 10g。

【功能主治】温经散寒，祛湿通络，活血止痛。适用于风寒湿痹型类风湿关节炎。

【用量用法】水煎服，日一剂，早晚分服。

【出处】李艳，刘永坤. 李济仁教授辨治痹证经验集粹[J]. 北京中医药大学学报

（中医临床版），2007，14（05）：21-23.

【方解】本方为国医大师李济仁教授治疗类风湿关节炎的经验方。李老临床常以风、寒、湿、热的偏盛、兼夹、错杂、转化为辨证依据，将痹病证型分为风湿热型、风寒湿型、寒热错杂型等。方中生黄芪、桂枝、赤芍乃黄芪桂枝五物汤中主要成分，益气养血、活血化瘀，使"气行则血行，血行风自灭"；桂枝温通经络散寒邪。制川乌、制草乌是李老治疗寒痹时必不可少的配伍用药，驱散阴寒，通痹止痛，现代药理研究也表明，二药具有明显的局麻和镇痛作用，因有毒，需先煎。鸡血藤、血藤、雷公藤、青风藤大量藤类药物的使用以达其肢，通筋活络止痹痛。雷公藤也是目前被公认的治疗痹病的有效药物之一，具有清热解毒、祛风除湿、消肿止痛的作用，李老对该药的应用体会是雷公藤能明显地减轻肌肉经脉关节之疼痛，但不宜过久过量服用，临床使用需谨慎，宜先煎、久煎以降低毒性，若长期服用者，需定期复查肝肾功能。对于热痹，李老重视应用苦参，清热燥湿、祛风解毒；淫羊藿（仙灵脾）补肾温阳、祛风除湿、强健筋骨；焦三仙健脾消食，减缓祛风湿药物对胃肠道的刺激。李老对于痹证的治疗强调"择时施治"，认为在早上与晚睡前各服药一次，因为痹病的发病特点是晨起为甚、夜晚加剧，用药意在发病前及时截治，以便药效发挥，同时应注意环境冷暖，以防加重病情，同时配合功能锻炼，预防肌肉萎缩、防止变形。

清络饮加味

【药物组成】川萆薢20g，川黄柏12g，苦参12g，青风藤12g，生黄芪45g，蒲公英30g，当归15g，鸡血藤15g，活血藤15g，雷公藤10g（先煎），生地黄25g，焦三仙各15g，土茯苓25g，淡全蝎6g。

【功能主治】清热利湿通络，益气活血止痛。适用于湿热痹阻型类风湿关节炎。

【用量用法】水煎服，日一剂，早晚分服。

【出处】舒春，李振怡，李艳. 国医大师李济仁治疗痹证验案举隅[J]. 国医论坛，2012，27（06）：10-12.

【方解】本方为国医大师李济仁教授治疗类风湿关节炎的经验方。方中苦参是李老治疗湿痹的常用药物，以清热燥湿、祛风解毒。此法与《圣济总录》中的"苦参丸"治疗肌痹用意相同，同时常配合青风藤等药物联用；《本草正义》谓："萆薢……惟湿热痹著，最为合宜，若曰风寒，必非此苦泄淡渗者，所能幸效。"善清热利湿泄浊，配伍川黄柏、蒲公英加强清热燥湿之功；鸡血藤养血活血，活血藤活血化瘀，二者均能通筋活络，相伍以补血而不留瘀，活血而不伤气。鸡血藤养血之力优于活血，活血藤适用于活血，李老善将二药共用，以补血而不滋腻，活血而不伤气；雷公藤舒筋活络止痛，为治疗痹病要药，缓解肌肉疼痛。雷公藤先煎、久煎以降低毒性，若长期服用者，需定期复查肝肾功能。淡全蝎搜风通络，治疗顽痹，为防耗血散血，配伍生黄芪、当归益气养血，滋润关节；《珍珠囊》谓生地黄大补血虚不足，通血脉，益气力，使气血旺行，诸风自灭；土茯苓通利关节、祛湿通络；焦三仙健脾消食，以防祛风湿药物对胃肠道的刺激，未病先防。

清痹通络饮加减

【药物组成】黄芪 35g，当归 15g，土茯苓 40g，苦参 9g，青风藤 9g，萆薢 10g，知母 10g，川芎 15g，秦艽 12g，鸡血藤 25g，活血藤 25g，威灵仙 15g，全蝎 6g，忍冬藤 20g，豨莶草 30g，老鹳草 30g，炙蜈蚣 2 条。

【功能主治】培补脾肾，清热祛瘀。适用于脾肾亏虚、瘀热互结。

【用量用法】水煎服，日一剂，早晚分服。

【出处】范为民，胡怡芳，李艳. 李济仁教授辨治痹病学术经验撷要[J]. 风湿病与关节炎，2014，3（08）：40-42.

【方解】本方为国医大师李济仁教授治疗类风湿关节炎的经验方。方中黄芪、当归益气养血，气行血行则诸风自灭；苦参、萆薢、知母清热利湿除痹；秦艽、威灵仙祛风除湿；川芎行气活血通络；土茯苓通利关节、祛风除湿；豨莶草、老鹳草、青风藤、鸡血藤、活血藤、忍冬藤均可舒筋活络，青风藤侧重止痛，鸡血藤养血活血，活血藤重活血化瘀，忍冬藤祛风通络；李老对于久痹、顽痹善用虫类药物治疗，全蝎、炙蜈蚣搜风通络除湿，为防散血耗血，与黄芪、当归等常联合使用。对于痹病的用药，李老有着"择时施治"的服药特点，强调在早晨与晚睡前各服一次，意在晨僵发作前及时截治。

通经宣痹汤

【药物组成】苍术 10g，白术 10g，茯苓 15g，生薏苡仁 30g，桂枝 5g，知母 15g，生石膏 18g，丹参 18g，鸡血藤 30g，制马钱子 1g，乌梢蛇 15g，白芷 10g，秦艽 10g，泽泻 15g。

【功能主治】温中健脾除湿，清热通经活络。适用于脾虚湿阻化热型类风湿关节炎。

【用量用法】水煎服，日一剂，早晚分服。

【出处】郭会卿，李沛，李郑生. 李振华教授温中健脾除湿通络治疗顽痹经验[J]. 中医学报，2010，25（01）：42-43.

【方解】本方为国医大师李振华教授治疗类风湿关节炎的经验方。李老认为顽痹形成的根本原因是脾虚，脾虚多生湿，又兼久居潮湿之地感受外湿，外湿引动内湿，内外湿结合阻滞气机不通，不通则疼痛，治疗要标本兼治，治本之法在于温中健脾除湿，治标之法偏寒者祛风散寒，偏热者祛风清热，而通经活络应贯彻始终。李老自拟的通经宣痹汤由白术、茯苓、泽泻、生薏苡仁、桂枝、知母、防己、香附、丹参、鸡血藤、制马钱子、木香、全蝎、蜈蚣、乌梢蛇等组成。此方乃通经宣痹汤加减而来，方中苍术、白术、茯苓、生薏苡仁益气健脾、燥湿除痹止痛；丹参、鸡血藤养血活血，使补血而不瘀，对于血虚血瘀者首选，鸡血藤兼能舒筋通络；制马钱子对于痹病引起的疼痛有特效，但因味苦性温，有大毒，脾胃虚弱者忌用，李老治疗顽痹制马钱子常用量为0.5～1g，疗效好且未见有毒副作用；乌梢蛇通经活络；生石膏、知母、桂枝乃桂枝白虎汤方中药物组成，寒热并用，以清热解毒，桂枝温通经络，亦是防凉性药力过大，但生石膏使用过程中需注意，尤其是脾胃阳虚患者，以防伤及脾胃之阳；白芷、秦艽、泽泻祛风湿、消肿止痛。

温经除痹汤

【药物组成】白术20g，茯苓18g，泽泻12g，桂枝9g，防己15g，香附12g，制川乌5g，千年健15g，苍术10g，黄柏5g，木瓜18g，薏苡仁30g，制马钱子1g，甘草3g。

【功能主治】温经散寒，健脾除湿，通经活络。适用于寒湿内蕴、闭阻经络、气血瘀滞型类风湿关节炎。

【用量用法】水煎服，日一剂，早晚分服。

【出处】于鲲，董树平，郭淑云. 李振华治痹证验案一则[J]. 光明中医，2009，24（06）：1023.

【方解】本方为国医大师李振华教授治疗类风湿关节炎的经验方。温经除痹汤乃五苓散、木防己汤、二妙散加减而成，方中白术、茯苓、苍术、薏苡仁、黄柏益气健脾、清热燥湿除痹，脾气健运则湿气自除，痹病之肢体关节肿胀多为湿邪所致，湿聚与脾虚水湿不化有关，故治疗时须注意健脾药物的应用；泽泻、防己利水除湿；桂枝、制川乌温经散寒、通经活络；千年健宣通经络，祛风逐痹；木瓜舒筋活络化湿；制马钱子是李老治疗痹病的经验用药，但因其性味苦温、有大毒，在使用时需注意，脾胃虚弱者慎用，常用量0.5～1g；香附行气止痛；甘草调和诸药。

五藤蠲痹饮

【药物组成】忍冬藤30g，络石藤30g，秦艽10g，豨莶草10g，青风藤30g，威灵仙30g，水桑枝15g，露蜂房10g，全蝎10g，川芎10g。

【功能主治】清解湿毒，蠲痹止痛。适用于湿热毒邪痹阻筋骨型类风湿关节炎。

【用量用法】水煎服，日一剂，早晚分服。

【出处】刘芳，罗星，向茗，等. 刘祖贻清热解毒利湿法治疗类风湿关节炎经验[J]. 上海中医药杂志，2014，48（04）：1-4.

【方解】本方为国医大师刘祖贻教授治疗类风湿关节炎的经验方。刘老认为类风湿关节炎以实证、热证居多，湿热毒邪痹阻常贯穿始终。其病之所生，以患者禀赋特异、热毒内伏为病机基础。刘老自拟五藤蠲痹饮。刘老治疗类风湿关节炎善用藤类药物和动物药物，方中忍冬藤、络石藤、青风藤清热解毒，舒筋活络止痛；秦艽、豨莶草、威灵仙祛风湿、通经络，豨莶草又兼清热解毒；水桑枝祛风除湿、通利关节，又可引药上行；露蜂房、全蝎搜风通络止痛；川芎行气止痛。临证如痛甚者，加乳香、没药；晨僵明显者，加乌梢蛇；关节畸形者，加胆南星、法半夏、土鳖虫。

身痛逐瘀汤加减

【药物组成】羌活15g，川芎15g，当归15g，地龙15g，黄芪30g，红花15g，桃仁15g，姜黄15g，炒没药15g，川牛膝15g，独活15g，炙甘草15g。

【功能主治】活血祛瘀，通经止痛，祛风除湿。适用于风湿血瘀型类风湿关节炎。

【用量用法】水煎服，日一剂，早晚分服。

【出处】张绍峰，徐世杰，李冀. 国医大师段富津应用身痛逐瘀汤治疗风湿血瘀证经验[J]. 中华中医药杂志，2019，34（08）：3507-3509.

【方解】本方为国医大师段富津教授治疗类风湿关节炎的经验方。身痛逐瘀汤出自王清任《医林改错》，"凡肩痛、臂痛、腰疼、腿疼或周身疼痛，总名曰痹证。明知受风寒，用温热发散药不愈；明知有湿热，用利湿降火药无功；久而肌肉消瘦，议论阴亏，随用滋阴药又不效……古方颇多，如古方治之不效，用：身痛逐瘀汤。"段富津教授认为痹病病程日久，久病入络，出现明显瘀血表现，此时，瘀血是本病的主要病机。外感的风、寒、湿或热邪会有所表现，但成次要病机。段富津教授将其辨为风湿血瘀证，治疗时以活血化瘀药为主，稍加祛风湿药、通经络之品，方用身痛逐瘀汤加减。方中羌活、独活并用，祛一身上下之风湿；地龙搜风通络止痛；姜黄、炒没药活血止痛；川牛膝、桃仁、红花活血化瘀止痛；黄芪益气健脾，当归补血活血，二者相伍气血双补，且补血而不瘀，更兼"治风先治血，血行风自灭"；川芎"血中之气药"，以行气活血；炙甘草调和诸药。

白虎加桂枝汤加减

【药物组成】桂枝9g，生石膏25g，白芍30g，知母15g，全蝎6g，川芎12g，薏苡仁30g，豨莶草15g，炒桑枝20g，鸡血藤20g，炒麦芽15g，甘草5g。

【功能主治】清热利湿，通络止痛。适用于急性期，湿热蕴结型类风湿关节炎。

【用量用法】水煎服，日一剂，早晚分服。

【出处】汪元，张莉，李艳，等. 徐经世治疗类风湿关节炎经验[J]. 中医杂志，2015，56（12）：1003-1005.

【方解】本方为国医大师徐经世教授治疗类风湿关节炎的经验方。徐老认为此病的基本病机是寒湿流注，气血失和，筋骨受累，损及肝肾，寒湿困脾是尪痹的病机关键，徐老善用经方加减化裁、虫类药物、辨病位用药进行治疗，并注重顾护脾胃功能，强调"从中调治"的治疗理念。方中生石膏、知母清热利湿；桂枝、白芍调和营卫以顾护正气；白芍、甘草（芍药甘草汤）柔肝缓急止痛；虫类药物全蝎力猛，可攻剔痼结之痰瘀，以通经达络止痛，但全蝎有毒，用量不可过大，不可久服，使用需注意；川芎"血中之气药"，辛温香燥，走而不守，既能行散，上行可达巅顶，又入血分，下行可达血海，行气活血止痛；薏苡仁益气健脾、除湿止痹痛，并可消肿；豨莶草、炒桑枝祛风湿、通利关节；鸡血藤舒筋活络、养血活血；炒麦芽健脾和胃；甘草调和诸药。

桂枝芍药知母汤加减

【药物组成】桂枝 18g，白芍 18g，知母 18g，防风 15g，苍术 15g，黄柏 15g，炮附子 15g$^{（先煎）}$，麻黄 9g，甘草 9g，白术 12g，生姜 12g，薏苡仁 30g，黄芪 30g。

【功能主治】温阳散寒，祛风除湿。适用于风寒湿之邪流注经络型类风湿关节炎。

【用量用法】水煎服，日一剂，早晚分服。

【出处】唐文生，丁卡，薛鹏飞，等. 唐祖宣应用桂枝芍药知母汤治疗四肢关节病经验[J]. 世界中西医结合杂志，2009，4（08）：541-543.

【方解】本方为河南省名中医唐祖宣教授治疗类风湿关节炎的经验方。张仲景《金匮·中风历节篇》谓："诸肢节疼痛，身体尪羸，脚肿如脱，头眩短气，温温欲吐，桂枝芍药知母汤主之。"方中桂枝、白芍（桂枝汤），调和营卫；黄柏、知母清热除湿；黄芪益气健脾，可助炮附子温阳固表，散寒通络，又能助桂枝温通经络，通阳化气；苍术、白术、薏苡仁健脾燥湿、除痹止痛；麻黄合桂枝、防风温散寒湿于表；生姜、甘草和胃调中。方中附子有大毒，温阳散寒之力强，对于痹痛的治疗有奇效，唐老在治疗过程中发现，附子的用量需在 15～60g，疗效最佳，但需注意以宽水先煎去其毒。

四藤二龙汤

【药物组成】忍冬藤 15g，络石藤 15g，鸡血藤 15g，雷公藤 1～5g$^{（先煎）}$，穿山龙 30g，地龙 10g。

【功能主治】清热凉血，通络止痛。适用于风湿热痹型类风湿关节炎，并可作为各种关节红肿热痛的基本方。

【用量用法】水煎服，日一剂，早晚分服。

【出处】朴勇洙，刘庆南，李偶，等. 国医大师卢芳运用四藤二龙汤治疗类风湿关节炎经验[J]. 浙江中医药大学学报，2019，43（03）：236-238.

【方解】本方为国医大师卢芳教授治疗类风湿关节炎的经验方。卢老认为类风湿关节炎主要为正气不足，风寒湿热等外邪侵袭，日久不愈郁而化湿化热，气滞血凝，痰瘀互结，痹阻关节肌肉筋络，而致瘀滞闭阻，不通则痛所致。卢老在临床实践多年，发现在众多舒筋活络药物中，草木之品藤类起效最快，众多活血化瘀、通经活络药物中，血肉有情之品虫类药物效佳，自拟四藤二龙汤治疗本病，方中忍冬藤清热解毒、通经活络；络石藤祛风通络、凉血消肿，二者相伍清热除湿、通利关节，缓解关节红肿热痛，共为君药；鸡血藤补血活血、舒筋通络，雷公藤味辛、苦，性凉，具有清热除湿消肿、舒筋活络止痛之功，不但能消络中之热，解络中之毒，且能通络之癖。因其有毒，需先煎、久煎，不宜久服，如需久服，定期复查肝肾功；穿山龙搜风活血通络，地龙善走血分，活血化瘀，二者相伍使瘀塞血脉得以通达，改善早晨晨僵、活动不利等症状。卢老根据疾病所在阶段及病情轻重，在类风湿关节炎急性期清热除湿、通络止痛为主，可重用大剂量藤类药。若风热偏盛，多关节疼痛游走不定，红肿胀痛，可重用忍冬藤、络石藤之类，配伍秦艽、桑枝、海桐皮祛风清热，凉血舒筋；关节肿胀明显，重而不舒，可用豨莶草、败酱草、土茯苓、萆薢等解毒除湿，通利关节；若皮肤有红斑者，可用赤芍、牡丹皮、凌霄花等凉血解毒消斑。在缓解期，以扶正祛邪为主，对于痰浊留滞，皮下结节者，加芥子、胆南星、僵蚕等化痰散结；瘀血明显，可加莪术，用地龙 15～20g 为宜，并酌情加土鳖虫 10～30g 活血通络止痛；疼痛较重者，加延胡索（元胡）、乳香、苏木等活血祛瘀止痛；关节活动度受限者，加木瓜、蚕沙、油松节等祛风化湿，舒筋通脉；关节漫肿者，可用五加皮、茯苓皮、姜皮、陈皮、大腹皮等行气利水消肿；肢体麻木者，可用路路通、乌梢蛇活血通络；骨节疼痛，乏力者，可加千年健、鹿衔草、骨碎补等补虚通络。

羌防通痹汤

【药物组成】羌活，防风，白术，细辛，川芎，牛膝，制附片，豨莶草。（原方无具体用量）

【功能主治】疏风散寒，宣痹通络。适用于风寒并重，留着经络型类风湿关节炎。

【用量用法】水煎服，日一剂，早晚分服。

【出处】赵川荣，廖志峰，尚宏梅. 王自立主任医师重用细辛治疗痹证[J]. 光明中医，1994，8（01）：32-33.

【方解】本方为国医大师王自立教授治疗类风湿关节炎的经验方。王老善用大剂量的细辛治疗风寒湿痹，效果显著，《本草经集注》谓细辛主"百节拘挛，风湿痹痛，死肌"，《本草正义》谓："细辛，芳香最烈，故善开结气，宣泄郁滞，而能上达巅顶，通利耳目，旁达百骸，无微不至；内之宣络脉而疏利关节，外之行孔窍而直透肌肤。"自拟羌防通痹汤，其中羌活、防风祛风除湿；白术健脾燥湿除痹；细辛香散温通，气盛味烈，善祛脏腑、经络之风寒，配伍制附片加强散寒宣痹止痛之功，细辛常用量在15～40g之间，最大剂量达80g，仅有少数人出现轻微舌麻、咽干，但不影响继续治疗，多数人均无明显不适或毒副作用。现代药理研究证实细辛具有解热、镇痛之功，其所含的挥发油有毒性，对于动物心肌、平滑肌有直接抑制作用，用细辛煎剂灌胃小鼠半数致死量12.375g/kg，有报道对2～2.5kg家兔灌胃9～60g细辛煎剂连续10天，未见明显不良反应，相关文献报道入散剂吞服用量不宜超过3g，以防中毒。猜测在细辛煎煮过程中，挥发油的散发降低了毒性。川芎辛温香燥，走而不守，既能行散，上行可达巅顶，又入血分，下行可达血海，以活血行气，祛风止痛；《本草经集注》谓牛膝："寒湿痿痹，四肢拘挛，膝痛不可屈伸，逐血气，伤热火烂，堕胎，久服轻身耐老"，以祛寒湿、除痹痛；豨莶草祛风湿止痛。相关文献报道入散剂吞服用量不宜超过3g，以防中毒。

独活寄生汤加味

【药物组成】黄芪 30g，淫羊藿 10g，熟地黄 15g，当归 10g，白芍 10g，川芎 10g，忍冬藤 15g，桑寄生 15g，怀牛膝 10g，秦艽 10g，九香虫 10g，地龙 10g，延胡索 10g，安痛藤 15g，威灵仙 10g，甘草 3g。

【功能主治】补肝肾，强筋骨，祛风利湿，清热泄毒，活血通络，兼顾胃气。适用于筋骨失养，湿热痰瘀内生，久蕴酿毒，相互凝结，留着于关节型类风湿关节炎。

【用量用法】水煎服，日一剂，早晚分服。

【出处】张灵星，吴华堂，王行宽. 浅析王行宽治疗类风湿关节炎经验[J]. 中华中医药杂志，2020，35（09）：4461-4463.

【方解】本方为全国名中医王行宽教授治疗类风湿关节炎的经验方。独活寄生汤首载于《备急千金要方》，多用来治疗日久肝肾亏虚型痹证，王老认为此方寒热并用，祛邪和补益共存，益气、活血兼顾，祛邪而不伤正，具有补虚泻实之功。方中黄芪益气健脾，病程日久，"邪气所凑，其气必虚"，必定有正气的虚损，加用益气之品，正复则邪自去，配伍当归、川芎、白芍补血活血、行气止痛，气血同治，体现"治风先治血，血行风自灭"的原则；淫羊藿、熟地黄、桑寄生、怀牛膝以补肾强骨；王老认为，痹证日久，邪痹深入筋骨经络，病位深，邪与浊痰败血胶结难解，若单用祛风湿药物难以深入病所，当兼用通络化痰之药，王老首推藤类药与虫类药以入络搜剔，《本草便读》云："凡藤蔓之属，皆可通经入络，盖藤者缠绕蔓延，犹如网络，纵横交错，无所不至，其形如络脉"，忍冬藤、安痛藤都是王老常用的藤类药物，忍冬藤兼可清热解毒、疏风通络；虫类药物性善走窜，外达肌肤，内达经络，透骨搜风之力极强，王老善用九香虫、地龙等搜风通络止痛；秦艽、威灵仙祛风除湿；白芍、甘草（芍药甘草汤）缓急止痛，延胡索行气活血止痛。

穿青海甲汤加减

【药物组成】生石膏 80g (先煎 1h)，穿山龙 30g，青风藤 30g，海风藤 30g，汉防己 15g，炙麻黄 10g，桂枝 15g，生薏苡仁 30g，木瓜 30g，桑枝 30g，生白术 30g，水牛角丝 30g (先煎)，知母 30g，生甘草 20g。

【功能主治】清热除湿，通络止痛。适用于湿热痹络型类风湿关节炎。

【用量用法】水煎服，日一剂，早晚分服。

【出处】李哲，屈会化，王雪茜，等. 王庆国教授治疗难治性类风湿关节炎验案 1 则[A]. 中华中医药学会仲景学说分会. 全国第二十二次仲景学说学术年会论文集 [C]. 北京：中华中医药学会仲景学说分会：中华中医药学会，2014：3.

【方解】本方为国医大师王庆国教授治疗类风湿关节炎的经验方。王老在治疗本病活动期时，注重湿热致痹的病机特点，治疗上主张清热利湿、通络止痛，临证多选用加减木防己汤、白虎加桂枝汤、穿青海甲汤等。穿青海甲汤是王老自拟方，由穿山龙、青风藤、海风藤、穿山甲珠、川乌、草乌组成，治疗风湿痹证。治疗湿热痹络型痹病时，王老提倡石膏必须生用且重用，一者是量不足不足以清除邪热，二者制约炙麻黄、桂枝等的辛温燥烈之性。穿山龙、青风藤、海风藤是王老治疗痹证的常用药，穿山龙搜风通络止痛，现代药理研究表明具有抗炎、祛风湿的作用，青风藤、海风藤，藤类药物性轻灵，通利关节且能引药达病所，其中青风藤兼有止痛之功，海风藤善治络中之风所致的游走性疼痛；炙麻黄、桂枝温通经络、解痉止痛，晨僵甚时加用；生薏苡仁、木瓜、汉防己祛湿除痹止痛；桑枝、防己祛风湿、通利关节；生白术、生薏苡仁益气健脾、燥湿除痹；水牛角丝配伍生石膏、知母加强清热之功；生甘草调和诸药。

桂枝附子汤、附子汤、乌头汤、麻黄附子细辛汤套裁

【药物组成】制川乌 5g (先煎)，炮附子 20g (先煎)，细辛 10g，桂枝 15g，炒白芍 15g，炙麻黄 10g，白术 15g，防风 15g，炙甘草 15g，薏苡仁 50g，全蝎 10g，茯苓 50g，姜枣引。

【功能主治】温经散寒，祛风除湿。适用于由素体阳气不足，汗出表阳虚，致风

寒湿邪痹阻太阳、少阴经脉型类风湿关节炎。

【用量用法】水煎服，日一剂，早晚分服。

【出处】曹魏，白长川. 顾护阳气疗痹证[J]. 辽宁中医杂志，2003，30（11）：944.

【方解】本方为全国名中医白长川教授治疗类风湿关节炎的经验方。方中制川乌、炮附子、细辛、桂枝、炙麻黄散寒通络止痛；白术健脾燥湿，薏苡仁利水除湿、除痹止痛，茯苓健脾利水、除湿消肿，三药相伍加强健脾除湿之力；防风祛风除湿；炒白芍、炙甘草合芍药甘草汤缓急止痛；全蝎搜风通络止痛，对于顽痹、久痹单纯运用祛风湿类药物难以取效，需加用虫类药物以深入经络、骨髓疗顽痹；姜枣顾护脾胃；炙甘草调和诸药。此方连服 2 月，未见不良反应。

自拟消痹 2 号方加减

【药物组成】雷公藤 10g^{（先煎）}，红藤 20g，虎杖 20g，猪苓 20g，泽泻 20g，黄芪20g，金银花（双花）20g，黄柏 12g，羌活 15g，独活 20g，川芎 12g，桂枝 12g，川牛膝 20g，制川乌 6g^{（先煎）}。

【功能主治】祛风除湿，清热解毒，活血通络。适用于湿热流注，热毒炽盛型类风湿关节炎。

【用量用法】水煎服，日一剂，早晚分服。

【出处】孙亚楠，付新利. 张鸣鹤教授治疗类风湿关节炎经验总结[J]. 陕西中医药大学学报，2017，40（05）：30-31+64.

【方解】本方为全国老中医药专家学术经验继承工作指导老师张鸣鹤教授治疗类风湿关节炎的经验方。张鸣鹤教授认为类风湿关节炎发病病机的关键是热毒，提出因炎致痹、因炎致痛、炎生热毒、因炎致瘀等观点，对清热解毒药物的运用具有独到见解，同时提出慎用活血化瘀药，重视藤类药物的运用，治疗过程中顾护脾胃，中西医结合治疗的理念，在疗程上宜长，不能以肿痛消失为标准，应在症状完全消失的基础上仍服药 1 月，3 日 1 剂或隔日 1 剂，或配成丸剂口服。激素运用后期减量要缓慢递减，不可早停，防止反跳，增加治疗难度，临床效果明显。方中雷公藤、红藤是张老常用的藤类药物，《本草汇言》亦云："凡藤蔓之属，藤枝攀绕，性能多变，皆可通经入络。"雷公藤是目前治疗风湿免疫类疾病的专用药，具有清热解毒、祛湿除痹之功，但是其副作用是公认的，张老常用剂量 9～15g，并要求先煎，症状重者用量 15g，轻者 9g 或不加，同时为预防心、肾、脾胃的危害，常配伍菟丝子、覆盆子、枸杞子、白术、大枣、阿胶等药物。红藤又称大血藤，解毒、消痈、活血通络，张老常将红藤、雷公藤同用，减轻雷公藤对肾脏的毒副作用。猪苓、泽泻利水渗湿，减轻关节渗液肿胀；金银花又称双花、忍冬花、银花，与虎杖、黄柏同用以清热解毒；羌活、独活相伍祛一身上下之风湿邪气，通痹止痛；桂枝温通经络，配伍制川乌加强散寒通络止痛，辛温类药物与清热解毒类药物相伍，可去其辛温燥烈之性,存散寒止痛之性,以改善关节和全身症状,现代药理研究证实川乌具有抗炎、镇痛作用,对于风湿、类风湿的治疗具有明显效果;川牛膝活血化瘀,通经止痛;川芎行气活血;所用药物多苦燥,易伤及气血津液,用黄芪益气生津,并助桂枝解表散寒。

小柴胡汤合土茯苓饮加减

【药物组成】柴胡20g,黄芩12g,猫爪草20g,板蓝根20g,石斛12g,土茯苓20g,薏苡仁20g,生石膏30g,独活20g,牡丹皮15g,海风藤20g。

【功能主治】和解少阳,清热利湿。适用于邪痹少阳,枢机不利型类风湿关节炎。

【用量用法】水煎服,日一剂,早晚分服。

【出处】王占奎,宋绍亮,张立亭,等. 张鸣鹤治疗幼年类风湿关节炎的经验[J]. 中国医药学报,1998,13(03):56-57.

【方解】本方为全国老中医药专家学术经验继承工作指导老师张鸣鹤教授治疗类风湿关节炎的经验方。张老临证发现此期多见幼年类风湿关节炎全身型,多见弛张高热。方中柴胡、黄芩和解少阳;板蓝根、生石膏清热解毒;土茯苓、薏苡仁、海风藤利湿通络,消肿,通痹止痛,海风藤善治络中之风所致游走性疼痛;猫爪草、独活是张老治疗下肢关节病变时常选用的对药,散结除湿消肿;石斛、牡丹皮清热化瘀,以防高热持续不解伤及阴液。

四妙散加减

【药物组成】金银花(双花)20g,玄参12g,山豆根12g,板蓝根20g,牡丹皮15g,羌活12g,独活12g,黄柏6g,薏苡仁20g,土茯苓30g,川牛膝15g,海风藤30g,荜澄茄10g,甘草6g。

【功能主治】清热解毒,除湿通络。适用于热毒炽盛,毒痹关节型幼年类风湿关节炎多关节起病。

【用量用法】水煎服,日一剂,早晚分服。

【出处】王占奎,宋绍亮,张立亭,等. 张鸣鹤治疗幼年类风湿关节炎的经验[J]. 中国医药学报,1998,13(03):56-57

【方解】本方为全国老中医药专家学术经验继承工作指导老师张鸣鹤教授治疗类风湿关节炎的经验方。张老临证发现此期多见关节红肿灼热疼痛,湿热日久不去,郁而化毒,或热毒直接流注于四肢经络关节所致,方中金银花(双花)、板蓝根、黄柏、牡丹皮、玄参清热解毒凉血;黄柏、川牛膝、薏苡仁清热利湿、除痹止痛,川牛膝兼可引药下行;羌活、独活、海风藤祛风除湿、通络止痛,海风藤善治络中之风所致游走性疼痛；咽喉肿痛者加山豆根，清热解毒、利咽消肿；荜澄茄温中散寒、行气止痛，佐制清热解毒药物的寒凉之性，顾护脾胃；土茯苓解毒除湿、通利关节；甘草调和诸药。张老的组方常在 13 味药之内，单味剂量很少超过 20g，防止久服清热解毒类药物伤及脾胃中阳。

虚痹方加减

【**药物组成**】金银花（双花）20g，生黄芪 30g，猫爪草 30g，鹿衔草 20g，牡丹皮 20g，羌活 15g，独活 20g，川牛膝 20g，赤芍 20g，土茯苓 30g，石斛 12g，络石藤 20g，川芎 12g。

【**功能主治**】清热益气，养阴活血通络。适用于余毒未尽、气虚血瘀型幼年类风湿关节炎后期。

【**用量用法**】水煎服，日一剂，早晚分服。

【**出处**】王占奎，宋绍亮，张立亭，等. 张鸣鹤治疗幼年类风湿关节炎的经验[J]. 中国医药学报，1998，13（03）：56-57

【**方解**】本方为全国老中医药专家学术经验继承工作指导老师张鸣鹤教授治疗类风湿关节炎的经验方。张老临证发现此期患者身体素质差，关节症状轻，热势不甚，病程较长，湿热稽留，耗伤正气，日久入络，致气滞血瘀，张老自拟虚痹方（金银花，黄芪，土茯苓，川牛膝，威灵仙，远志，独活，鹿衔草，猫爪草，苏木，红花）治疗。临证再加以化裁，方中金银花、土茯苓、猫爪草清除余毒，猫爪草兼能消肿胀；生黄芪、川牛膝、鹿衔草补益正气以祛邪；石斛滋阴清热，以防清热解毒类药物伤阴；牡丹皮、川牛膝、赤芍、川芎相伍凉血活血，行气止痛；羌活、独活、络石藤祛风除湿通络，羌活、独活联用善祛全身表里风湿邪气，络石藤对类风湿关节肌肉疼痛有很好的治疗效果，张老常用量 10g。

黄芪桂枝五物汤加减

【**药物组成**】生黄芪 30g，蜜桂枝 9g，干姜 6g，炒白芍 30g，炙甘草 9g，炒川芎 12g，细辛 3g，酒乌梢蛇 9g，大枣 10g，制川乌（先煎）3g。

【**功能主治**】温阳通络，祛寒除湿。适用于阳气虚弱，寒湿痹阻型类风湿关节炎。

【**用量用法**】水煎服，日一剂，早晚分服。

【**出处**】李正富，吴德鸿，何兆春，等. 范永升教授运用黄芪桂枝五物法治疗风湿病学术经验[J]. 浙江中医药大学学报，2019，43（10）：1074-1078.

【**方解**】本方为全国名中医范永升教授治疗类风湿关节炎的经验方。方中生黄芪甘温益气，补益中气，蜜桂枝温经散寒、通经止痛，二者相伍益气温阳、和血通经；炒白芍养血和营而通血痹，又桂枝与芍药相伍取桂枝汤之意调和营卫；干姜散寒邪，助桂枝温经之力；炒白芍、炙甘草（芍药甘草汤）缓急止痛；干姜、细辛、制川乌散寒通痹止痛；酒乌梢蛇搜风通络、除痹止痛；炒川芎凉血活血，行气止痛；大枣养血益气；炙甘草调和诸药。

独活寄生汤加减

【药物组成】羌活 10g，独活 12g，桑寄生 15g，秦艽 12g，防风 9g，北细辛 3g，川芎 20g，炒白芍 30g，杜仲 20g，威灵仙 30g，豨莶草 15g，蕲蛇 9g，青风藤 10g，露蜂房 10g，佛手片 10g，红枣 15g，炙甘草 9g。

【功能主治】祛风除湿，滋补肝肾。适用于肝肾阴虚型类风湿关节炎。

【用量用法】水煎服，日一剂，早晚分服。

【出处】陈晓迪. 范永升教授治疗类风湿关节炎学术经验[J]. 浙江中医药大学学报，2011，35（02）：287-288.

【方解】本方为全国名中医范永升教授治疗类风湿关节炎的经验方。范老认为肝肾阴虚贯穿疾病始终，治疗以滋补肝肾为主，外兼风寒湿热邪气侵袭，加祛风清热、散寒除湿类药物，同时，范老对于痹病日久，善用毒性药物治疗。乃以独活寄生汤加减治疗，方中羌活、独活、秦艽、防风、威灵仙、豨莶草、蕲蛇、露蜂房祛风除湿、散寒止痛，羌活、独活相伍祛一身上下风寒湿邪。威灵仙通行十二经络，善治骨痹。防风祛一身之风而胜湿。桑寄生、杜仲补益肝肾、强筋健骨，且桑寄生可祛风湿；川芎行气活血；炒白芍、炙甘草（芍药甘草汤）缓急止痛；《本草汇言》亦云："凡藤蔓之属，藤枝攀绕，性能多变，皆可通经入络。"青风藤舒筋活络止痛；北细辛解表散寒止痛；佛手片理气和胃止痛；炙甘草、红枣顾护脾胃，补中益气而养血。范老临证对于痹证日久者，知非一般药物难以奏效，常配伍淡附片 10g[先煎]、细辛 3g、蕲蛇 9g、乌梢蛇 10g、制川乌 5g[先煎]、雷公藤 6~12g[先煎]、露蜂房 5g、蜈蚣 2 条等毒性药物，药强力专，迅速缓解症状，但应用时需注意：药物剂量在常用范围内，以防中毒；小剂量开始，逐渐增量；使用炮制后的药物，并注意先煎、久煎减少毒性，并定期复查肝肾功；配伍减毒，如川乌与甘草相伍可减少毒性。

宣痹饮加减

【药物组成】羌活 10g，独活 10g，桑寄生 10g，秦艽 10g，川牛膝 10g，威灵仙 10g，豨莶草 10g，伸筋草 10g，茯苓 10g，防风 6g，防己 6g，炒三仙各 6g，草豆蔻 3g。
　　外敷药：麻黄 90g，桂枝 90g，生艾叶 90g，生草乌 150g，干姜 60g。

【功能主治】活血通络，祛风散寒。适用于风湿型类风湿关节炎。

【用量用法】水煎服，日一剂，早晚分服。外敷时加用葱白 150g 捣烂和匀，分装布袋敷局部，外用热水袋加热，早晚各敷 1h，每剂用 2 天后换药。

【出处】司徒忠，谢冠群，谢志军. 范永升教授治疗风寒湿痹经验[J]. 浙江中医药大学学报，2008，32（03）：300-301.

【方解】本方为全国名中医范永升教授治疗类风湿关节炎的经验方。范老自拟宣痹饮治疗风湿型类风湿关节炎，羌活、独活、秦艽、威灵仙、豨莶草、防己、防风、伸筋草祛风湿，舒筋活络，通痹止痛。羌活、独活相伍祛一身上下风寒湿邪，秦艽为风中润剂，对于风湿痹痛无论新久均可应用。《医宗金鉴》："防风遍行周身，称治风之仙药，上清头面七窍，内除骨节疼痹，外解四肢挛急，为风药中之润剂，治风独取此味，任重功专矣。"威灵仙通行十二经络，善治骨痹；桑寄生、川牛膝补肝肾、强健筋骨，川牛膝兼能活血化瘀；茯苓益气健脾渗湿；炒三仙、草豆蔻健脾消食、燥湿行气和胃。陈老临证时寒重而肢凉显著者，加制乌头或附子、透骨草、老鹳草、细辛，浮肿加车前子、猪苓、泽泻；痛甚加延胡索（元胡）、炙乳没；血瘀加丹参、赤芍、水蛭；纳呆加鸡内金；眠差加炒酸枣仁、柏子仁、首乌藤（夜交藤）。同时配伍外用药物内外并治，加速康复。

四妙勇安汤加减

【药物组成】黄芪 15g，生地黄 18g，玄参 12g，金银花 18g，当归 10g，甘草 10g，赤芍 12g，紫草 12g，莪术 15g，半枝莲 12g，老鹳草 15g，钻地风 15g，薏苡仁 12g，秦艽 15g。

【功能主治】益气养阴，解毒化瘀，散结蠲痹。适用于气阴两虚，毒瘀互结型类风湿关节炎。

【用量用法】水煎服，日一剂，早晚分服。

【出处】胡晓梅. 邓成珊治疗常见风湿性疾病的经验[J]. 江苏中医，1999，20（10）：5-6.

【方解】本方为全国老中医药专家学术经验继承工作指导老师邓成珊教授治疗类风湿关节炎的经验方。邓老认为风湿性疾病的基本病机为气阴两虚、邪毒瘀阻；病理因素为虚、毒、瘀；治疗方法为益气养阴、解毒化瘀；基本方以四妙勇安汤加减，临证时根据具体证型、疾病缓急等加减应用。方中黄芪补益中气，现代研究表明，黄芪具有抗炎、解毒作用；生地黄、玄参滋阴清热；金银花、半枝莲清热解毒；当归、赤芍、紫草、莪术补血活血、化瘀止痛；老鹳草、钻地风、秦艽祛风除湿、通痹止痛，现代药理研究表明老鹳草、秦艽具有抗实验性关节炎的作用；薏苡仁健脾除湿、通痹止痛；甘草调和诸药。邓老临证时如见皮肤瘙痒，认为多为风热痹阻血分，加用防风、羌活、白鲜皮、苦参等祛风止痒；皮肤溃烂多为湿热痹阻，则应清热燥湿，加用黄柏、苍术等；以上肢为主风湿性疾病加用桑枝，下肢者加牛膝，引药下行。

四妙消痹汤加减

【药物组成】金银花 30g，当归 20g，玄参 20g，甘草 10g，白芍 30g，土茯苓 30g，白花蛇舌草 30g，山慈菇 10g，蜈蚣 2 条，威灵仙 20g，鹿衔草 20g，青风藤 15g。

【功能主治】清热解毒，活血祛湿，通络止痛。适用于热毒痹阻、湿瘀互结型类风湿关节炎。

【用量用法】水煎服，日一剂，早晚分服。

【出处】李斌，唐今扬，周彩云，等. 房定亚运用芍药甘草汤治疗风湿性疾病经验[J]. 中国中医药信息杂志，2015，22（11）：100-101.

【方解】本方为全国老中医药专家学术经验继承工作指导老师房定亚教授治疗类风湿关节炎的经验方。方中金银花清热解毒，配伍白花蛇舌草加强清热解毒、消痹散结之力；当归养血补血，以防祛风湿类药物耗气伤阴；玄参清热凉血，解毒散结，滋阴降火；白芍、甘草（芍药甘草汤）缓急止痛，同时白芍又可防祛风湿类药物燥烈伤阴；土茯苓解毒除湿、通利关节，现代药理研究证实土茯苓可降低血尿酸；山慈菇清热解毒、消痹散结，山慈菇鳞茎中含秋水仙碱等可降低血尿酸；类风湿关节炎疾病日久难愈，房老常加用虫类药物全蝎、蜈蚣等搜风通络止痛；威灵仙、青风藤、鹿衔草祛风湿、止痹痛，现代药理研究证实可溶解尿酸结晶并解除尿酸疼痛，青风藤已证实止痛作用佳。

四妙勇安汤加味

【药物组成】金银花 30g，玄参 20g，当归 20g，生甘草 10g，川萆薢 20g，豨莶草 30g，威灵仙 20g，桃仁 10g，赤芍 15g，白芍 15g，川贝母 10g，汉防己 20g，川牛膝 15g。

【功能主治】清热解毒，除湿通痹，活血散结。适用于湿热毒邪内蕴，痰瘀互结型类风湿关节炎。

【用量用法】水煎服，日一剂，早晚分服。

【出处】王鑫，周彩云，马芳，等. 房定亚运用专方治疗风湿病经验[J]. 上海中医药杂志，2012，46（03）：1-3.

【方解】本方为全国老中医药专家学术经验继承工作指导老师房定亚教授治疗类风湿关节炎的经验方。房老从英格兰类风湿学会 Bacon 教授的研究中得到启示：类风湿患者的体表和内脏血管均发生炎症和坏死性炎症，进而联想到四妙勇安汤的作用功效，活动期类风湿关节炎多见关节红肿热痛，并伴有口渴、烦躁、身热汗出等全身症状，滑膜炎症明显，首次提出类风湿关节炎"湿热毒痹"的病因病机和"清热解毒"的治疗方法，倡导"专病专方"，选用四妙勇安汤加减治疗急性期类风湿关节炎，疗效显著。现代研究证实风湿热痹是急性期类风湿关节炎最常见的证型。方中金银花清热解毒、祛风通络，主要应用于风湿热痹；玄参滋阴清热，白芍助当归养血活血敛阴，玄参又可助金银花清热毒，又可合当归和营血，玄参、当归二者相伍又可防祛风湿类药物耗伤阴血。川草薢、豨莶草、威灵仙、汉防己祛风除湿、通痹止痛。其中威灵仙通行十二经络，善治骨痹；川牛膝逐瘀通经、通痹止痛。桃仁、赤芍、白芍活血化瘀、散结止痛；川贝母化痰散结消肿；白芍、生甘草（芍药甘草汤）缓急止痛；生甘草调和诸药。房老临证时对于晨僵明显者，常加用全蝎、乌蛇、蜂房解痉止痛、搜风通络；双手掌指关节等小关节肿痛，可用桑叶、蛇蜕、蝉蜕；上肢肩关节等大关节疼痛，可用片姜黄，证偏热者用桑枝，证偏寒者用桂枝；下肢肿，可用木瓜、土茯苓、汉防己，或合用鸡鸣散；关节畸形且肿痛，可用商陆、草河车、土贝母，或合用四神煎等。

小柴胡汤加味

【药物组成】柴胡 10g，黄芩 10g，大枣 4 枚，生甘草 10g，生姜 10g，制半夏 10g，五味子 10g，白芍 20g，紫河车 10g，当归 10g，鸡骨草 15g，党参 8g。

【功能主治】理气解郁，和解少阳，兼活血化瘀。适用于气滞血瘀，经脉痹阻型类风湿关节炎合并肝功能损害。

【用量用法】水煎服，日一剂，早晚分服。

【出处】马芳，周彩云，房定亚. 房定亚运用经方治疗类风湿关节炎验案 2 则[J]. 世界中医药，2011，6（02）：136-137.

【方解】本方为全国老中医药专家学术经验继承工作指导老师房定亚教授治疗类风湿关节炎的经验方。房老认为凡具备热、郁、虚的病机特点皆可用小柴胡汤治疗，方中柴胡入肝、胆经，透解邪热，舒达经气；黄芩清泄邪热；生姜、大枣和胃生津；制半夏和胃降逆；白芍、生甘草（芍药甘草汤）缓急止痛；党参益气健脾，紫河车、当归补气养血、活血益精，共伍气血同治，取"气行则血行，血行风自灭"；鸡骨草清热解毒、舒肝止痛；五味子敛肺滋肾；生甘草调和诸药。现代药理研究证实小柴胡汤对机体的免疫功能具有双向调节作用，同时有抗炎作用，可增加肝脏血流量，抑制肝细胞坏死，促进肝细胞再生。

大承气汤合四神煎加减

【药物组成】生大黄 8g，枳实 10g，芒硝 4g，紫苏叶 10g，生黄芪 30g，石斛 30g，远志 9g，川牛膝 15g，金银花 30g。

【功能主治】清热逐瘀，通腑泄浊，兼益气养阴。适用于湿热毒邪壅滞，兼气阴两虚，虚实夹杂型类风湿关节炎。

【用量用法】水煎服，日一剂，早晚分服。

【出处】马芳，周彩云，房定亚. 房定亚运用经方治疗类风湿关节炎验案 2 则[J]. 世界中医药，2011，6（02）：136-137.

【方解】本方为全国老中医药专家学术经验继承工作指导老师房定亚教授治疗类风湿关节炎的经验方。房老用下法治疗类风湿关节炎，据舌苔、脉象、症状的表现用大承气汤以下之。方中生大黄既可清泄无形邪热，使热从大便而解，又可导有形之积滞。配伍枳实增加趋下之力；芒硝软坚散结，增加肠腔容积，但药效峻猛，不可多用，仅用 4g 即可，煎煮时与诸药同煎，减缓泻下；紫苏叶醒脾胃、宣化水湿；生黄芪大补元气，又可通痹、解肌托毒；石斛滋阴清热；金银花清热解毒，善治风湿热痹；川牛膝逐瘀通经、通痹止痛；远志具有蠲饮消肿、豁痰强筋功效，但是远志有小毒，运用时剂量大于 15g，部分患者会有恶心呕吐或胃脘不适，减量或停药后症状自行消失，房老常用远志剂量小于 10g。房老临证时对于疼痛严重者，常合用芍药甘草汤加减治疗。

四神煎加减

【药物组成】生黄芪 30g，石斛 30g，川牛膝 15g，远志 10g，金银花 30g，木瓜 10g，山慈菇 10g，蜈蚣 2 条。

【功能主治】益气活血，补肾解毒。涤痰通络。适用于缓解期湿热毒邪渐缓，又见阴不足型类风湿关节炎。

【用量用法】水煎服，日一剂，早晚分服。

【出处】周彩云，唐今扬. 房定亚治疗类风湿关节炎经验[J]. 中医杂志，2010，51（10）：877-878+880.

【方解】本方为全国老中医药专家学术经验继承工作指导老师房定亚教授治疗类风湿关节炎的经验方。四神煎出自清•鲍相之《验方新编•腿部门》："两膝疼痛，名鹤膝风。风胜则走注作痛，寒胜则如锥刺痛，湿胜则伸屈无力。病在筋则伸不能屈，在骨则移动多艰，久则日肿日粗，大腿日细，痛而无脓，颜色不变，成败症矣。立方四神煎：生黄芪半斤，远志肉、牛膝各三两，石斛四两，用水十碗煎二碗，再入金银花二两，煎一碗，一气服之，服后觉两腿如火之热，即盖暖被，汗出如雨，待汗散后缓缓去被忌风，一服病去大半，再服除根，不论近久皆效。"四神煎是治疗鹤膝病的效方，原方用量颇大，房老经过临床反复实践，将药量重新试验，确定出最佳剂量以保证用药安全，用于治疗急性膝关节炎炎症肿痛。房老临证时发现，只要膝关节肿痛，无论是痛风性关节炎、急性反应性关节炎、类风湿关节炎等均可运用，现代药理研究证实，四神煎具有调节免疫、抗炎镇痛作用。方中生黄芪大补元气，又可通痹、解肌托毒，取"气行则血行，血行风自灭"之意。石斛养阴清热以除痹。现代药理研究证实，二药均有调节免疫功能，房老临证时根据气血偏损加减，气虚为主，重用黄芪，筋脉拘急者，重用石斛，或可加用芍药甘草汤酸甘化阴，缓急止痛。金银花清热解毒、疏风清热，常用于风湿热痹，并可制约黄芪温热之性，金银花需后下，以防长时间煎煮丧失金银花抗炎活性。川牛膝逐瘀通经、通痹止痛，善治膝关节屈伸不利，房老必要时将怀牛膝、川牛膝各半量并用。远志具有蠲饮消肿、豁痰强筋功效，但是远志有小毒，运用时剂量大于 15g，部分患者会有恶心呕吐或胃脘不适，减量或停药后症状自行消失，房老常用远志剂量小于 10g。木瓜舒经活络、化湿止痛；山慈菇清热解毒、消肿散结。类风湿关节炎疾病日久，邪气入络，需用虫类药物搜风通络止痛，兼能活血化瘀，增强疗效，房老常选用全蝎、蜈蚣、土鳖虫等，同时虫类药物多燥烈，多配伍石斛、生黄芪、白芍等以防耗伤气阴。房老临证时对于类风湿关节炎反复发作，久病耗伤气阴，气血两虚患者，常在此方的基础上加用紫河车，以血肉有情之品峻补气血，并用菟丝子、枸杞子补益肝肾，调节免疫，防止复发。

鸡鸣散加味

【药物组成】紫苏叶 6g，吴茱萸 6g，桔梗 9g，生姜 10g，木瓜 12g，槟榔 15g，陈皮 10g，豨莶草 20g，首乌藤 30g。

【功能主治】行气降浊，宣化寒湿。适用于湿热内蕴、脉络不通型类风湿关节炎。

【用量用法】水煎服，日一剂，早晚分服。

【出处】王彦君，冯为文. 房定亚应用鸡鸣散的临床经验[J]. 中国中医药信息杂志，2003，10（S1）：61.

【方解】本方为全国老中医药专家学术经验继承工作指导老师房定亚教授治疗类风湿关节炎的经验方。鸡鸣散出自《类编朱氏集验医方》，具有行气降浊，宣化寒湿之功效。主治脚气。症见人感风湿，流注脚足，痛不可忍，用索悬吊，叫声不绝，筋脉肿大。房老根据此治疗类风湿关节炎，临床疗效显著，方中紫苏叶、吴茱萸、生姜化湿散寒、活血化瘀；桔梗、陈皮、槟榔化湿消肿、行气化痰；木瓜舒筋活络、化湿止痛；豨莶草祛风湿、通经活络；《本草汇言》亦云："凡藤蔓之属，藤枝攀绕，性能多变，皆可通经入络"。加入首乌藤增强舒筋活络之功。房老临证对于凡寒湿水气瘀滞为患，以肿胀为主的类风湿关节炎均可用之。房老临床经验丰富，常重用清半夏30g，止关节疼痛；汗出甚者重用桑叶 30g 以止汗；伴大便干结者重用白芍 20～30g，以通大便；配甘草以解痉，止关节痛效果甚好。

和血祛风三两三

【药物组成】当归 30g，黄芪 30g，川芎 30g，忍冬藤 30g，白芍 15g，桂枝 10g，三七粉 3g^(分冲)，防风 10g。

【功能主治】和血祛风，温经通络。适用于寒湿瘀阻型类风湿关节炎。

【用量用法】水煎服，日一剂，早晚分服。

【出处】关伟，李婧，孔繁飞，等. 张炳厚应用和血祛风法治疗寒湿瘀阻型类风湿关节炎经验[J]. 中医杂志，2015，56（14）：1190-1192.

【方解】本方为全国名中医张炳厚教授治疗类风湿关节炎的经验方。"和血祛风三两三"是张老治疗寒湿瘀阻型类风湿关节炎的经验方。方中黄芪益气健脾，当归补血活血，二者相伍，气旺则生血，达到补血、养血的目的；川芎为血中之气药，配伍当归行气活血化瘀。《本草求真》云："盖补血行血无如当归，行血散血无如川芎。"《本草汇言》亦云："凡藤蔓之属，藤枝攀绕，性能多变，皆可通经入络。"忍冬藤可舒筋活络止痛，且味甘性寒，善于清热疏风，通络止痛；桂枝温通经脉，配伍白芍一散一收，调和营卫；虫类药物善通经窜络，治疗顽痹、久痹必不可缺，搜风通络、化瘀散结，并通行十二经，使药物直达病所；三七粉为"三两三"中"秘不外传"的药物，既补血又活血，祛瘀而不伤正，补血而不留瘀；防风配伍桂枝加强祛风散寒之力。张老临证时对于手指关节肿胀的多用麻黄 10～12g、芥子 10～15g 配伍运用，全身麻用马钱子 0.3～0.6g；晨僵者，加牛膝、益母草，取"水瘀同祛"之意。

顽痹汤加减

【药物组成】蜈蚣 4 条[冲服]，全蝎 12g[冲服]，蜂房 30g，威灵仙 30g，芥子 30g，土茯苓 30g，小茴香 12g，党参 30g，知母 30g，赤芍 15g，甘草 15g。

【功能主治】搜剔燥湿，化痰通络。适用于顽痰兼瘀型类风湿关节炎。

【用量用法】水煎服，日一剂，早晚分服。

【出处】张耀. 李孔定治疗痹证的经验[J]. 中国农村医学，1995，23（08）：60-61.

【方解】本方为全国老中医药专家学术经验继承工作指导老师李孔定教授治疗类风湿关节炎的经验方。顽痹病程日久，病久入络，瘀血丛生，根据此病机特点，李老自拟"顽痹汤"，方由蜈蚣、全蝎、蜂房、威灵仙、芥子、土茯苓、小茴香、党参、知母、赤芍、甘草组成。对于顽痹、久痹，非虫类药物不可，全蝎、蜈蚣、蜂房以搜风通络、散结止痛；威灵仙祛风除湿、通经止痛，走而不守，通行十二经络，善治骨痹；芥子温肺化痰、通络散结止痛；土茯苓解毒除湿、通利关节；小茴香散寒止痛、理气和胃；党参健脾除湿；赤芍活血化瘀止痛；知母滋阴清热；甘草调和诸药。

当归拈痛汤加减

【药物组成】羌活 9g，防风 9g，当归 10g，升麻 9g，葛根 15g，猪苓 12g，泽泻 12g，茵陈 15g，黄芩 9g，薏苡仁 24g，苦参 12g，炙甘草 9g，天花粉 15g，威灵仙

15g，地龙 12g，滑石 24g，大枣 15g，防己 9g，黄芪 24g。

【功能主治】清热利湿，通痹止痛。适用于湿热痹阻型类风湿关节炎。

【用量用法】水煎服，日一剂，早晚分服。

【出处】方勇飞. 戴裕光教授治疗痹证经验[J]. 中国中医急症，2008，17（01）：65-66.

【方解】本方为全国老中医药专家学术经验继承工作指导老师戴裕光教授治疗类风湿关节炎的经验方。戴老临床发现类风湿关节炎在发作期多以湿热痹阻为主，缓解期以肝肾不足为主，诸多医家常以四妙散为主治疗，但戴老发现药力不足，乃用当归拈痛汤加减治疗。《医学启源》卷之下曰此方："湿热为病，肢节烦痛，肩背沉重，胸膈不利，遍身酸疼，下注于胫，肿痛不可忍。"方中羌活、防风祛风除湿，戴老治湿首用风药，取"风能胜湿"之意；当归养血活血，化瘀止痛，使气血各有所归，"治风先治血，血行风自灭"；升麻、葛根阴中之阳，引而上行，以苦发之；猪苓、泽泻、滑石、薏苡仁淡渗利水除湿，取"治湿不利小便，非其治也"。威灵仙祛风除湿、通痹止痛，走而不守，通行十二经络，善治骨痹。天花粉清热泻火、消肿止痛；地龙搜风剔邪，通络化瘀止痛，戴老治疗顽痹、久痹善用虫类药物；防己辛能行散，苦寒降泄，既能祛风除湿止痛，又能清热。对风湿痹证湿热偏盛，肢体酸重，关节红肿疼痛，及湿热身痛者，尤为要药，常与滑石、薏苡仁、蚕沙、栀子等配伍，如宣痹汤。茵陈、黄芩、苦参清热利湿，以苦泄之；方中所用诸除湿药性多苦燥，易伤及气血阴津，以黄芪、当归益气养血；炙甘草、大枣调理脾胃、顾护胃气；炙甘草调和诸药。

清瘟败毒饮加减

【药物组成】生石膏 30g（先煎），生地黄 15g，水牛角 30g（先煎），生栀子 9g，炒黄芩 12g，肥知母 9g，赤芍 12g，大玄参 15g，连翘壳 12g，青竹叶 12g，生甘草 9g，牡丹皮 12g，川黄连 6g，谷芽、麦芽各 12g，羌活 12g，独活 12g，威灵仙 15g。

【功能主治】清热解毒，祛风通络。适用于热毒内蕴，经脉痹阻型类风湿关节炎急性期。

【用量用法】水煎服，日一剂，早晚分服。

【出处】肖涟波，席智杰，程少丹，等. 施杞从热毒痹论治急性期类风湿关节炎[J]. 上海中医药杂志，2017，51（12）：1-4.

【方解】本方为国医大师施杞教授治疗类风湿关节炎的经验方。施老认为类风湿关节炎主要是由热毒蕴结，流注筋骨、关节，导致气血壅滞不通而引起；临证应从热毒痹论治，以清热解毒和祛风湿、通经络为主，兼以活血化瘀、滋阴清热等。对于热毒痹型施老常用清瘟败毒饮、仙方活命饮、四妙勇安汤、五味消毒饮，清瘟败毒饮是施老最常用的方剂。方中生石膏、生地黄是施老清胃经热毒必用药对，以清热、凉血、养阴，生石膏常用剂量 30～60g，且生石膏现代药理证实具有激素样作用，但无激素类副作用，尤宜用于类风湿关节炎急性期；水牛角、生栀子、炒黄芩、连翘壳、青竹叶、川黄连清热解毒，缓解急性期关节的红、肿、热、痛；肥知母、大玄参清热滋阴，既可助清热解毒类药物加强清热之功，又可防苦寒类药物伤阴；赤芍、牡丹皮凉血活血、化瘀止痛；威灵仙、羌活、独活祛风除湿、散寒通络；羌活、独活相伍祛一身上下风寒湿邪。威灵仙走而不守，通行十二经络，善治骨痹。谷芽、麦芽和中消食，施老治疗急性期类风湿关节炎强调顾护胃气，一者防苦寒类药物伤及脾胃；二者脾胃功能的强弱对于类风湿关节炎的预后有重要影响；三者胃气的恢复是疗效发挥的重要因素。生甘草调和诸药。施老临证时善用热性药物以宣痹通络，并用虫类、藤类药物以通经活络。

防己黄芪汤加味

【**药物组成**】黄芪 18g，白术 15g，防己 12g，制川乌 10g，蕲蛇 10g，独活 15g，肿节风 15g，薏苡仁 30g，当归 15g，鸡血藤 30g，千年健 12g，灵芝 12g，甘草 8g。

【**功能主治**】益气养血活血，祛风除湿散寒。适用于气血亏虚，寒湿痹阻型类风湿关节炎。

【**用量用法**】水煎服，日一剂，早晚分服。同时兼服泼尼松（强的松）每次 10mg，每日两次。

【**出处**】牛惜楠. 陈昆山治疗痹证验案[J]. 中国民族民间医药，2011，20（08）：81.

【**方解**】本方为全国老中医药专家学术经验继承工作指导老师陈昆山教授治疗类风湿关节炎的经验方。陈老认为此病乃是正气不足，风、寒、湿三气杂至而成，合而为痹，临床三者多并见，不可拘泥。防己黄芪汤出自《金匮要略·痉湿暍病脉证并治》："风湿，脉浮身重，汗出恶风者，防己黄芪汤主之。"主治表虚不固之风水或风湿证，方中黄芪益气固表，兼可利水消肿，防己祛风行水，二者相伍祛邪而不伤正；白术、薏苡仁益气健脾除湿，既可助防己加强祛湿之力，又可助黄芪增强益气固表之力；独活祛风除湿，善祛下半身风寒湿邪；当归、鸡血藤补血活血，乃取治风先治血，血行风自灭之意，鸡血藤兼能舒筋活络止痛，引药直达病所；制川乌散寒止痛；蕲蛇搜风剔邪、通络止痛，虫类血肉有情之品，对于顽痹、久痹有良效；肿节风清热解毒、消肿止痛；千年健祛风湿、强筋骨；灵芝补气安神；甘草调和诸药。同时陈老在临证过程中发现，一些患者单用中药内服治疗效果欠佳，外用小剂量激素可迅速缓解症状，减轻痛苦。陈老激素使用经验如下：小剂量使用，每日剂量小于20mg；缓慢减量，1 个月左右减 5mg，减至 10mg 时，以后每月减 25mg；对于兼见血热火旺症状患者时，加入知母、生地黄等药；若患有高血压病、消化性溃疡患者不可加用泼尼松（强的松）。

白虎汤合八珍汤加减

【**药物组成**】石膏 60g，知母 15g，当归 15g，薏苡仁 15g，茯苓 15g，桑枝 10g，羌活 10g，独活 10g，川芎 10g，路路通 12g，党参 12g，雷公藤 6g，甘草 6g。

【**功能主治**】清热祛湿，辅以益气养血。适用于湿热偏盛型类风湿关节炎早期。

【**用量用法**】水煎服，日一剂，早晚分服。

【**出处**】曾君荣. 周承明治疗类风湿关节炎经验[J]. 湖北中医杂志，2002，24（12）：12-13.

【**方解**】本方为湖北省名中医周承明教授治疗类风湿关节炎的经验方。类风湿关节炎早期起病突然，以关节肿胀、僵硬、疼痛、晨僵等为主，历代医家多以祛风散寒、通络止痛、清热利湿等法治疗，周老临证发现，在类风湿关节炎早期多有正气不足，即"邪之所凑，其气必虚"，周老在运用传统治法的基础上，大胆运用四君子汤、四物汤等益气养血之品，气血充足则五脏六腑有所养，可防风、寒、湿邪侵袭而入，临证善用经方加减治疗，清热利湿喜用白虎汤加减。方中石膏辛甘大寒，功善清解，透热出表；知母滋阴清热，既可助石膏加强清热之力，又可滋阴润燥；薏苡仁、茯苓、党参益气健脾，脾气健运，则气血生化有源，五脏六腑得以充养，同时加用当归、川芎等养血活血；桑枝、羌活、独活、路路通祛风除湿、通利关节，羌活、独活相伍祛一身上下风寒湿邪；周老运用雷公藤有独到见解，认为雷公藤可全根入药，祛风散寒、通络止痛、清热消肿作用显著，可运用在类风湿关节炎的各个阶段，使祛邪之力更强；甘草调和诸药。

乌头汤合八味地黄丸加减

【**药物组成**】制川乌 10g^{（先煎）}，桂枝 10g，海马 10g，制乳香 10g，制没药 10g，熟附片 12g，羌活 12g，独活 12g，川芎 12g，威灵仙 12g，山茱萸 12g，雷公藤 6g，炙甘草 6g，蜈蚣 2 条，鹿茸 5g，茯苓 15g，当归 15g，熟地黄 15g。

【**功能主治**】补益肝肾，祛湿为要。适用于寒湿偏盛、肾精不足型类风湿关节炎中期。

【**用量用法**】水煎服，日一剂，早晚分服。

【**出处**】曾君荣. 周承明治疗类风湿关节炎经验[J]. 湖北中医杂志，2002，24（12）：12-13.

【**方解**】本方为湖北省名中医周承明教授治疗类风湿关节炎的经验方。类风湿关节炎中期病情发展较快，较难控制，除可见早期症状外，此期功能障碍尤为明显，周老认为此期难治有以下两种原因：一者患者多有肾精不足，肝肾亏虚，邪气易侵袭，正不足，邪难祛也；二者湿邪偏重，流注于筋肉关节、筋脉，邪气久难祛。周老常以补益肝肾、兼以祛湿为主治疗，方中制川乌、熟附片、海马均乃辛热之品，三药相伍以温肾壮阳、温经散寒，更佐以桂枝加强祛寒之力；制乳香、制没药活血化瘀止痛；羌活、独活、威灵仙祛风除湿、通络止痛，羌活善祛上半身风寒湿邪，独活善祛下半身风寒湿邪，羌活、独活相伍祛一身上下风寒湿邪。威灵仙走而不守，通行十二经络，善治骨痹；当归、熟地黄、川芎、茯苓乃取四物汤之意，益气养血，以充筋脉；山茱萸、鹿茸、熟地黄补肾养精以固本；叶天士在《临证指南医案》言，"初为气结在经，久则血伤入络，辄仗蠕动之物，松透病根"，用蜈蚣通络散结止痛；周老运用雷公藤有独到见解，认为雷公藤可全根入药，祛风散寒、通络止痛、清热消肿作用显著，可运用在类风湿关节炎的各个阶段，使祛邪之力更强；炙甘草调和诸药。

独活寄生汤加减

【**药物组成**】独活，桑寄生，防风，秦艽，细辛，牛膝，川芎，当归，熟地黄，芍药，茯苓，甘草，肉桂，杜仲，党参。（原方无具体用量）

【**功能主治**】补益脾肾，化痰消瘀。适用于脾肾亏虚、痰瘀互结型类风湿关节炎晚期。

【**用量用法**】水煎服，日一剂，早晚分服。

【**出处**】曾君荣. 周承明治疗类风湿关节炎经验[J]. 湖北中医杂志，2002，24（12）：12-13.

【**方解**】本方为湖北省名中医周承明教授治疗类风湿关节炎的经验方。类风湿关节炎晚期除见早、中期症状外，可有肌肉瘦削、关节僵硬、畸形，甚至失去生理功能，周老认为此期正气亏虚，不耐攻伐，邪气更难祛除，较为难治。周老常用独活寄生汤加减治疗，方中独活、防风、秦艽、细辛祛风除湿，独活善祛下半身风寒湿邪。秦艽为风中润剂，对于风湿痹痛无论新久均可应用；桑寄生、牛膝、熟地黄、杜仲补益肝肾、强健筋骨；肉桂温经散寒、通利血脉；当归、川芎、熟地黄、芍药乃四物汤组方，以补血养血。加用茯苓、党参、甘草益气健脾、化痰除湿，气血同治，气血充足，则筋脉得以充养；当归、川芎、牛膝、肉桂活血化瘀，寓"治风先治血，血行风自灭"之意；芍药、甘草合芍药甘草汤以柔肝缓急止痛，现代药理研究表明，芍药甘草汤具有抗炎镇痛、缓解痉挛、调节免疫等作用；甘草调和诸药。同时周老根据多年的经验，对于培补正气方面食补优于药补，自创伸筋汤、鹿茸鸡汤、参乌汤等，以食补养，助正达邪。附加如下：

鹿茸鸡汤组成：鹿茸20g，雄鸡1只（重量1000～1250g最佳）。做法：将雄鸡内脏处理干净后，将鹿茸放入腹腔内，缝合，加水入陶罐，文火煮至烂熟，放盐少许，2 天内分数次食用完毕。每月 1～2 次，连服 3 月。（注：无论患者属寒属热，均可配伍鹿茸鸡，配合使用，以补肾阳而充卫阳，使卫阴卫阳重新归于平衡）

伸筋汤组成：猪蹄 1～2 只，伸筋草 60g，木瓜 60g，千年健 60g，生薏苡仁 60g。做法：将中药饮片用纱布包裹，猪蹄切小块同煮，加水文火煮烂，去药渣，放盐少许，1 天内分次食用完毕，连服 1 月。此方适用于类风湿关节炎中期而见关节腔狭窄、纤维性强直、功能障碍者。注：此法是以脏补脏，舒筋活络、改善僵直、恢复功能。

参乌汤组成：鹌鹑 1 只，高丽参 2g，大枣 4 枚，冰糖 1 块。做法：将鹌鹑处理干净后将高丽参切片放入腹腔，与大枣、冰糖加水适量，放入蒸笼隔水蒸熟，1 天内吃完，1 周为 1 个疗程，连服 3～4 周。对于类风湿关节炎、幼年性类风湿关节炎伴气虚、气血两虚者尤为适宜。注：可鼓舞正气，增强对抗风湿药不良反应的耐受性。

当归四逆汤加减

【药物组成】黄芪 20g，杜仲 9g，当归 9g，牛膝 9g，白芍 9g，虎杖 9g，柴胡 9g，桂枝 9g，白术 9g，木瓜 9g，茯苓 9g，附子 3g，干姜 3g，炙甘草 6g。

【功能主治】益气血，补肝肾，祛风湿，清热通络。适用于气血亏虚，肝肾不足，湿邪痹阻，寒热错杂型类风湿关节炎。

【用量用法】水煎服，日一剂，早晚分服。

【出处】高天旭，任平，韦大文. 高体三教授治疗痹证经验[J]. 中华中医药杂志，2013，28（12）：3573-3574.

【方解】本方为全国老中医药专家学术经验继承工作指导老师高体三教授治疗类风湿关节炎的经验方。高老认为痹病的主要病机是气血亏虚，脏腑功能失调，导致肝虚生风，脾虚生湿，肾虚生寒，治疗上重视温补肝脾肾，祛散风寒湿邪，主张"三阴同治，温补为主"。当归四逆汤出自《伤寒论》，主治血虚寒厥证，方中黄芪、白术、茯苓、炙甘草乃四君子汤方组成，以益气健脾渗湿；当归养血和血；桂枝温经散寒、温通经脉；白芍养血和营，助当归补益营血；白芍、炙甘草合芍药甘草汤缓急止痛，现代药理研究表明，芍药甘草汤具有抗炎镇痛、缓解痉挛、调节免疫等作用；杜仲、牛膝补益肝肾、强健筋骨；附子、干姜温阳散寒，又可助桂枝温通血脉；木瓜舒筋活络、化湿和胃；虎杖清热利湿、散瘀止痛；柴胡疏肝解郁；炙甘草调和诸药。

桂枝芍药知母汤合五苓散加减

【药物组成】茯苓 30g，猪苓 20g，泽泻 20g，白术 10g，桂枝 10g，黄芪 60g，白芍 30g，制附子 15g$^{（先煎）}$，柴胡 15g，黄芩 10g，知母 20g，防风 10g，麻黄 3g，延

胡索 20g，炙甘草 10g。

【功能主治】祛风疏肝清热，健脾祛湿温肾。适用于肝脾肾功能失调型类风湿关节炎。

【用量用法】水煎服，日一剂，早晚分服。

【出处】高天旭，任平，韦大文. 高体三教授治疗痹证经验[J]. 中华中医药杂志，2013，28（12）：3573-3574.

【方解】本方为全国老中医药专家学术经验继承工作指导老师高体三教授治疗类风湿关节炎的经验方。桂枝芍药知母汤出自《金匮要略•中风历节病脉证并治第五》，条文曰："诸肢节疼痛，身体魁羸，脚肿如脱，头眩短气，温温欲吐，桂枝芍药知母汤主之。"五苓散出自《伤寒论•辨太阳病脉证并治》，条文曰："太阳病，发汗后，大汗出，胃中干，烦躁不得眠，欲得饮水者，少少与饮之，令胃气和则愈。若脉浮，小便不利，微热消渴者，五苓散主之。""中风发热，六七日不解而烦，有表里证，渴欲饮水，水入则吐者，名曰水逆，五苓散主之。"同时高老认为痹病的发生不单是因为感受外邪所致，根本原因乃是脏腑功能失调，邪气趁虚而入，"邪之所凑，其气必虚"，乃用桂枝芍药知母汤合五苓散加减治疗。方中猪苓、茯苓淡渗，相伍加强利水渗湿之力；泽泻甘淡，直达肾与膀胱，以利水渗湿；茯苓、白术乃是高老常用对药之一，茯苓甘淡利湿，除湿之圣药也，《汤液本草》记载："淡能利窍，甘以助阳，除湿之圣药也。味甘平，补阳，益脾逐水。湿淫所胜，小便不利。淡味渗，泄阳也。治水缓脾，生精导气。"白术甘温性缓，善益气健脾，乃治脾气虚损之要药，高老常合用二药健脾渗湿，加用黄芪增强健脾渗湿之力；桂枝、白芍也是高老常用对药之一，《本草经疏》张隐庵云："寒湿凝滞于肌肉，阳气不达于外，桂枝与白芍同用，以扶脾阳而达营分之郁。盖孙络满布腠理，寒郁于肌，孙络为之不通，非得阳气以通之，营分中余液必不能蒸化而成汗，桂枝之开发脾阳其本能也。但失此不治，湿邪内窜关节，则病历节；或窜入孙络而为痛，按之不知其处，俗名寒湿流筋。其郁塞牵涉肝脏，二证皆宜桂枝。"高老认为在类风湿关节炎的各个时期，桂枝、白芍均有重要作用；白芍、炙甘草合芍药甘草汤缓急止痛，现代药理研究证实具有抗炎镇痛、缓解痉挛、调节免疫等作用；柴胡、黄芩相伍清泄邪热，疏肝解郁；知母滋阴清热；防风祛风除湿，通经活络；麻黄利水消肿胀；制附子温阳散寒止痛；延胡索活血止痛；炙甘草调和诸药。

麻黄附子细辛汤与通脉四逆汤加减

【药物组成】炙麻黄 6g，炮附子 6g^(先煎)，细辛 3g，当归 15g，通草 15g，桂枝 15g，白芷 15g，炙甘草 10g，茯苓 20g，党参 15g，干姜 12g，黄芪 30g。

【功能主治】温补三阴，散寒通滞。适用于肝脾肾功能失调型类风湿关节炎。

【用量用法】水煎服，日一剂，早晚分服。

【出处】高天旭，任平，韦大文. 高体三教授治疗痹证经验[J]. 中华中医药杂志，2013，28（12）：3573-3574.

【方解】本方为全国老中医药专家学术经验继承工作指导老师高体三教授治疗类风湿关节炎的经验方。大多医家治疗痹病从风寒湿角度出发，但高老认为肝脾肾功能失调是本病的根本原因。麻黄附子细辛汤出自《伤寒论·辨少阴病脉证并治》："少阴病始得之，反发热，脉沉者，麻黄附子细辛汤主之。"方中炮附子大辛大热，入少阴肾经，温肾散寒、通脉止痛；干姜散脾胃寒邪；炙麻黄、桂枝温阳散寒通络；细辛外可散风寒，内化寒饮，上疏头风，下通肾气；当归、通草是高老治疗痹病的常用对药之一，当归养血补血，《本草经疏》："当归禀土之甘味，天之温气，《别录》兼辛，大温无毒。甘以缓之，辛以散之润之，温以通之畅之。入手少阴，足厥阴，亦入足太阴。活血补血之要药。痹者，血分为邪所客，故拘挛而痛也。风寒湿三者合而成痹，血行则邪不能客，故痹自除也。中恶者，内虚故猝中于邪也。客气者，外来之寒气也，温中则寒气自散矣。虚冷者内虚血不荣于肉分故冷也。补五脏生肌肉者，脏皆属阴，阴者血也，阴气足则荣血旺而肌肉长也。患人虚冷，加而用之。"通草清热利水，可通行经络，使郁滞从小便而解；桂枝温通经脉；黄芪、茯苓、党参、炙甘草益气健脾，脾气健运，则气血生化有源；当归滋阴养血，补肝体助肝用，助桂枝疏肝祛风；白芷祛风除湿止痛；炙甘草调和诸药。

通痹汤加减

【药物组成】黄芪30g，当归15g，丹参20g，熟地黄25g，枸杞子15g，山茱萸15g，茯苓15g，桂枝10g，炮附子15g^{（先煎）}，芥子5g，土鳖虫10g，蜂房15g。

痛风药酒：炮川乌10g，炮草乌10g，老鹳草10g，红花10g，当归10g，怀牛膝10g。

【功能主治】补益肝肾，祛瘀逐痰活络，消补兼施。适用于痰瘀痹阻经脉关节，肝肾亏损，气血失荣型类风湿关节炎。

【用量用法】内服方：水煎服，日一剂，早晚分服。

痛风药酒用法：烧酒500ml兑入浸泡7日后用，每次10ml，每日3次饭后服，外涂患肢局部。

【出处】李晓春. 清痹汤温清并用 痛风酒内服兼施——李寿山痹证治验[J]. 中国社区医师，2007，23（09）：26-27.

【方解】本方为全国老中医药专家学术经验继承工作指导老师李寿山治疗类风湿关节炎的经验方。通痹汤乃是李老用黄芪桂枝五物汤合肾气丸加减化裁而来，方中黄芪甘温益气，补在表之卫气，桂枝温经散寒，二药相伍益气温阳、和血通经；

黄芪、茯苓益气健脾渗湿，气能生血。当归、丹参养血活血，上药相伍气血同治，气血充足，则筋脉充养，同时以防病久伤及脾胃；熟地黄、枸杞子、山茱萸补益肝肾、强筋健骨以固本；炮附子温阳散寒止痛；芥子温肺化痰、散结止痛，对于顽痹、久痹形成的痰瘀凝滞有良效；叶天士在《临证指南医案》中所言，"初为气结在经，久则血伤入络，辄仗蠕动之物，松透病根"，李老也善用虫类药物治疗顽痹、久痹，土鳖虫、蜂房活血化瘀、化痰散结止痛。对于疼痛程度严重者，加用痛风药酒。

潜阳封髓丹加减

【药物组成】黄柏 20g，砂仁 15g，板蓝根 15g，骨碎补 15g，补骨脂 15g，龟甲 10g，山豆根 10g，桔梗 10g，甘草 10g，细辛 8g，露蜂房 8g。

【功能主治】清上温下，祛风除湿。适用于热邪未尽、寒湿痹阻型类风湿关节炎。

【用量用法】水煎服，日一剂，早晚分服。

【出处】刘维超，李兆福，狄朋桃，等. 吴生元教授运用潜阳封髓丹治疗风湿病的经验[A]. 云南省中医药学会、云南省中西医结合学会、云南省针灸学会、云南省民族民间医药学会. 首届兰茂中医药发展学术论坛暨云南省中医药界 2014 学术年会论文汇编[C]. 云南：云南省中医药学会、云南省中西医结合学会、云南省针灸学会、云南省民族民间医药学会：云南省科学技术协会，2014：3.

【方解】本方为全国老中医药专家学术经验继承工作指导老师吴生元教授治疗类风湿关节炎的经验方。潜阳丹乃医家郑钦安创制，方由西砂仁一两（姜汁炒）、附子（八钱）、龟甲二钱、甘草五钱四味药组成。首见于《医理真传》，主治"头面忽浮肿、色青白，身重欲寐，一闭目觉身飘扬无依者"。其证为少阴阳虚，真阳为群阴所逼外越，上浮不能归根，致火不归原。封髓丹由黄柏、砂仁、甘草组成。始见于《奇效良方》，主治梦交遗精。郑钦安在其《医理真传》指出："封髓丹一方，乃纳气归肾之法，亦上中下并补之方也。夫黄柏味苦入心，禀天地寒水之气而入肾，色黄而入脾，脾也者，调和水火之枢也，独此一味，三才之意已俱。况西砂辛温，能纳五脏之气而归肾，甘草调和上下，又能伏火，真火伏藏，则人身之根蒂永固，故曰封髓。其中更有至妙者，黄柏之苦，合甘草之甘，苦甘能化阴。西砂之辛，合甘草之甘，辛甘能化阳。阴阳合化，交会中宫，则水火既济，而三才之道，其在斯也。"郑钦安认为封髓丹、潜阳丹均有纳气归肾、引火归原之法。吴老创造性地将二方相伍合为潜阳封髓丹，以调控人体水火坎离的变化，方中黄柏清热燥湿，山豆根、桔梗、板蓝根利咽消肿止痛；骨碎补、补骨脂补益肝肾、强筋健骨；龟甲滋阴潜阳、益肾强骨；砂仁行气和胃，以防滋补类药物滋腻碍胃；细辛散寒止痛；露蜂房搜风通络、通经止痛；甘草调和诸药。

黄芪防己汤加味

【药物组成】生黄芪 30g，防己 10g，桂枝 20g，白术 15g，茯苓 15g，川芎 10g，细辛 8g，独活 15g，羌活 10g，怀牛膝 15g，秦艽 10g，海桐皮 10g，海风藤 10g，淫羊藿 15g，薏苡仁 15g，生姜 15g，大枣 5 枚，甘草 10g。

【功能主治】温经散寒，祛风除湿通络。适用于风寒湿痹型类风湿关节炎。

【用量用法】水煎服，日一剂，早晚分服。

【出处】肖泓，吴永昕，吴生元. 吴生元辨治类风湿关节炎的经验[J]. 云南中医中药杂志，2009，30（04）：1-2.

【方解】本方为全国老中医药专家学术经验继承工作指导老师吴生元教授治疗类风湿关节炎的经验方。吴老认为类风湿关节炎的关键是经络气血瘀阻，治疗以"宣通"为主，攻补兼施。方中生黄芪补益中气；桂枝、细辛辛温之品以散寒除湿、通络止痛，吴老认为风寒湿痹型宜"温通"，且非大剂量辛温药物不能胜其寒，为防辛温偏燥、耗气伤阴，常用生黄芪以治之，在细辛的使用过程中应防止中毒；川芎行气活血止痛；防己、羌活、独活、秦艽、海桐皮祛风除湿、通痹止痛、舒筋活络，羌活善祛上半身风寒湿邪，独活善祛下半身风寒湿邪，二者相伍祛一身上下风寒湿邪。秦艽为风中润剂，对于风湿痹痛无论新久均可应用；白术、茯苓、薏苡仁益气健脾渗湿；怀牛膝、淫羊藿补益肝肾、强筋健骨，怀牛膝兼能活血化瘀；《本草汇言》云："凡藤蔓之属，藤枝攀绕，性能多变，皆可通经入络。"海风藤祛风湿、舒筋活络，善治络中之风所致游走性疼痛；生姜、大枣、甘草顾护脾胃；甘草调和诸药。

三仁汤加味

【药物组成】杏仁 10g，薏苡仁 15g，豆蔻 10g，木通 10g，厚朴 10g，法半夏 15g，莱菔子 15g，香薷 10g，佩兰 15g，生姜 15g，甘草 10g。

【功能主治】淡渗利湿清热，宣畅气机。适用于类风湿关节炎急重期湿邪化热。

【用量用法】水煎服，日一剂，早晚分服。

【出处】陈艳林，彭仲杰. 吴生元教授运用化湿疗法治疗痹证的经验[J]. 云南中医中药杂志，2009，30（01）：1.

【方解】本方为全国老中医药专家学术经验继承工作指导老师吴生元教授治疗类风湿关节炎的经验方。痹证多由风寒湿邪侵袭所致，临床辨证以湿邪为患为重，风寒热邪皆易祛散，而湿邪最难，因湿邪重浊黏滞，留滞经络关节难以化解，且湿邪为病多缠绵难愈，病程日久且反复发作，故吴老认为在治疗痹证时如何化热是关键，湿去则风无所留，寒无所依，热无所引。吴老选用三仁汤加减治疗，方中杏仁宣肺气，气行则湿化，祛上焦湿邪；豆蔻畅中焦脾胃之气，化湿宽中，祛中焦湿邪；

薏苡仁甘淡渗利，祛下焦湿邪，使湿邪从小便而解，三药相伍上中下三焦湿邪皆除。木通利尿通淋，使湿邪从小便而解；厚朴、法半夏、莱菔子降气化痰除湿；香薷、佩兰化湿和中，配伍豆蔻加强祛除中焦湿邪；生姜、甘草顾护脾胃；甘草调和诸药。

除湿汤加味

【药物组成】苍术 15g，白术 20g，茯苓 15g，公丁香 8g，肉桂 15g，陈皮 10g，石菖蒲 10g，砂仁 10g^(打碎)，甘草 10g。

【功能主治】燥湿健脾。适用于热象已除，湿邪未尽，脾虚证渐显型类风湿关节炎。

【用量用法】水煎服，日一剂，早晚分服。

【出处】陈艳林，彭仲杰. 吴生元教授运用化湿疗法治疗痹证的经验[J]. 云南中医中药杂志，2009，30（01）：1.

【方解】本方为全国老中医药专家学术经验继承工作指导老师吴生元教授治疗类风湿关节炎的经验方。方中苍术、白术、茯苓益气健脾、利水燥湿，脾气健运，则水湿之邪难留；陈皮、石菖蒲、砂仁行气化湿开胃，气行则推动气血津液运行；公丁香、肉桂温中降逆；甘草调和诸药。

四逆二陈汤加味

【药物组成】附片 60g^(先煎)，干姜 15g，陈皮 15g，法半夏 15g，茯苓 20g，桂枝 20g，细辛 8g，砂仁 10g，甘草 10g。

【功能主治】温阳化湿，散寒祛风。适用于标证已除，本虚显露，脾肾阳虚，易生湿邪型类风湿关节炎。

【用量用法】水煎服，日一剂，早晚分服。

【出处】陈艳林，彭仲杰. 吴生元教授运用化湿疗法治疗痹证的经验[J]. 云南中医中药杂志，2009，30（01）：1.

【方解】本方为全国老中医药专家学术经验继承工作指导老师吴生元教授治疗类风湿关节炎的经验方。方中附片温肾散寒，补肾阳不足，祛散里寒，鼓邪外出（需宽水先煎祛毒）；细辛既能祛风散寒，又可鼓动肾中真阳之气，并可助附片加强温里散寒之力，同时温热药助阳以除湿；桂枝温通经脉，配伍附片、干姜、细辛祛寒邪；陈皮、法半夏、茯苓、甘草乃是二陈汤方组成，以燥湿健脾；砂仁行气和胃；甘草调和诸药。

治疗类风湿关节炎经验方 1（原方无方名）

【药物组成】穿山龙 50g，生地黄 30g，赤芍 15g，当归 15g，鸡血藤 30g，白花蛇舌草 30g，淫羊藿 15g，土鳖虫 10g，炙蜂房 15g，制川乌 10g^{（先煎）}，乌梢蛇 10g，炙僵蚕 10g，甘草 6g。

【功能主治】清化郁热，疏通经脉，化痰开瘀，补益肾气。适用于郁热内蕴，经脉痹阻，痰瘀交织，肾气亏虚型类风湿关节炎。

【用量用法】水煎服，日一剂，早晚分服。

【出处】孟庆良，周子朋，谷慧敏，等. 朱良春国医大师治痹经验临床运用体会[J]. 辽宁中医杂志，2012，39（05）：791-792.

【方解】本方为国医大师朱良春教授治疗类风湿关节炎的经验方。类风湿关节炎属于中医"痹病"范畴，朱老认为，痰、瘀、虚是痹病的三大病理特点，且顽痹具有"久病多虚，久病多瘀，久痛入络，久必及肾"等特点，而正虚多为肾虚，"肾藏精，主骨生髓""益肾壮督"为治本之道，可改善机体免疫力，调整骨代谢，对从根本上治疗起决定作用。方中穿山龙用量 50g 是朱老的经验用量，性温，寒、热、虚、实均可配伍运用，实验已证实，大剂量应用穿山龙能控制介质释放，有抗组胺作用，从而缓解结缔组织疾病的进展，控制和稳定病情，用以为君；土鳖虫、炙蜂房、炙僵蚕、乌梢蛇化痰通络散结，生地黄、赤芍、当归、鸡血藤补血活血共为臣药；制川乌祛风除湿止痛，需宽水先煎祛毒。白花蛇舌草清化内热，淫羊藿补益肾精以固本培元共为佐药；甘草调和诸药，为使药。诸药相合，共奏清化郁热，疏通经脉，化痰开瘀，补益肾气之功。

治疗类风湿关节炎经验方 2（原方无方名）

【药物组成】桑枝 15g，清半夏 15g，制天南星 30g，炒芥子 15g，威灵仙 15g，土茯苓 30g，青风藤 30g，虎杖 12g，制川乌 10g^{（先煎）}，炒苍术 15g，生薏苡仁 30g，赤芍 20g，炙土鳖虫 15g，炙僵蚕 15g，穿山龙 50g，生甘草 6g。

【功能主治】蠲痹通络，清热利湿。适用于顽痹之湿瘀互结型类风湿关节炎。

【用量用法】水煎服，日一剂，早晚分服。

【出处】孟庆良，张子扬，孟婉婷. 朱良春教授益肾蠲痹法治疗风湿病经验[J]. 中医学报，2017，32（11）：2103-2106.

【方解】本方为国医大师朱良春教授治疗类风湿关节炎的经验方。方中桑枝、虎杖、土茯苓、生薏苡仁清热利湿除痹止痛，清半夏、制天南星、炒芥子、炙僵蚕化痰软坚、散结通络化瘀，其中制天南星消肿散结、专走经络，善止骨痛，现代研究已表明，对于各种骨关节疼痛均有佳效，青风藤、威灵仙祛风散邪、通行经络、疏利关节。制川乌温通经络解寒凝，炒苍术、生薏苡仁健脾燥湿除痹痛，穿山龙是朱老治疗痹病的专药，常用剂量50g，炙土鳖虫、赤芍活血化瘀；生甘草调和诸药。

治疗类风湿关节炎经验方 3（原方无方名）

【药物组成】党参 12g，黄芪 20g，炒白术 15g，当归 12g，炒桑枝 30g，桂枝 8g，白芍 15g，莲子肉 15g，防风 12g，防己 15g，炒杏仁 9g，炒薏苡仁 30g，仙鹤草 15g，阿胶珠 6g（烊化），炒三仙各 12g，首乌藤（夜交藤）18g，生龙骨 30g（先煎），生牡蛎 30g（先煎），生姜 1 片，大枣 2 枚。

【功能主治】健脾和胃，益气养血，调和营卫。适用于气虚血少，筋脉失濡之痹病。

【用量用法】水煎服，日一剂，早晚分服。

【出处】高社光，刘建设. 路志正教授运用经方治疗风湿类病经验[J]. 世界中西医结合杂志，2006，1（03）：130-132.

【方解】本方为国医大师路志正教授治疗类风湿关节炎的经验方。路老认为尪痹发病，内虚为本，外邪为标，发作主要是因为正气不足，或先天禀赋不足，进而感受风、寒、湿、热等邪气，合而发病。所以路老在治疗过程中特别重视顾护人体正气，关键是调理脾胃之气，同时调养气血，以充实营卫，抵挡邪气，从而达到"正气存内，邪不可干"。方中党参、黄芪、炒白术益气健脾，调理脾胃；当归、阿胶珠养血补虚，符合"治风先治血，血行风自灭"的治疗模式；桂枝、白芍是桂枝汤中调和营卫的经典配伍用药；莲子肉、仙鹤草、首乌藤（夜交藤）、生龙骨、生牡蛎以养血补虚、重镇安神；炒桑枝祛风湿、通利关节，因性平，无论痹病新久寒热均可使用，范围较广；防风、防己祛风、除湿止痹痛；炒杏仁宣降胃气，使脾气得升、胃气得降，配合炒薏苡仁健脾除痹，并使用炒三仙运化脾胃，以助化源。生姜、大枣顾护脾胃。

治疗类风湿关节炎经验方 4（原方无方名）

【药物组成】生地黄 30g，白芍 15g，当归 15g，川芎 9g，甘草 12g，延胡索 18g，桂枝 12g，知母 12g，制川乌 12g（先煎），细辛 9g，羌活 15g，独活 15g，红藤 20g。

【功能主治】养气血，祛风寒，除痹痛。适用于风寒湿邪趁虚袭于经络、气血凝滞所致类风湿关节炎。

【用量用法】水煎服，日一剂，早晚分服。

【出处】王庆其，李孝刚，邹纯朴，等. 国医大师裘沛然治案（三）——治疗杂病案五则[J]. 中医药通报，2015，14（05）：21-24.

【方解】本方为国医大师裘沛然教授治疗类风湿关节炎的经验方。裘老认为对于久痹、关节僵硬变形患者，以调养气血为主，次加祛风活络除痹之品。方中生地黄、白芍、当归、川芎取其四物汤补养气血之义；延胡索行气止痛；制川乌、细辛温经散寒；知母、桂枝寒热并用，清热解毒、温经通络；羌活、独活祛风除湿止痛；红藤通经活络止痛；甘草调和诸药。

治疗痛风、类风湿关节炎经验方（原方无方名）

【药物组成】苍术 15g，黄柏 15g，桂枝 15g，威灵仙 10g，防己 15g，制天南星 15g，桃仁 25g，红花 15g，龙胆 10g，羌活 10g，白芷 10g，川芎 10g。

【功能主治】祛风胜湿，化痰清热通络，活血化瘀，上中下通治。适用于风寒痰湿邪侵袭，蕴蓄化热，络脉痹阻型痛风、类风湿关节炎。

【用量用法】水煎服，日一剂，早晚分服。

【出处】李国平，刘香云. 张琪治疗痹证 10 方[J]. 中医杂志，1992，33（10）：18-20.

【方解】本方为国医大师张琪教授治疗类风湿关节炎、痛风的经验方。方中苍术、黄柏清热燥湿；威灵仙、防己祛风除湿止痹痛；桂枝温通经络；桃仁、红花、川芎养血、活血化瘀；制天南星燥湿化痰散结；龙胆清热利湿；羌活善散风邪，利周身骨节之痛，除新旧风湿，亦止头痛齿痛；白芷祛风除湿止痛。

治疗类风湿关节炎经验方 5（原方无方名）

【药物组成】蕲蛇 20g，当归 20g，蜈蚣 2 条，全蝎 5g，土鳖虫 5g，淫羊藿（仙灵脾）15g，熟地黄 25g，白芍 25g，秦艽 15g。

【功能主治】补肾固本，散结止痛。适用于正气不足，肾气亏虚型类风湿关节炎。

【用量用法】水煎服，日一剂，早晚分服。

【出处】李国平，刘香云. 张琪治疗痹证 10 方[J]. 中医杂志，1992，33（10）：18-20.

【方解】本方为国医大师张琪教授治疗类风湿关节炎的经验方。张老常用此方治疗类风湿关节炎，症见关节肿痛、变形、僵直，手指足趾关节呈梭形、疼痛如锥刺；严重者功能丧失，几成残废，肢体消瘦、肌肉萎缩、皮肤枯燥等。方中熟地黄、当归、白芍养血活血；此类患者患病日久，正气已虚，需加入补肾药物以强正气，淫羊藿（仙灵脾）祛风湿、补肾强筋骨；秦艽祛风除湿、止痹痛；使用蕲蛇、蜈蚣、全蝎、土鳖虫大量虫类药物，通经活络、透骨搜风止痛力强，这也是张老使用大量虫类药物治疗痹病的一大特点。

治疗类风湿关节炎经验方 6（原方无方名）

【药物组成】秦艽 15g，苦参 15g，炒黄柏 12g，粉草薢 15g，青风藤 12g，海风藤 15g，忍冬藤 15g，络石藤 15g，鸡血藤 15g，活血藤 15g，淡全蝎 8g，土茯苓 30g，片姜黄 10g，川桂枝 10g，炙蜈蚣 2 条，黄芪 60g，火麻仁 30g$^{（打）}$。

【功能主治】祛风胜湿，活血通络。适用于风湿阻络、脉络不和型类风湿关节炎。

【用量用法】水煎服，日一剂，早晚分服。

【出处】舒春，李振怡，李艳. 国医大师李济仁治疗痹证验案举隅[J]. 国医论坛，2012，27（06）：10-12.

【方解】本方为国医大师李济仁教授治疗类风湿关节炎的经验方。此类痹病属行痹，以游走性疼痛为特点，秦艽祛风除湿；青风藤、海风藤、忍冬藤、络石藤、鸡血藤、活血藤大量藤类药物的使用使药物作用以达其肢，李老常用青风藤、海风藤作为药对，祛风湿通经络，治疗风湿痹痛，但青风藤侧重止痛，海风藤祛络中之风，阻断游走性疼痛。再配伍鸡血藤以养血活血、舒筋活络，忍冬藤清热解毒、疏风通络，祛络中之热毒，络石藤凉血消肿，通络中之滞，活血藤消瘀散结，以消关节肿胀；淡全蝎、炙蜈蚣搜风通络，李老也体会到蜈蚣对于类风湿关节炎的晨僵有很好的缓解作用，为治久痹、顽痹之要药，为防耗血散血，配伍黄芪健脾益气，气足则引血滋润骨节；片姜黄、川桂枝常用药对治疗上肢关节疼痛；土茯苓利湿通络、解毒、通利关节，李老有时用量可达 200g，亦无不良反应；苦参、炒黄柏、粉草薢清热燥湿、祛风解毒，治疗热痹；火麻仁润肠通便，以解便秘。

治疗类风湿关节炎经验方 7（原方无方名）

【药物组成】秦艽 15g，羌活 15g，独活 15g，八楞麻 12g，制川乌 12g$^{（先煎）}$，制草乌 12g$^{（先煎）}$，雷公藤 12g$^{（先煎）}$，黄芪 60g，苦参 15g，炒黄柏 12g，粉草薢 15g，青风藤 15g，忍冬藤 20g，鸡血藤 12g，活血藤 12g，淡全蝎 8g，制乳香 12g，制没药 12g，土茯苓 30g，焦三仙各 20g，炙蜈蚣 2 条。

【功能主治】祛风散寒，利湿通络止痛。适用于风寒湿痹型类风湿关节炎。

【用量用法】水煎服，日一剂，早晚分服。

【出处】舒春，李振怡，李艳. 国医大师李济仁治疗痹证验案举隅[J]. 国医论坛，2012，27（06）：10-12.

【方解】本方为国医大师李济仁教授治疗类风湿关节炎的经验方。方中秦艽祛风除湿通络；羌活、独活祛风散寒、通利关节，《本草纲目》曰："羌活、独活，皆能逐风胜湿，透关利节，但气有刚、劣不同尔。"羌活药力雄厚，能直上巅顶、横行手臂，善祛上半身风湿；独活力缓，主要运行于胸腹、下达腰膝，祛上下半身风湿，两药相合通散一身上下之风湿，常联合使用。李老治疗痹病，十分重视引经药的运用，如上肢疼痛，常用片姜黄、桂枝。下肢疼痛，常用独活、怀牛膝、宣木瓜、五加皮。腰背疼痛可加川续断、杜仲、狗脊、功劳叶。骨节疼痛可加威灵仙、补骨脂。肌肉疼痛可加雷公藤等。制川乌、制草乌二药为李老治疗寒痹的常用对药，温经散寒、通络止痛。雷公藤是治疗痹病的特效药物，常与其他药物配伍以祛风除湿、通经活络止痛，对关节疼痛，尤其是肌肉疼痛效果甚好。因其有毒，使用时注意剂量，防止毒性反应，宜先煎、久煎以降低毒性，若长期服用者，需定期复查肝肾功能。青风藤、忍冬藤舒筋活络止痛；鸡血藤养血活血，活血藤主要是活血，李老善二药并用，以补血而不留瘀，活血而不伤气；苦参、炒黄柏、粉草薢清热燥湿；八楞麻又称接骨草，通经活络效佳；淡全蝎、炙蜈蚣搜风通络，李老也体会到蜈蚣对于类风湿关节炎的晨僵有很好的缓解作用，为治久痹、顽痹之要药，为防耗血散血，配伍黄芪健脾益气，气足则引血滋润骨节；土茯苓通利关节、祛湿解毒；制乳香、制没药活血止痛；焦三仙健脾消食，以防祛风湿药物对于胃肠道刺激造成影响，未病先防。此方连服 4 月，未见不良反应。

治疗类风湿关节炎经验方 8（原方无方名）

【药物组成】黄芪 50g，当归 15g，炒薏苡仁 20g，生薏苡仁 20g，川芎 15g，桂枝 10g，鸡血藤 30g，活血藤 30g，威灵仙 20g，制草乌 10g（先煎），制川乌 10g（先煎），蜈蚣 2 条，芥子 12g，路路通 10g，乌蛇 9g，土茯苓 30g，土鳖虫 10g，雷公藤 10g（先煎）。

【功能主治】健脾祛湿，通络止痛。适用于气血亏虚型类风湿关节炎。

【用量用法】水煎服，日一剂，早晚分服。

【出处】倪寅，李艳，熊江华. 李艳治痹经验撷要[J]. 中医药临床杂志，2016，28（01）：10-12.

【方解】本方为安徽省名中医李艳教授治疗类风湿关节炎的经验方。方中黄芪、炒薏苡仁、生薏苡仁益气健脾，气能生血，气血双补；当归、川芎、鸡血藤、活血藤养血活血，通筋活络；制川乌、制草乌祛风散寒、温经通络；威灵仙祛风除湿通络；芥子通络止痛；桂枝温通经络；威灵仙、路路通祛风通络；蜈蚣、土鳖虫、乌蛇等虫类药物的应用，搜风通络，治疗顽痹、久痹，也是传承了其父李济仁先生的用药特色；雷公藤是治疗痹病的专药，现代药理研究已表明，雷公藤可明显降低类风湿因子及血沉，缓解肌肉疼痛，无论寒痹热痹均可应用，但其特有的毒性，在配伍时要注意与黄芪、当归等大量补气养血的药物联用，同时先煎、久煎以降低毒性，若长期服用者，需定期复查肝肾功能。土茯苓祛湿通络，通利关节。

治疗类风湿关节炎经验方 9（原方无方名）

【药物组成】苦参 9g，青风藤 9g，蔓荆子 10g，川草薢 10g，知母 10g，川黄柏 9g，炙黄芪 30g，当归 15g，鸡血藤 15g，活血藤 15g，乌梢蛇 10g，蒲公英 25g，蜈蚣 1 条，雷公藤 10g^{（先煎）}，制延胡索 30g，细生地黄 40g，秦艽 5g。

【功能主治】清热利湿，通络止痛。适用于风湿热痹型类风湿关节炎。

【用量用法】水煎服，日一剂，早晚分服。

【出处】王雅洁，李艳. 李艳治痹医案 2 则[J]. 中医药临床杂志，2016，28（02）：178-180.

【方解】本方为安徽省名中医李艳教授治疗类风湿关节炎的经验方。此方由其父李济仁先生创设的"清络饮"方加减而来，主要症对热痹型患者，清络饮主要组成：苦参、川草薢、川黄柏、青风藤。苦参、川黄柏清热燥湿解毒，苦参善疗肌肉肿痛；川草薢利湿祛浊、祛风通痹；青风藤祛风湿、通筋活络，善止痛；鸡血藤、活血藤舒筋活络，鸡血藤偏补血，活血藤偏活血化瘀，二者常相伍以补血活血，使补血而滋腻，活血而不伤气；当归、炙黄芪、细生地黄益气滋阴养血扶助正气；知母、蔓荆子清热；蒲公英、秦艽清热解毒、祛风除湿；制延胡索行气止痛；乌梢蛇、蜈蚣虫类药物搜风止痛，对于顽痹、久痹有良效，但使用时需配伍黄芪、当归等补益气血药以防耗伤气血；雷公藤是治疗痹病的专药，现代药理研究已表明，雷公藤可明显降低类风湿因子及血沉，缓解肌肉疼痛，无论寒痹热痹均可应用，但其特有的毒性，在配伍时要注意与黄芪、当归等大量补气养血的药物联用，同时先煎、久煎以降低毒性，若长期服用者，需定期复查肝肾功能。

治疗类风湿关节炎经验方 10（原方无方名）

【药物组成】黄芪 40g，当归 15g，川芎 12g，干姜 6g，淡附片 9g^{（先煎）}，桂枝 9g，鸡血藤 20g，活血藤 20g，威灵仙 15g，土鳖虫（土元）10g，仙茅 15g，淫羊藿（仙灵脾）10g，丹参 20g，忍冬藤 20g，羌活 10g，独活 10g，细辛 6g，陈皮 15g，制川乌 9g^{（先煎）}，制草乌 9g^{（先煎）}，生姜 3 片，大枣 5 枚。

【功能主治】温经散寒，除湿止痛。适用于风寒湿痹型类风湿关节炎。

【用量用法】水煎服，日一剂，早晚分服。

【出处】王雅洁，李艳. 李艳治痹医案 2 则[J]. 中医药临床杂志，2016，28（02）：178-180.

【方解】本方为安徽省名中医李艳教授治疗类风湿关节炎的经验方。此方乃桂枝附子汤加减而成，为其父李济仁先生治疗寒痹的常用方，淡附片、制川乌、制草乌三药为李老治疗寒痹的常用对药以温经散寒，加强止痛作用，但需延长煎煮时间，以降低毒性，方中配伍干姜、细辛加强散寒止痛之力；桂枝、羌活温通经络散上半身寒邪，独活散下半身寒邪，并用祛一身上下诸风；黄芪、当归、川芎、丹参益气健脾、养血活血以助正气；鸡血藤、活血藤、忍冬藤舒筋活络，鸡血藤偏补血，活血藤偏活血，忍冬藤清络中之热毒；威灵仙祛风湿，止骨节疼痛；仙茅、淫羊藿（仙灵脾）壮肾阳、祛寒邪；土元又称土鳖虫，搜风通络止痛，因虫类药物有毒，用量不可过大，中病即止；陈皮、生姜、大枣顾护胃气，未病先防以减轻祛风湿药物对胃肠道的刺激作用。

治疗类风湿关节炎经验方 11（原方无方名）

【药物组成】青风藤 9g，苦参 9g，炒黄柏 9g，萆薢 10g，黄芪 30g，当归 15g，炒白术 25g，鸡血藤 15g，活血藤 15g，炒白芍 15g，赤芍 15g，制延胡索 30g，制川乌 12g[先煎]，制草乌 12g[先煎]，川蜈蚣 1 条，乌梢蛇 10g，知母 10g，蒲公英 25g，细生地黄 30g，葛根 25g，雷公藤 10g[先煎]。

【功能主治】清热利湿，散寒通络止痛。适用于寒热错杂型类风湿关节炎。

【用量用法】水煎服，日一剂，早晚分服。

【出处】殷丽茹，李艳. 李艳从寒热辨治痹病经验[J]. 中医药临床杂志，2017，29（08）：1204-1207.

【方解】本方为安徽省名中医李艳教授治疗类风湿关节炎的经验方。其父李济仁先生强调治痹首辨寒热，寒痹在中医古籍中又称"寒痹""冷痹""痛痹""皮痹"等，主要发生在痹病的早期、缓解期，临床表现以疼痛较甚，得温缓解，固定不移为主。《黄帝内经》中说"寒者温之"，故以散寒温阳为治疗大法，以桂枝附子汤为基础方，或温络饮加减治疗。热痹在中医古籍中又称"痹热""流火""脉痹"等，常发生于痹病早期、中期，以关节肌肉红肿热痛为主要临床表现。《内经》中有"热者寒之"，故清热为其治疗大法，方以李老自制的清络饮（药物组成：苦参 9g，青风藤 9g，萆薢 10g，生黄柏 10g），或白虎汤为主。痹证迁延不愈，易致寒热错杂，寒热症状在此阶段均可出现，早期用桂枝芍药知母汤加减治疗，中晚期寒湿已趋热化或湿热已趋寒化，热毒、痰、瘀之邪潜伏于中，诸药合用，寒热并用，温阳散寒，清热利湿，益气活血，扶正祛邪。方中青风藤、苦参、炒黄柏、萆薢乃清络饮方组成，清热利湿、解毒通络，黄芪、当归、炒白术、细生地黄益气健脾、滋阴养血，气血双补，以固正气；鸡血藤、活血藤、雷公藤通筋活络，鸡血藤亦可补血，活血藤重活血，赤芍亦活血，相伍补血活血，使补血而不留瘀；制川乌、制草乌大热温经散寒开痹，但需先煎、久煎，亦可防寒凉类药力太过；川蜈蚣、乌梢蛇通经活络止痛，搜风祛瘀，以防痹病演化为顽痹、久痹；炒白芍、制延胡索止痛效佳；知母清热泻火、滋阴润燥；蒲公英清热解毒、祛风除湿止痛；葛根舒筋活络；雷公藤善治痹病，对于缓解肌肉疼痛有奇效，因此药有毒，宜先煎、久煎，不宜久服，若需久服，应定期复查肝肾功。

治疗类风湿关节炎经验方 12（原方无方名）

【药物组成】黄芪 35g，当归 15g，青风藤 9g，黄柏 9g，萆薢 10g，延胡索（玄胡）30g，生地黄 40g，制乳香 10g，制没药 10g，知母 15g，生石膏 20g^{（先煎）}，蒲公英 25g，忍冬藤 25g，金银花 15g，蔓荆子 10g，生甘草 10g，豨莶草 25g。

【功能主治】清热祛湿，通络止痹。适用于湿热痹阻型类风湿关节炎。

【用量用法】水煎服，日一剂，早晚分服。

【出处】叶玲梅，李艳. 李艳诊治热痹探要[J]. 中医药临床杂志，2016，28（09）：1238-1240.

【方解】本方为安徽省名中医李艳教授治疗类风湿关节炎的经验方。其父李济仁先生善用清络饮治疗热痹，"清络饮"由青风藤、黄柏、萆薢、苦参 4 味药物组成，具有祛风除湿、清热解毒、通络止痛之良效，本方获中国发明专利，其疗效受国内外专家高度评价，曾有剑桥大学学者在国际药理学权威刊物《Trends in Pharmacological Sciences》的综述文章中，将"清络饮"列为抗风湿病血管新生唯一的代表性中药复方并专门评述，方中青风藤、黄柏、萆薢乃其中三味药，清热利湿，通络除痹止痛；黄芪、当归、生地黄益气健脾、滋阴养血；制乳香、制没药、延胡索（玄胡）行气止痛；知母、生石膏、蒲公英、金银花清热解毒利湿；忍冬藤、豨莶草祛风湿、通利关节；蔓荆子疏散风热；生甘草调和诸药。

治疗类风湿关节炎合干燥综合征经验方（原方无方名）

【药物组成】生地黄 30g，淮山药 30g，金石斛 30g，忍冬藤 30g，首乌藤（夜交藤）30g，络石藤 15g，青风藤 15g，乌梢蛇 15g，露蜂房 10g。

【功能主治】滋阴为主，佐以蠲痹通络。适用于脾肾阴虚，筋脉失于濡养，致湿瘀痹阻型类风湿关节炎合干燥综合征。

【用量用法】水煎服，日一剂，早晚分服。

【出处】刘芳，罗星，向茗，等. 刘祖贻清热解毒利湿法治疗类风湿关节炎经验[J]. 上海中医药杂志，2014，48（04）：1-4.

【方解】本方为国医大师刘祖贻教授治疗类风湿关节炎合干燥综合征的经验方。刘老认为干燥综合征合并类风湿关节炎的中医病机多为脾肾阴虚、湿毒阻痹经脉，正宜滋养脾肾阴液而润燥凉营、祛湿通络以利节止痛，但宜以补阴为先，使阴气复，则脉管、筋脉复润，涩滞可行。方中生地黄滋阴养血生津以通经脉；淮山药、金石斛补脾肾阴液；忍冬藤、首乌藤（夜交藤）、络石藤、青风藤大量藤类药物的使用以舒筋活络止痛；乌梢蛇、露蜂房以搜风通络止痛。

治疗类风湿关节炎经验方 13（原方无方名）

【药物组成】黄芪 50g，白芍 20g，何首乌 20g，鸡血藤 20g，熟地黄 15g，桂枝

15g，川芎 15g，防风 15g，地龙 15g，五加皮 15g，制附子 5g^{（先煎）}，当归 10g，人参 10g，葛根 25g。

【功能主治】补气养血，温经通络。适用于气血亏虚型类风湿关节炎。

【用量用法】水煎服，日一剂，早晚分服。

【出处】张天奉，闫若庸，白长川. 白长川教授治疗虚痹验案 3 则[J]. 新中医，2011，43（06）：176-177.

【方解】本方为全国名中医白长川教授治疗类风湿关节炎的经验方。痹病的治疗，历来以"不通则痛"治疗思路偏多，白老发现实际上"不荣则痛"型痹病更为多见，但临床仍用辛散温通药物治疗"不荣则痛"型痹证，疗效甚微，白老据此首次提出了"虚痹"，临证每逢遇见年老之人夜寐肢体痛甚而醒，昼则如常，或动则筋骨痛，静作动止者，白老多辨为虚痹，认为此证非外感风、寒、湿邪之杂合，乃脏腑功能衰退，阴阳气血亏虚，筋骨血脉空虚失养而致。虚痹包含了现代医学中由于免疫功能低下而产生的各类疼痛性疾病。《医学衷中参西录》也提出："从来治腿疼臂疼者，多责之风寒湿痹、或血瘀、气滞、痰涎凝滞……愚临证体验以来，知元气素盛之人，得此病者极少。故凡遇腿疼、臂疼，历久调治不愈者，补其元气以流通之，数载沉病，亦可随手奏效。"白老亦据此治疗效佳，方中黄芪、人参补气，白芍、何首乌、鸡血藤、熟地黄、川芎、当归补血，川芎行气活血，鸡血藤补血活血，气血并治；桂枝、制附子温通经络，防风、五加皮、葛根祛风除湿，防风乃风中之润剂，性缓和；地龙搜风通络止痛。

治疗类风湿关节炎经验方 14（原方无方名）

【药物组成】黄芪 30g，麻黄 10g，白术 15g，白芍 15g，制草乌 9g^{（先煎）}，制川乌 9g^{（先煎）}，磁石 30g^{（先煎）}，羚羊角粉 0.6g^{（冲）}，羌活 12g，独活 12g，防风 15g，防己 15g，桃仁 12g，土鳖虫 12g，三棱 15g，莪术 15g，桂枝 12g，生薏苡仁 15g，熟薏苡仁 15g，乌梢蛇 12g，全蝎 6g，蜈蚣 3 条，威灵仙 15g，秦艽 15g，蒲黄 15g，乳香 12g，没药 12g，芥子 15g，佛手 12g。

【功能主治】益气活血化痰，搜风除湿通络，解毒透邪。适用于风湿阻络、痰凝血瘀型类风湿关节炎。

【用量用法】水煎服，日一剂，早晚分服。

【出处】廖志山. 严世芸教授运用虫类药治疗疑难病经验[J]. 中国中医药现代远程教育，2012，10（13）：95-96.

【方解】本方为国医大师严世芸教授治疗类风湿关节炎的经验方。严老认为类风湿关节炎是本虚标实，本虚是气血不足，肾气虚弱，标实为湿邪、络瘀血痹，瘀毒交结、痹阻脉络贯穿疾病的过程。严老善用虫类药物治疗类风湿关节炎，方中黄芪、白术补益中气，白芍养血敛阴，以防祛风湿类药物辛烈之性耗伤气阴；制草乌、制川乌、桂枝、麻黄驱散寒邪；磁石、羚羊角粉平肝潜阳；羌活、独活、防风、防己、威灵仙、秦艽祛风除湿、通痹止痛；久病入络，单用草木之品难以奏效，用虫类血肉有情之品搜剔病邪、通络止痛，使气血流通，营卫复常，络脉通利，使风湿顽痹所致关节拘挛、肿胀变形得以明显缓解，方中土鳖虫、乌梢蛇、全蝎、蜈蚣正是此意，现代药理研究证明乌梢蛇提取物具有抗炎、镇痛作用；生薏苡仁、熟薏苡仁健脾除湿、通痹止痛，助脾胃运化水湿，绝生痰之源；桃仁、三棱、莪术、蒲黄、乳香、没药行气活血、化瘀止痛；芥子、佛手疏肝理气、化痰散结。

治疗类风湿关节炎经验方 15（原方无方名）

【药物组成】金银花 20g，大血藤 20g，虎杖 20g，板蓝根 20g，羌活 15g，独活 20g，川芎 12g，细辛 10g，猪苓 20g，泽泻 20g，荜澄茄 12g，小茴香 6g。

【功能主治】清热解毒，健脾化湿，祛风通络。适用于腠理空虚，感受风湿热毒，攻注骨节，痹阻经络型类风湿关节炎。

【用量用法】水煎服，日一剂，早晚分服。

【出处】任成强，付新利. 张鸣鹤教授使用辛温药物治疗类风湿关节炎经验总结[J]. 内蒙古中医药，2018，37（02）：35-36.

【方解】本方为山东省名中医张鸣鹤教授治疗类风湿关节炎的经验方。张老提出的以清热解毒法治疗类风湿关节炎，理论上运用辛温类药物与清热解毒类药物相矛盾，然而临床研究证实，在以清热解毒法为组方的基础上，根据病因、病机、症状加用辛温类药物，效果良好。方中金银花、虎杖、板蓝根清热解毒；大血藤又称红藤，解毒、消痈、活血通络；羌活、独活祛风除湿、通痹止痛，二药合用祛一身上下之风湿邪气；猪苓、泽泻利水渗湿，消除关节肿胀；川芎行气活血；辛温类药物细辛散寒止痛，与清热解毒类药物金银花、虎杖、板蓝根的运用，佐制了其寒凉之性；荜澄茄、小茴香温胃散寒止痛，顾护脾胃，以防清热解毒类药物寒凉伤胃。

治疗类风湿关节炎经验方 16（原方无方名）

【药物组成】金银花 20g，红藤 20g，雷公藤 10g，田基黄 20g，板蓝根 20g，猫眼草 15g，土茯苓 20g，羌活 15g，独活 20g，两头尖 12g，鬼箭羽 15g，制川乌 10g[先煎]，高良姜 6g。

【功能主治】清热解毒，化痰通络，活血化瘀。适用于热毒痰瘀痹阻经络型类风湿关节炎。

【用量用法】水煎服，日一剂，早晚分服。

【出处】刘昆仑. 张鸣鹤应用猫眼草、猫爪草治疗风湿免疫性疾病经验[J]. 湖南中医杂志，2014，30（07）：27-28.

【方解】本方为全国老中医药专家学术经验继承工作指导老师张鸣鹤教授治疗类风湿关节炎的经验方。张老善用猫眼草、猫爪草治疗风湿免疫性疾病，猫眼草常适用于类风湿关节炎常累及两手指间关节疼痛肿胀变形的治疗，猫爪草运用于骨关节炎膝关节疼痛肿胀的治疗，但应用应注意配伍及剂量，以防药物中毒。方中雷公藤、红藤是张老常用的藤类药物，雷公藤是目前治疗风湿免疫类疾病的专用药，具有清热解毒、祛湿除痹之功，但是其副作用是公认的，张老常用剂量9～15g，并要求先煎，症状重者用量15g，轻者9g或不加，同时为预防心、肾、脾胃的危害，常配伍菟丝子、覆盆子、枸杞子、白术、大枣、阿胶等药物。红藤又称大血藤，解毒、消痈、活血通络，张老常将红藤、雷公藤同用，减轻雷公藤对肾脏的毒副作用；金银花、田基黄（地耳草）、板蓝根清热解毒；两头尖、羌活、独活祛风湿、消肿胀，羌活、独活相伍祛一身上下之风湿邪气；鬼箭羽破血化瘀；土茯苓解毒除湿、通利关节；猫眼草化痰散结止痛，对两手指间关节疼痛肿胀变形具有很好的缓解作用；制川乌、高良姜温胃散寒止痛，又可预防清热解毒类药物苦寒伤及脾胃。

治疗类风湿关节炎经验方 17（原方无方名）

【药物组成】桂枝 10g，甘草 10g，秦艽 15g，淫羊藿（仙灵脾）15g，独活 10g，老鹳草 30g，鸡血藤 30g，伸筋草 30g，透骨草 30g，赤芍 15g，苏木 20g。

【功能主治】除湿散寒，通络止痛。适用于痛痹型类风湿关节炎。

【用量用法】水煎服，日一剂，早晚分服。

【出处】陈仿. 陈宝贵教授运用祛风湿通经络法治疗痹证经验[J]. 内蒙古中医药，2016，35（03）：32.

【方解】本方为全国老中医药专家学术经验继承工作指导老师陈宝贵教授治疗类风湿关节炎的经验方。陈老善用辛散苦燥之药并加入风药以祛风湿、通经络治疗此病，使全身气血畅通，达到活络止痛的目的，疗效显著。方中桂枝温经散寒止痛，淫羊藿（仙灵脾）补肾壮阳，祛风除湿，二者相伍除湿散寒；老鹳草、透骨草、伸筋草辛、苦，辛能行散，苦而燥湿，具有祛风湿、通经络之功；独活祛风除湿、通痹止痛，善祛下半身风寒湿邪，《名医别录》"上品"中云："独活……微温，无毒。主治诸贼风，百节痛风无久新者。"秦艽祛风散寒、通络止痛，秦艽为风中润剂，对于风湿痹痛无论新久均可应用；鸡血藤舒筋活络止痛，兼能补血活血，以防祛风湿类药物秦艽、独活等耗伤阴液；赤芍、苏木活血化瘀、通经止痛；甘草调和诸药。同时陈老认为痹病病程较久，所以在治疗时，服药时间也长，以巩固疗效，防止复发，降低复发率。平时也需防寒保暖、锻炼身体、增强体质。

治疗类风湿关节炎经验方 18（原方无方名）

【**药物组成**】羌活 12g，独活 15g，威灵仙 30g，豨莶草 15g，防风 12g，制川乌 6g[先煎]，黄芪 30g，桂枝 9g，炒杜仲 30g，炒白术 15g，桑寄生 12g，川牛膝 12g，佛手片 9g，川芎 15g，甘草 12g，红枣 10g。

【**功能主治**】补益肝肾，除湿通络。适用于肝肾亏虚，寒湿阻络型类风湿关节炎。

【**用量用法**】水煎服，日一剂，早晚分服。

【**出处**】孙聪，范永升. 范永升教授祛湿通络法论治类风湿关节炎经验[J]. 中华灾害救援医学，2020，8（04）：225-227.

【**方解**】本方为全国名中医范永升教授治疗类风湿关节炎的经验方。范老认为类风湿关节炎的发病原因是在肝肾亏虚、气血不足的基础上外感风寒湿邪所致，湿邪是病机发展过程中的重要环节，临证时常选用祛风、温通之品，以及特殊类别药物，如附子、细辛、雷公藤、全蝎、蜈蚣等，临床治疗效果显著。方中羌活、独活、威灵仙、豨莶草、防风祛风除湿、通痹止痛，羌活、独活同用祛一身上下之风湿邪气。威灵仙通行十二经络，善治骨痹。研究证实这几味药提取物可降低毛细血管通透性，改善微循环，抗炎镇痛，抑制细胞因子，改善局部病理反应，从而达到抗风湿作用；制川乌温经散寒止痛；黄芪、炒白术、甘草、红枣益气健脾、祛湿通络；炒杜仲、桑寄生、川牛膝滋补肝肾以固本；桂枝温通经脉，散寒止痛；佛手片、川芎行气活血止痛，范老喜用佛手，不但疏肝理气、和中化湿，现代研究表明佛手对多个环节的免疫功能有促进作用；甘草调和诸药。制川乌使用时需先煎、久煎，以防中毒。

治疗类风湿关节炎经验方 19（原方无方名）

【**药物组成**】羌活 12g，淡附片 9g[先煎]，炒白术 15g，桂枝 9g，秦艽 10g，威灵仙 30g，豨莶草 15g，细辛 3g，蕲蛇 9g，桑寄生 12g，川牛膝 9g，独活 15g，露蜂房 10g，青风藤 10g，佛手片 10g，川芎 30g，红枣 15g。

【**功能主治**】祛风散寒，通络止痛。适用于风寒邪气阻痹经络型类风湿关节炎。

【**用量用法**】水煎服，日一剂，早晚分服。

【**出处**】司徒忠，谢冠群，谢志军. 范永升教授治疗风寒湿痹经验[J]. 浙江中医药大学学报，2008，32（03）：300-301.

【**方解**】本方为全国名中医范永升教授治疗类风湿关节炎的经验方。方中羌活、秦艽、威灵仙、豨莶草、独活、露蜂房祛风除湿、通络止痛，羌活、独活相伍祛一身上下风寒湿邪气。威灵仙通行十二经络，善治骨痹。秦艽为风中润剂，对于风湿痹痛无论新久均可应用；淡附片、桂枝、细辛散寒止痛；桑寄生、川牛膝补益肝肾、强筋健骨；范老善用藤类药物治疗痹病，青风藤舒经活络，现代研究表明具有止痛作用；同时，范老治痹不离活血通络之品，常用蕲蛇；痹病日久，耗伤气血，选用川芎、红枣、炒白术益气养血，川芎常用量30g；佛手片理气和胃。

治疗类风湿关节炎经验方 20（原方无方名）

【**药物组成**】忍冬藤 30g，生地黄 20g，芍药 30g，生甘草 10g，白花蛇舌草 30g，土茯苓 15g，汉防己 15g，赤芍 15g，地龙 10g，青风藤 20g，威灵仙 15g，鹿衔草 15g，薏苡仁 30g。

【**功能主治**】清热利湿，祛风通痹。适用于风湿热痹型类风湿关节炎。

【**用量用法**】水煎服，日一剂，早晚分服。

【**出处**】杨超前，何红英. 房定亚治疗类风湿关节炎的经验[J]. 山西中医，2000，16（02）：6-7.

【**方解**】本方为全国老中医药专家学术经验继承工作指导老师房定亚教授治疗类风湿关节炎的经验方。房老认为热毒湿瘀互结是急性期类风湿关节炎主要病机所在，以清热利湿、祛风除痹为主，房老常用此经验方治疗，临床疗效显著，《本草汇言》云："凡藤蔓之属，藤枝攀绕，性能多变，皆可通经入络。"方中忍冬藤、青风藤舒筋活络，忍冬藤味甘性寒，善于清热疏风，通络止痛；青风藤止痛效果明显。芍药、生甘草合芍药甘草汤缓急止痛，房老常用芍药止痛，用量常在 30g 以上，芍药：生甘草之比 3：1 时效果最佳，芍药甘草汤现代药理研究表明，具有抗炎镇痛、缓解痉挛、调节免疫等作用。汉防己、威灵仙、鹿衔草祛风湿、通痹止痛，威灵仙走而不守，通行十二经络，善治骨痹。生地黄滋阴清热，可防祛风湿类药物苦燥伤阴，房老师每遇类风湿痛发热汗出，烦躁心慌，伴有周身关节游走性疼痛，血沉快，抗"O"高，或红斑者多重用生地黄至 30g，虽少数患者服后有轻度腹泻、恶心、头晕，均系一过性，继服数日自行消失。现代药理研究表明，地黄有类肾上腺皮质激素及抗炎作用；白花蛇舌草、土茯苓清热解毒、消肿止痛、通利关节；赤芍活血化瘀止痛；地龙搜风通络止痛；薏苡仁益气健脾、利湿除痹，房老多用 40～80g 以增强祛湿止痛之功，并可预防大量芍药引起腹泻的副作用，更好发挥止痛之力，现代药理研究证实，薏苡仁有镇痛、解热作用；生甘草调和诸药。同时房老在内服治疗效果不佳时，配合外治方治疗，用生大黄 20g，芒硝 60g，乳香、没药各 8g，冰片 10g。研末，以醋和甘油调成膏剂，分装备用。用时据患处面积大小，将药膏外敷其上 4mm 厚，外包以敷料，24h 换药 1 次。应用时须注意，如个别患者有局部皮肤变态反应，涂药处刺痒或起小疱疹，揭去药膏，症状会自行消失，无需其他处理。

治疗类风湿关节炎经验方 21（原方无方名）

【**药物组成**】制川乌 10g，桂枝 10g，麻黄 10g，防风 10g，独活 10g，秦艽 10g，乌梢蛇 10g，肿节风 30g，忍冬藤 30g，知母 20g，威灵仙 15g，甘草 8g，细辛 5g。

【**功能主治**】祛风除湿，散寒清热。适用于风湿痹阻，寒凝经络且有化热之势型类风湿关节炎急性发作期。

【**用量用法**】水煎服，日一剂，早晚分服。

【**出处**】欧阳钦，宣江雷. 陈昆山治痹宜通经验[J]. 江西中医学院学报，2000，12（3）：1.

【**方解**】本方为全国老中医药专家学术经验继承工作指导老师陈昆山教授治疗类风湿关节炎的经验方。陈老治疗强调要通，通法是治疗痹证的基本治法。方中制川乌、细辛散寒止痛，桂枝温经通脉，相伍加强祛寒之力；麻黄发散寒邪，配伍桂枝以散寒邪；防风、独活、秦艽、威灵仙祛风除湿、通痹止痛，秦艽为风中润剂，对于风湿痹痛无论新久均可应用。独活善祛下半身风寒湿邪；乌梢蛇搜风剔邪、通络止痛，陈老善用血肉有情之品，治疗顽痹、久痹。《本草汇言》云："凡藤蔓之属，藤枝攀绕，性能多变，皆可通经入络。"忍冬藤味甘性寒，善于清热疏风，通络止痛；知母滋阴清热，又可防制川乌、细辛、麻黄等辛燥之品伤阴；肿节风清热消肿止痛；甘草调和诸药。服药半年未见明显不良反应。

治疗类风湿关节炎经验方 22（原方无方名）

【**药物组成**】制川乌 15g^{（先煎）}，小花蛇 1 条^{（研末吞服）}，甘草 10g，麻黄 10g，羌活 10g，乳香 10g，没药 10g，姜黄 10g，当归 12g，海风藤 30g，海桐皮 30g，豨莶草 30g，伸筋草 30g。

【**功能主治**】祛风散寒除湿，化痰通络散瘀。适用于寒湿凝滞，痰瘀阻络型类风湿关节炎肿胀变形期。

【**用量用法**】水煎服，日一剂，早晚分服。

【**出处**】欧阳钦，宣江雷. 陈昆山治痹宜通经验[J]. 江西中医学院学报，2000，12（3）：1.

【**方解**】本方为全国老中医药专家学术经验继承工作指导老师陈昆山教授治疗类风湿关节炎的经验方。类风湿关节炎关节肿胀变形期主要以改善关节功能活动为主，选用辛温大热之品制川乌，散寒除湿通痹；麻黄解表散寒，配伍制川乌散内外寒邪；羌活祛风除湿通络，善祛上半身风寒湿邪；乳香、没药、姜黄、当归活血化瘀、通经止痛，对于关节肿胀变形起到散结之力；陈老治疗善用藤类药物，海风藤、海桐皮、豨莶草、伸筋草祛风除湿、通经活络、散结止痛，并有引药直达病所之意；

陈老善用蛇类药物，因其走窜见长，能深入病所，引邪外出，常用小花蛇搜风剔邪、通络散结止痛；甘草调和诸药。

治疗类风湿关节炎经验方 23（原方无方名）

【药物组成】黄芪 30g，党参 20g，苍术 15g，甘草 10g，陈皮 15g，柴胡 10g，防己 10g。

【功能主治】健脾利湿，祛风通络。适用于脾气亏虚，湿邪停滞型早期类风湿关节炎。

【用量用法】水煎服，日一剂，早晚分服。

【出处】何艳华，李佳明. 曲生主任医师从脾胃论治痹证经验[J]. 长春中医药大学学报，2009，25（04）：500.

【方解】本方为全国老中医药专家学术经验继承工作指导老师曲生教授治疗类风湿关节炎的经验方。曲老在"有胃气则生，无胃气则死"理论指导下，注重脾胃运化在疾病的转归、预后的作用，对于慢性疾患，久病正衰，以扶正固本为主。对于邪实正虚者，主张"衰其大半而止"，不可过度以防伤及胃气。曲老在治疗痹证时主张从脾胃论治。早期类风湿关节炎以脾气亏虚、湿邪停滞为主，方中党参、黄芪益气健脾渗湿，脾气健旺，湿邪祛除，气血贯注四肢关节，营养经脉，则肿消痛止；苍术燥湿健脾，《本草纲目》曰："大风痹，筋骨软弱，散风除湿解郁。汁酿酒，治一切风湿筋骨痛。"防己祛风利水消肿；陈皮理气健脾；柴胡和解表里，疏肝解郁；甘草调和诸药。

治疗类风湿关节炎经验方 24（原方无方名）

【药物组成】黄芪 30～40g，当归 15g，生地黄 20g，白术 15g，秦艽 15g，羌活 15g，茯苓 20g，桂枝 10g，甘草 10g，白芍 15g，鸡血藤 30g。

【功能主治】补脾生血，逐瘀通络。适用于脾气亏虚，气虚血瘀型中期类风湿关节炎。

【用量用法】水煎服，日一剂，早晚分服。

【出处】何艳华，李佳明. 曲生主任医师从脾胃论治痹证经验[J]. 长春中医药大学学报，2009，25（04）：500.

【方解】本方为全国老中医药专家学术经验继承人工作指导老师曲生教授治疗类风湿关节炎的经验方。曲老认为中期类风湿关节炎，疾病日久，脾气亏虚，气血生化不足，筋骨失养，不荣则痛，若单纯运用祛风燥湿之品，则会加重脾气亏虚，当补脾生血、逐瘀通络以治之。方中黄芪、当归乃是当归补血汤方组成，有形之血不能速生，无形之气所当急固，重用黄芪以益气健脾生血，脾气健运，则气血生化有源；当归养血和营。加用白术、茯苓加强益气健脾生血之力。秦艽、羌活祛风除湿、通痹止痛，秦艽为风中润剂，对于风湿痹痛无论新久均可应用；羌活善治上半身风寒湿邪。白芍、甘草合芍药甘草汤缓急止痛，现代药理研究表明，具有抗炎镇痛、缓解痉挛、调节免疫等作用。《本草汇言》云："凡藤蔓之属，藤枝攀绕，性能多变，皆可通经入络。"鸡血藤舒筋活络止痛，同时以补血活血；生地黄滋阴补肾、养血补血；桂枝散寒通络；甘草调和诸药。

强直性脊柱炎

干姜苓术汤加减

【**药物组成**】干姜 10g，茯苓 15g，白术 15g，炮附子 8g，黄芪 15g，五爪龙 20g，杜仲 12g，徐长卿 15g，炙甘草 10g。

【**功能主治**】散寒除湿，温经通络。适用于寒湿痹阻经络型强直性脊柱炎。

【**用量用法**】水煎服，日一剂，早晚分服。

【**出处**】高社光，刘建设. 路志正教授运用经方治疗风湿类病经验[J]. 世界中西医结合杂志，2006（03）：130-132.

【**方解**】本方为国医大师路志正教授治疗强直性脊柱炎的经验方。《金匮要略》云："肾着之病，其人身体重，腰中冷，如坐水中，形如水状，反不渴，小便自利，饮食如故，病属下焦，身劳汗出，衣里冷湿，久久得之，腰以下冷痛，腹重如带五千钱，甘姜苓术汤主之。"其中干姜、炮附子温阳散寒；茯苓、白术、黄芪益气健脾除湿，脾气健运，水湿自化；杜仲祛风湿、强腰脊；徐长卿、五爪龙祛风散寒、除湿止痛；炙甘草调和诸药。

壮骨伸筋胶囊方

【**药物组成**】熟地黄 30g，淫羊藿 20g，鹿衔草 20g，骨碎补 15g[炙]，肉苁蓉 15g，鸡血藤 20g，延胡索 30g[醋炙]，茯苓 10g，葛根 10g，威灵仙 10g，麻黄 10g，豨莶草 10g，姜黄 10g，桂枝 10g，山楂 10g，洋金花 5g。

【**功能主治**】补益肝肾，强筋健骨，活血化瘀，通络止痛。适用于肝肾亏虚兼瘀血阻络型强直性脊柱炎。

【**用量用法**】水煎服，日一剂，早晚分服。

【**出处**】赵长伟，闻辉，黄丹奇，等. 刘柏龄教授运用壮骨伸筋胶囊方治疗强直性脊柱炎临证经验[J]. 风湿病与关节炎，2015，4（06）：34-36.

【**方解**】本方为国医大师刘柏龄教授治疗强直性脊柱炎的经验方。刘老认为强直性脊柱炎的发生主要是机体正气的盛衰、外邪侵袭而成，发病病位在脊柱、骶髂。

刘老依据"治肾亦即治骨"、筋骨相依，针对其病因病机，辨证论治，以壮骨伸筋为纲进行诊治。方中熟地黄滋阴养血、补肾填精，淫羊藿、肉苁蓉补肾壮阳；鹿衔草祛风湿、强筋骨；骨碎补补肾强骨止痛；鸡血藤养血活血，舒筋活络止痛，适用于血瘀血虚型；延胡索行气止痛；茯苓益气健脾；葛根、威灵仙、麻黄、姜黄、桂枝祛风湿、通关节、止痹痛；洋金花现代药理研究证明，有止痛之功；豨莶草祛风湿、利关节；山楂健脾理气消瘀，以防大量滋补药物致滋腻之弊。

五藤二草汤加减

【药物组成】忍冬藤 30g，鸡血藤 25g，海风藤 15g，乳香 10 个，络石藤 15g，豨莶草 20g，狗脊 20g，伸筋草 20g，杜仲 20g，地龙 20g，青风藤 15g，五加皮 20g，威灵仙 15g，蜈蚣 2 条，没药 10g，麻黄 10g，桂枝 10g。

【功能主治】温化寒湿。适用于寒湿痹阻型强直性脊柱炎。

【用量用法】水煎服，日一剂，早晚分服。

【出处】李泽，冷向阳. 国医大师刘柏龄教授治疗强直性脊柱炎医案一则[J]. 中西医结合心血管病电子杂志，2020，8（32）：165-166.

【方解】本方为国医大师刘柏龄教授治疗强直性脊柱炎的经验方。刘老认为本病根本病因是肾气亏虚，风寒湿等外邪侵袭是重要的发病因素。自拟五藤二草汤治疗寒湿痹阻型强直性脊柱炎，方中运用大量藤类药物，《本草汇言》说："凡藤蔓之属，皆可以通经入络。"忍冬藤清热、解毒、通络，鸡血藤补血活血，海风藤祛风湿、通经络、止疼痛，络石藤祛风通络，青风藤祛风湿、通经络、利小便，使湿从小便而出；乳香、没药调气活血止痛；豨莶草、伸筋草祛风湿、利关节、解毒；狗脊、杜仲是刘老治疗强直性脊柱炎的常用对药，"腰为肾之府"以补肝肾、强腰膝；五加皮辛温，祛风湿、补益肝肾、强筋骨；《医学衷中参西录》云蜈蚣可内达脏腑外达经络，痹阻之处皆能开，联合地龙以搜风通络止痛；《雷公炮制药性解》云威灵仙升降兼备可通十二经脉以祛风除湿、通经络；麻黄、桂枝温经散寒通络止痹痛。

温肾通督汤加减

【药物组成】熟地黄 30g，萆薢 15g，地龙 20g，没药 10g，淫羊藿（仙灵脾）20g，桑寄生 20g，蜈蚣 2 条，甘草 10g，狗脊 20g，枸杞子 20g，白芍 30g，骨碎补 30g，杜仲 20g，丹参 30g，鸡血藤 30g。

【功能主治】补肾通督。适用于肝肾亏虚型强直性脊柱炎。

【用量用法】水煎服，日一剂，早晚分服。

【出处】李泽，冷向阳. 国医大师刘柏龄教授治疗强直性脊柱炎医案一则[J]. 中西医结合心血管病电子杂志，2020，8（32）：165-166.

【方解】本方为国医大师刘柏龄教授治疗强直性脊柱炎的经验方。张元素曰："熟地黄补肾，血衰者须用之。又脐下痛，属肾经，非熟地黄不能除，乃通肾之药也。"重用熟地黄以补肾。《本草纲目》曰："萆薢之功，长于祛风湿，所以能治缓弱顽痹、遗浊、恶疮诸病之属风湿者。"方中用萆薢祛风湿除痹痛。《神农本草经》谓桑寄生：主腰痛，小儿背强，痈肿，安胎，充肌肤，坚发、齿，长须眉。"桑寄生配伍枸杞子补益肝肾。李时珍曰："淫羊藿，味甘气香，性温不寒，能益精气……真阳不足者，宜之。"淫羊藿补肾温阳通络止痛；骨碎补补肾强筋骨、止痛；狗脊配伍杜仲乃是刘老治疗强直性脊柱炎的常用药对，补肝肾、强腰膝，上述大量补益肝肾的药物，是刘老"治肾亦治骨"思想的体现。白芍、甘草合芍药甘草汤缓急止痛；没药散瘀止痛。《医学衷中参西录》云蜈蚣可内达脏腑外达经络，痹阻之处皆能开，联合地龙以搜风通络止痛；鸡血藤补血活血；《名医别录》谓丹参："养血，去心腹痼疾结气，腰脊强脚痹，除风邪留热。久服利人。"

强脊舒

【药物组成】黄芪，当归，生地黄，熟地黄，川芎，白芍，雷公藤^{（去皮、根）}，青风藤，海风藤，鸡血藤，忍冬藤，蜈蚣，全蝎，狗脊。（原方无具体用量）

【功能主治】养血益气，祛风通络。适用于风寒湿邪侵袭型强直性脊柱炎。

【用量用法】水煎服，日一剂，早晚分服。

【出处】侯为林. 丁锷运用虫类药物治疗骨伤科疑难病证经验[J]. 安徽中医学院学报，2011，30（05）：48-50.

【方解】本方为全国名中医丁锷教授治疗强直性脊柱炎的经验方。丁老认为本病的病因病机主要是肝肾不足（多为先天禀赋），筋骨疲惫，风寒湿邪侵袭关节，导致筋络拘紧不舒，气滞血瘀，化热生浊，瘀浊胶着凝结，造成脊臀僵硬强直，羁留日久，耗气伤血。丁老自拟强脊舒为主方治疗，方中黄芪益气健脾，大补中气，当归养血活血，二者相伍气血同治，川芎行气活血，其气行则血行；白芍止痛；生地黄、熟地黄滋补肝肾；雷公藤、青风藤、海风藤、鸡血藤、忍冬藤，藤类药物性轻灵，善通关节，雷公藤苦辛而寒，活血通络、祛风除湿，苦寒清热力强，消肿止痛效著，尤适于关节晨僵、肿胀难消、红肿热痛、活动受限，甚至关节畸形，为治风湿顽痹之要药。鸡血藤苦甘而温，行血养血、舒经活络，仿"治风先治血"之意，《本草纲目拾遗》云："其藤最活血，暖腰膝，已风瘫。"丁老善用药对，雷公藤配鸡血藤，养血祛风通络，活血蠲痹止痛，是治疗强直性脊柱炎的有效药对。但雷公藤有毒，在临床使用过程中需先煎、久煎，不宜久服，若需久服，定期复查肝肾功；全蝎、蜈蚣搜风通络、解痉止痛；狗脊补肝肾、强筋骨。

脊舒散

【药物组成】黄芪，当归，白芍，雷公藤^(去皮、根)，青风藤，蜈蚣，乌梢蛇，威灵仙，细辛，狗脊，肉桂，冰片。（原方无用量）

【功能主治】养血逐瘀，温经解凝。适用于寒凝血瘀型强直性脊柱炎。

【用量用法】水煎服，日一剂，早晚分服。

【出处】侯为林. 丁锷运用虫类药物治疗骨伤科疑难病证经验[J]. 安徽中医学院学报，2011，30（05）：48-50.

【方解】本方为全国名中医丁锷教授治疗强直性脊柱炎的经验方。方中黄芪益气健脾，大补中气，当归养血活血，二者相伍气血同治；白芍止痛；雷公藤、青风藤舒筋通络、祛风除湿，但雷公藤有毒，在临床使用过程中需先煎、久煎，不宜久服，若需久服，定期复查肝肾功；蜈蚣、乌梢蛇搜风攻坚通络、解痉止痛；威灵仙祛风除湿止痛；细辛、肉桂温经散寒，解寒凝；狗脊补肝肾、强筋骨；冰片通经止痛。

新加黄柏苍术散

【药物组成】黄柏，苍术，制天南星，防己，威灵仙，薏苡仁，蜈蚣，雷公藤^(去根、皮)，海风藤，络石藤，追地风，乳香，没药，忍冬藤。（原方无具体用量）

【功能主治】清热除湿逐痹。适用于湿热痹阻型强直性脊柱炎。

【用量用法】水煎服，日一剂，早晚分服。

【出处】侯为林. 丁锷运用虫类药物治疗骨伤科疑难病证经验[J]. 安徽中医学院学报，2011，30（05）：48-50.

【方解】本方为全国名中医丁锷教授治疗强直性脊柱炎的经验方。方中黄柏、苍术清热燥湿、除痹止痛；制天南星燥湿化痰；防己、威灵仙、追地风祛风除湿；薏苡仁健脾燥湿除痹；蜈蚣搜风通络、解痉止痛；雷公藤、海风藤、络石藤、忍冬藤舒筋活络止痛。但雷公藤有毒，在临床使用过程中需先煎、久煎，不宜久服，若需久服，定期复查肝肾功；乳香、没药行气活血、通络止痛。

肾着汤合穿藤通痹汤加味

【药物组成】干姜20g，茯苓30g，炒白术30g，炙甘草30g，炙麻黄10g，细辛10g，制附子15g，羌活10g，狗脊10g，知母10g，桂枝10g，乳香3g，没药3g，穿山龙30g，青风藤30g，海风藤30g，生地黄40g，白芍20g。

【功能主治】温阳补肾，祛寒清热，通络止痛。适用于肾虚督寒，湿热痹阻型强直性脊柱炎。

【用量用法】水煎服，日一剂，早晚分服。

【出处】雷超芳，翟昌明，任北大，等. 王庆国教授从肾督论治强直性脊柱炎经验探析[J]. 环球中医药，2019，12（05）：786-788.

【方解】本方为国医大师王庆国教授治疗强直性脊柱炎的经验方。王老认为强直性脊柱炎多以肾虚为本，寒、湿、热、瘀等邪凝滞督脉气血，进而不荣则痛或不通则痛所致，虚实夹杂，临证治疗强调以补肾强督为本，重视肾脏，补肾温阳，扶正补虚，兼以祛邪。肾着汤出自《金匮要略·五脏风寒积聚病脉证并治第十一》："肾着之病，其人身体重，腰中冷，如坐水中，形如水状，反不渴，小便自利，饮食如故，病属下焦，身劳汗出，衣里冷湿，久久得之，腰以下冷痛，腹重如带五千钱，甘姜苓术汤主之。"后世多用此方治疗寒湿腰痛，《医理真传》述"按肾着汤一方，乃温中除湿之方也。此方似非治腰痛之方，其实治寒湿腰痛之妙剂也"。穿藤通痹汤是王老临证经验方，治疗湿热痹阻型的关节疼痛，如痛风、类风湿关节炎、风湿性关节炎等疾病。此方乃桂枝芍药知母汤、白虎加桂枝汤加减而来，方由穿山龙、青风藤、桂枝、芍药、知母、生石膏、炙麻黄、制川乌等药组成，具有清热祛湿、通络止痛之功。王老常用肾着汤合穿藤通痹汤加味治疗肾虚督寒，湿热痹阻型痹病，方中干姜、制附子、细辛、炙麻黄、桂枝温阳散寒通络；茯苓甘淡以渗湿，炒白术苦温以燥湿，炙甘草甘平，和中而补土，三药相伍健脾燥湿，补土以制水；白芍、炙甘草合芍药甘草汤缓急止痛；乳香、没药行气活血止痛，通则不痛；狗脊补肾温阳扶正，又可助制附子、细辛、炙麻黄等加强温阳之效；青风藤、海风藤舒筋活络止痛，《本草便读》云："凡藤蔓类之属，皆可通经入络。"王老善用藤类药物以通利关节，又可引诸药直达病所；穿山龙搜风通络止痛，对于顽痹、久痹有奇效，又可助藤类药物加强舒筋活络之力；知母、生地黄滋阴清热；羌活祛风除湿止痹。王老强调在中医药治疗的同时，也要注意心理因素对本病的影响，鼓励患者树立战胜疾病的信心，并加强腰背肌功能锻炼，建议有条件接受正规康复医院训练的患者，降低致残率。

身痛逐瘀汤加味

【药物组成】制附子 15g^{（先煎）}，秦艽 13g，羌活 10g，独活 10g，川芎 8g，桃仁 25g，红花 10g，乳香 10g，没药 10g，当归 15g，香附 10g，地龙 10g，牛膝 15g，炙甘草 5g。

【功能主治】温经通脉，活血化瘀。适用于肾虚督寒，血脉瘀阻型强直性脊柱炎。

【用量用法】水煎服，日一剂，早晚分服。

【出处】魏玲玲，黄飞，李秋贵. 李文瑞论强直性脊柱炎证治[J]. 辽宁中医杂志，2009，36（02）：175-176.

【方解】本方为全国老中医药专家学术经验继承工业指导老师李文瑞教授治疗

强直性脊柱炎的经验方。李老认为强直性脊柱炎是虚、寒、瘀合而为病，提出补虚、祛寒、化瘀的治疗原则，常选用身痛逐瘀汤活血化瘀，通络止痛。方中制附子散寒止痛；秦艽、羌活、独活祛风除湿、通痹止痛；桃仁、红花、乳香、没药、川芎、香附行气活血止痛；当归养血活血，牛膝补肝肾、强筋健骨，兼能活血化瘀；地龙搜风通络、活血止痛；炙甘草调和诸药。

强脊Ⅰ号方

【药物组成】生地黄 30g，葛根 30g，金银花 30g，蒲公英 18g，牛膝 20g，赤芍 20g，白芍 20g，王不留行 15g，独活 20g，川芎 12g，土鳖虫 10g，红花 15g，续断 15g。

【功能主治】清热养阴，活血通络。适用于阴虚血热型强直性脊柱炎。

【用量用法】水煎服，日一剂，早晚分服。

【出处】李嘉庆，宋绍亮. 张鸣鹤经验二题[J]. 山东中医学院学报，1994，18（03）：168-169.

【方解】本方为全国老中医药专家学术经验继承工作指导老师张鸣鹤教授治疗强直性脊柱炎的经验方。张老自拟强脊Ⅰ号方治疗阴虚血热型强直性脊柱炎。方中生地黄养阴清热；金银花、蒲公英清热解毒，消除炎性疼痛；牛膝、续断补益补肝肾、强筋健骨，牛膝兼能活血化瘀；赤芍、白芍、王不留行、土鳖虫、红花活血化瘀、通经止痛；独活祛风除湿、通痹止痛；川芎行气活血止痛；葛根柔痉止痛，缓解腰背部疼痛。张老临证时，颈部疼痛转动不灵时重用葛根、白芍、细辛；胸腰椎痛，伴下肢麻木、重着、酸痛者用狗脊；腰部关节痛，弯腰、下蹲活动受限者用伸筋草、赤芍、白芍等。

强脊Ⅱ号方

【药物组成】金银花 24g，蒲公英 18g，土茯苓 30g，白花蛇舌草 24g，苍术 10g，黄柏 12g，薏苡仁 30g，川牛膝 24g，土鳖虫 10g，红花 10g，独活 20g。

【功能主治】适用于湿热蕴结型强直性脊柱炎。

【用量用法】水煎服，日一剂，早晚分服。

【出处】李嘉庆，宋绍亮. 张鸣鹤经验二题[J]. 山东中医学院学报，1994，18（03）：168-169.

【方解】本方为全国老中医药专家学术经验继承工作指导老师张鸣鹤教授治疗强直性脊柱炎的经验方。方中金银花、蒲公英、白花蛇舌草清热解毒，消除炎性疼痛；苍术苦辛而温，其性燥烈，一则可健脾助运以治生湿之本，二则芳化苦燥以除湿阻之标，正如《寿世保元》所云："苍术妙于燥湿，黄柏妙于去热。"二药配伍可互制其苦寒或温燥之性以防败胃伤津之弊。薏苡仁健脾燥湿、除痹止痛，土茯苓解毒除湿、通利关节；川牛膝、土鳖虫、红花活血化瘀、通经止痛；独活祛风除湿、通痹止痛。张老临证时，两髋关节痛剧者加紫花地丁、板蓝根；腰部僵硬明显者加水蛭、花椒、两头尖；腰骶部疼痛重加花椒 10g，香附 15g，延胡索 25g；胸部有挤压感者加香附 15g、枳壳 12g。

强脊Ⅲ号方

【药物组成】黄芪 30g，牛膝 24g，续断 15g，补骨脂 18g，独活 20g，赤芍 20g，白芍 20g，桂枝 10g，花椒 10g，狗脊 30g，土鳖虫 12g，水蛭 6g，红花 12g，杜仲 15g，龟甲胶 10g，鹿角胶 10g^(烊化)。

【功能主治】补肝壮肾，活血化瘀。适用于肝肾亏虚型强直性脊柱炎。

【用量用法】水煎服，日一剂，早晚分服。

【出处】李嘉庆，宋绍亮. 张鸣鹤经验二题[J]. 山东中医学院学报，1994，18（03）：168-169.

【方解】本方为全国老中医药专家学术经验继承工作指导老师张鸣鹤教授治疗强直性脊柱炎的经验方。方中黄芪益气健脾；牛膝、续断、补骨脂、狗脊、杜仲补益肝肾，强腰健骨，目前研究已证实，补肾壮督药物对强直性脊柱炎骨质疏松具有治疗作用，同时，张老发现狗脊对于腰痛脊强不能俯仰者宜重用，用量可达 30g；独活祛风除湿、通痹止痛；赤芍、白芍、土鳖虫、水蛭、红花活血化瘀、通经止痛；龟甲胶、鹿角胶补肾养血，同时以防活血伤血之弊；桂枝、花椒温经散寒、通络止痛。张老临证时，疼痛症状典型时，先适当予以活血化瘀通络之品，待症状缓解后，再行治本，添加杜仲、狗脊、补骨脂等补益肝肾。临床症状完全缓解、血沉正常的，张老认为还应坚持用药，长期治疗，此时隔日 1 剂或 3 日 1 剂用药 1～2 年，巩固疗效，防止复发。并嘱患者卧床休息、睡硬板床，低枕、仰卧纠正驼背。

金匮肾气丸加减

【药物组成】干地黄 12g，淮山药 15g，茯苓 15g，泽泻 12g，菟丝子 12g，淡附片^(先煎)6g，桂枝 9g，炒白芍 20g，杜仲 30g，川牛膝 9g，乌梢蛇 9g，佛手 9g，僵蚕 9g，炒白术 15g，淫羊藿（仙灵脾）10g，川芎 12g。

【功能主治】温肾通络，健脾化湿。适用于脾肾阳虚、寒湿阻络型强直性脊柱炎。

【用量用法】水煎服，日一剂，早晚分服。

【出处】李森贤，刘棒，杜羽，等. 范永升应用金匮肾气丸加减治疗强直性脊柱炎经验举隅[J]. 浙江中医药大学学报，2019，43（03）：222-225.

【方解】本方为全国名中医范永升教授治疗强直性脊柱炎的经验方。方中干地黄、杜仲、川牛膝、淫羊藿（仙灵脾）、菟丝子补肾壮阳、强筋健骨。《本草汇言》曾言"腰膝之疼，非杜仲不除"，川牛膝兼可引药下行；肾阳不足，兼可见脾虚泄泻，淮山药、茯苓、泽泻、炒白术益气健脾、淡渗利湿，炒白术为安脾胃之佳品，方中炒白术15g，必要时可加至30g，与茯苓配伍更有助于健脾运湿；淡附片、桂枝温经散寒止痛；乌梢蛇、僵蚕搜风散结通络、通痹止痛；佛手行气和胃；川芎行气活血；桂枝、炒白芍合桂枝汤调和营卫。

独活寄生汤加减

【药物组成】羌活10g，独活12g，桑寄生15g，秦艽12g，防风9g，川芎30g，炒白芍30g，炙甘草9g，粉葛根30g，杜仲30g，蕲蛇9g，佛手片10g，生姜10g，红枣10g，淫羊藿（仙灵脾）18g，淡附片^{（先煎）}9g，制川乌^{（先煎）}9g。

【功能主治】温阳通督，祛风散寒。适用于肾督阳虚、寒湿痹阻型强直性脊柱炎。

【用量用法】水煎服，日一剂，早晚分服。

【出处】陈秀芳，范永升. 范永升教授辨治痹证验案举隅[J]. 浙江中西医结合杂志，2011，21（07）：450-451+455.

【方解】本方为全国名中医范永升教授治疗强直性脊柱炎的经验方。范老常用独活寄生汤加减治疗肾督阳虚、寒湿痹阻型强直性脊柱炎。风能胜湿，方中羌活、独活、秦艽、防风、蕲蛇祛风除湿、散寒止痛，羌活、独活相伍可祛一身上下风寒湿邪；桑寄生、杜仲、淫羊藿（仙灵脾）温肾壮阳、散寒止痛；川芎行气活血；炒白芍、炙甘草合芍药甘草汤缓急止痛；粉葛根舒解项背肌肌肉紧张，解痉止痛。《本草备要》谓附子："辛甘有毒，大热纯阳。其性浮而不沉，其用走而不守，通行十二经，无所不至。能引补气药以复散失之元阳，引补血药以滋不足之真阴，引发散药开腠理，以逐在表之风寒，引温暖药达下焦，以祛在里之寒湿。"配伍制川乌加强温阳散寒止痛；佛手片行气和胃；生姜、红枣顾护脾胃，以防祛风湿类药物伤及脾胃。

四妙勇安汤合玉女煎加减

【药物组成】生黄芪30g，金银花30g，狗脊30g，葛根30g，丹参30g，当归15g，生地黄15g，玄参15g，牛膝15g，制何首乌15g，骨碎补15g，淫羊藿（仙灵脾）15g，麦冬10g，知母10g，炙甘草10g。

【功能主治】滋补肝肾，清热活血，通络止痛。适用于肝肾阴虚、湿热伤阴型强直性脊柱炎。

【用量用法】水煎服，日一剂，早晚分服。

【出处】邱冶，王耀光. 黄文政治疗强制性脊柱炎 1 例[J]. 山西中医，2014，30（03）：3.

【方解】本方为全国老中医药专家学术经验继承工作指导老师黄文政教授治疗强直性脊柱炎的经验方。四妙勇安汤由金银花、玄参、当归、甘草组成，具有清热解毒、活血止痛之功，玉女煎由熟地黄、牛膝、石膏、知母、麦冬组成，具有清胃热、滋肾阴之功，黄老常用四妙勇安汤合玉女煎加减治疗肝肾阴虚、湿热伤阴型强直性脊柱炎。方中生黄芪健脾固肾；金银花清热解毒；玄参泻火解毒；当归、丹参补血活血，化瘀止痛；狗脊、制何首乌、骨碎补、淫羊藿（仙灵脾）、牛膝补益肝肾，强筋健骨；麦冬、知母滋阴清热，同时增强生地黄的滋阴补肾之力；葛根解肌止痛；炙甘草调和诸药。

解痉舒督汤加减

【药物组成】葛根 30g，白芍 30g，蜈蚣 2 条，山慈菇 10g，威灵仙 20g，生薏苡仁 40g，忍冬藤 30g，红藤 20g，乌梢蛇 15g，白花蛇舌草 20g，生黄芪 30g，生甘草 10g。

【功能主治】解痉舒筋。适用于筋脉痉挛型强直性脊柱炎。

【用量用法】水煎服，日一剂，早晚分服。

【出处】马芳，周彩云. 房定亚治疗强直性脊柱炎经验[J]. 中医杂志，2009，50（08）：685-686.

【方解】本方为全国老中医药专家学术经验继承工作指导老师房定亚教授治疗强直性脊柱炎的经验方。房老认为强直、痉挛是此病的两大特点，大胆提出了"解痉舒筋"的治疗方法，并据多年临床经验体会出"酸以养肝体，甘以缓筋急，辛以理肝用"是治疗强直性脊柱炎的基本用药原则，据此创设出解痉舒督汤，方由白芍、生甘草、生黄芪、生薏苡仁、葛根、威灵仙、蜈蚣、山慈菇等组成，治疗此病活动期关节僵硬疼痛、炎症反应剧烈者。方中葛根是仲景治疗项背强的专药，柯琴曰："葛根味甘辛凉，能起阴气而生津液，滋筋脉而舒其牵引。"葛根可解痉止痛，又可引药直达病所，是房老治疗强直性脊柱炎的专药；白芍养血濡筋，配伍生甘草合芍药甘草汤柔肝缓急止痛，芍药甘草汤现代药理研究表明，具有抗炎镇痛、缓解痉挛、调节免疫等作用；蜈蚣、乌梢蛇可搜风通络、散结止痛，兼可活血化瘀；山慈菇、白花蛇舌草清热解毒、消瘀散结止痛。《本草汇言》云："凡藤蔓之属，藤枝攀绕，性能多变，皆可通经入络。"忍冬藤味甘性寒，善于清热疏风，通络止痛，红藤又名大血藤，活血化瘀止痛；威灵仙祛风湿、通络止痛，走而不守，通行十二经络，善治骨痹；生薏苡仁益气健脾、利湿除痹止痛；生黄芪益气健脾，肝脾同调，使脾旺而肝宁，以养肝舒筋；生甘草调和诸药。

四妙勇安汤加味

【药物组成】金银花 20g，玄参 20g，当归 20g，生甘草 10g，葛根 30g，白芍 30g，山慈菇 9g，威灵仙 20g，青风藤 30g，银花藤 30g，薏苡仁 30g，紫河车 10g，蜈蚣 2 条。

【功能主治】清热除湿，活血通络。适用于湿热瘴阻，瘀滞筋脉型活动期强直性脊柱炎。

【用量用法】水煎服，日一剂，早晚分服。

【出处】王鑫，房定亚. 房定亚运用补肾疏督法治疗强直性脊柱炎探微[J]. 上海中医药杂志，2008，42（07）：1-2.

【方解】本方为全国老中医药专家学术经验继承工作指导老师房定亚教授治疗强直性脊柱炎的经验方。房老认为强直性脊柱炎是以肝肾阴虚为本，风、寒、湿、热、瘀血为标，本虚标实型疾病，治疗时注重养肝柔筋，强调清热通瘴、活血通络。西医治疗主要是控制炎症、缓解症状，中医强调扶正与祛邪并行，对于强直性脊柱炎的治疗方式更加多样化。房老是以"补肾舒督"为此病的治疗大法，分为活动期、缓解期，依据"急则治其标，缓则治其本"进行分期论治，对于活动期以邪实为主，证候多为湿热瘴阻夹有瘀血，治以清热利湿、活血通络。而四妙勇安汤对于活动期的免疫炎症具有良好的抑制作用，乃多用此方加减治疗。方中金银花清热解毒、疏风通络，善治风湿热瘴，既可清泄内邪引起的邪热，又可散外感邪气引起的邪热；当归养血活血，兼能化瘀；玄参滋阴清热泻火，既可助金银花清热解毒，又可助当归和营血。葛根是仲景治疗项背强的专药，柯琴曰："葛根味甘辛凉，能起阴气而生津液，滋筋脉而舒其牵引。"葛根可解痉止痛，又可引药直达病所，是房老治疗强直性脊柱炎的专药。白芍养血濡筋，配伍生甘草合芍药甘草汤柔肝缓急止痛，芍药甘草汤现代药理研究表明，具有抗炎镇痛、缓解痉挛、调节免疫等作用。山慈菇清热解毒、消痈散结止痛；威灵仙祛风湿、通络止痛，走而不守，通行十二经络，善治骨瘴；青风藤、银花藤舒筋活络，兼可引药直达病所，现代药理证实青风藤可止痛，银花藤兼能清热；生薏苡仁益气健脾、利湿除瘴止痛；紫河车益气养血补精，可防祛风湿类药物耗伤阴血；蜈蚣搜风通络、化瘀止痛，房老善用虫类药物取其性走窜；生甘草调和诸药。房老临证时，对于湿热明显者，加红藤 20g、虎杖 15g；关节肿胀者，加蜂房 6g、泽泻 10g、茯苓 30g；疼痛明显者，加毛冬青 40g。

补肾舒督汤加减

【药物组成】葛根 30g，白芍 30g，狗脊 10g，山茱萸 10g，何首乌 12g，枸杞子 10g，青风藤 30g，威灵仙 20g，生甘草 6g，山慈菇 9g，薏苡仁 30g，生黄芪 20g。

【功能主治】补肾填精，活血通络。适用于肾精不足，骨髓失养，瘀滞骨节型缓解期强直性脊柱炎。

【用量用法】水煎服，日一剂，早晚分服。

【出处】王鑫，房定亚. 房定亚运用补肾疏督法治疗强直性脊柱炎探微[J]. 上海中医药杂志，2008，42（07）：1-2.

【方解】本方为全国老中医药专家学术经验继承工作指导老师房定亚教授治疗强直性脊柱炎的经验方。房老认为缓解期强直性脊柱炎从肾虚着手，补肾疏督、活血化瘀、通络止痛，自拟补肾疏督汤（狗脊、桑寄生、枸杞子、白芍、青风藤、威灵仙、葛根、生甘草），方中葛根是仲景治疗项背强的专药，柯琴曰："葛根味甘辛凉，能起阴气而生津液，滋筋脉而舒其牵引。"葛根可解痉止痛，又可引药直达病所，是房老治疗强直性脊柱炎的专药。白芍养血濡筋，配伍生甘草合芍药甘草汤柔肝缓急止痛，芍药甘草汤现代药理研究表明，具有抗炎镇痛、缓解痉挛、调节免疫等作用。狗脊、山茱萸、何首乌、枸杞子增补肝肾、强筋健骨；青风藤舒筋活络，止痛作用佳；威灵仙祛风湿，通经活络止痛，走而不守，通行十二经络，善治骨痹；山慈菇清热解毒、消痈散结；生黄芪、薏苡仁益气健脾，加大扶正补虚之力，薏苡仁兼能利湿除痹止痛；生甘草调和诸药。房老临证时对于阳虚寒盛者，加川附子 5g、桂枝 10g、制川乌 8g、杜仲 15g；形坏者，加鹿角胶 12g、紫河车 10g、龟甲胶 10g。

益肾舒督汤

【药物组成】狗脊 30g，桑寄生 30g，枸杞子 15g，葛根 30g，白芍 30g，生甘草 10g，金银花 30g，土茯苓 20g，虎杖 15g，青风藤 20g，威灵仙 15g。

【功能主治】攻补兼施，标本兼治。适用于肾气亏虚、风寒湿邪趁虚侵袭型强直性脊柱炎。

【用量用法】水煎服，日一剂，早晚分服。

【出处】杜广振. 房定亚运用清热解毒法治疗风湿病经验[J]. 中医杂志，2004，45（09）：659-661.

【方解】本方为全国老中医药专家学术经验继承工作指导老师房定亚教授治疗强直性脊柱炎的经验方。房老认为强直性脊柱炎发病的根本原因是先天禀赋不足，肾气亏虚，不能充养督脉，致督脉骨空，风寒湿邪趁虚侵袭，房老自拟益肾舒督汤治疗，方中狗脊、桑寄生、枸杞子补肝肾、强筋骨。方中葛根是仲景治疗项背强的专药，柯琴曰："葛根味甘辛凉，能起阴气而生津液，滋筋脉而舒其牵引。"葛根可解痉止痛，又可引药直达病所，是房老治疗强直性脊柱炎的专药。白芍养血濡筋，配伍生甘草合芍药甘草汤柔肝缓急止痛，芍药甘草汤现代药理研究表明，具有抗炎镇痛、缓解痉挛、调节免疫等作用。金银花、虎杖、土茯苓清热解毒、利湿消瘀；威灵仙祛风湿、通经活络，威灵仙走而不守，通行十二经络，善治骨痹；青风藤舒筋活络，止痛作用明显；生甘草调和诸药。房老临证时急性活动期加白花蛇舌草 30g，蒲公英 30g 以增强清热解毒之功；慢性期加蜈蚣 2 条，乌梢蛇 15g 以增强舒筋通络之功。

身痛逐瘀汤加减

【药物组成】秦艽 10g，独活 10g，赤芍 30g，鸡血藤 30g，当归 30g，川芎 10g，桃仁 12g，红花 10g，生薏苡仁 30g，萆薢 15g，黄柏 15g，苍术 12g，王不留行 10g，泽兰 15g，制乳香 6g，制没药 6g，乌梢蛇 30g，地龙 10g，豨莶草 15g。

【功能主治】祛风散寒，除湿通痹。适用于风寒湿痹型强直性脊柱炎。

【用量用法】水煎服，日一剂，早晚分服。

【出处】王碧辉，钮淮元，符思，等. 身痛逐瘀汤加减治疗强直性脊柱炎[J]. 中医杂志，1992，33（12）：35.

【方解】本方为全国老中医药专家学术经验继承工作指导老师印会河教授治疗强直性脊柱炎的经验方。身痛逐瘀汤出自王清任《医林改错》，主治瘀血挟风湿，经络痹阻，肩痛、臂痛、腰腿痛，或周身疼痛，经久不愈者。方中秦艽、独活祛风散寒除湿、通经止痛。秦艽为风中润剂，对于风湿痹痛无论新久均可应用。独活善祛下半身风寒湿邪。赤芍、鸡血藤、当归、川芎、桃仁、红花、泽兰、制乳香、制没药、王不留行通经活血，化瘀散结止痛。《本草汇言》亦云："凡藤蔓之属，藤枝攀绕，性能多变，皆可通经入络。"鸡血藤兼能舒筋活络止痛，"治风先治血，血行风自灭"。苍术苦辛而温，其性燥烈，一则可健脾助运以治生湿之本，二则芳化苦燥以除湿阻之标，《寿世保元》云："苍术妙于燥湿，黄柏妙于去热。"二药配伍可互制其苦寒或温燥之性以防败胃伤津之弊。加用地龙、乌梢蛇通络散结止痛；萆薢、豨莶草祛风除湿、通痹止痛；生薏苡仁益气健脾、除湿通痹止痛。

圣愈汤合独活寄生汤加减

【药物组成】炙黄芪 9g，党参 12g，川芎 12g，当归 9g，白芍 12g，熟地黄 12g，白术 9g，柴胡 9g，独活 9g，桑寄生 12g，秦艽 9g，桂枝 9g，防风 12g，茯苓 15g，杜仲 12g，川牛膝 12g，炙甘草 6g，山楂 15g，神曲 15g，葛根 12g，枸杞子 12g，大蜈蚣 3g，骨碎补 12g，大红枣 9g，炒黄柏 9g。

【功能主治】益气化瘀，补肾填精，强督壮骨。适用于气血瘀滞，肾精亏虚，筋骨失养型强直性脊柱炎。

【用量用法】水煎服，日一剂，早晚分服。

【出处】余斌，王拥军. 施杞治疗强直性脊柱炎验案举隅[J]. 辽宁中医杂志，

2011，38（06）：1196-1197.

【方解】本方为国医大师施杞教授治疗强直性脊柱炎的经验方。施老认为强直性脊柱炎是以肾虚为本，感受外邪，气血失和为标而引发，施老创造性地提出了"益气化瘀补肾"的治疗方法。《医宗金鉴·删补名医方论》所载圣愈汤，即四物汤加人参、黄芪，治一切失血过多，阴亏气弱，烦热作渴，睡卧不宁者。方中炙黄芪、党参、白术、茯苓乃四君子汤方组成，益气健脾。当归、白芍、熟地黄补血养血和营，川芎行气活血，上述药物合用以气血同治。独活、秦艽、防风祛风散寒、除湿通络。独活善祛下半身风寒湿邪。秦艽为风中润剂，对于风湿痹痛无论新久均可应用。桂枝温通经脉，施老在治疗痹证时常用热性药物以宣痹通络。桑寄生、杜仲、川牛膝、枸杞子、骨碎补补肝肾、强督健骨，川牛膝兼能逐瘀通经。现代药理研究证实骨碎补可改善软骨细胞、延缓细胞退行性变、降低骨关节病变率。柴胡、山楂、神曲、大红枣、炙甘草疏肝健脾、消食和胃，施老治痹善顾护胃气，以扶正祛邪；葛根解痉止痛。叶天士在《临证指南医案》中所言："初为气结在经，久则血伤入络，辄仗蠕动之物，松透病根。"施老用虫类药物治疗顽痹、久痹，大蜈蚣通经活络止痛。炒黄柏清热燥湿通痹；炙甘草调和诸药。

圣愈汤合当归拈痛汤加减

【药物组成】赤芍 12g，川芎 12g，生地黄 9g，炙黄芪 9g，柴胡 9g，当归 9g，党参 12g，苦参 12g，苍术 9g，白术 9g，升麻 9g，防风 12g，羌活 12g，葛根 9g，知母 9g，猪苓 12g，茵陈 12g，黄芩 9g，泽泻 9g，炙甘草 6g，露蜂房 15g，炙土鳖虫 9g，制天南星 12g，石菖蒲 18g，炙僵蚕 9g，制香附 12g，香谷芽 12g，大红枣 9g。

【功能主治】清热祛湿，化瘀止痛。适用于气血失畅，痰瘀内结，蕴而化热型强直性脊柱炎。

【用量用法】水煎服，日一剂，早晚分服。

【出处】余斌，王拥军. 施杞治疗强直性脊柱炎验案举隅[J]. 辽宁中医杂志，2011，38（06）：1196-1197.

【方解】本方为国医大师施杞教授治疗强直性脊柱炎的经验方。《医学启源》言："当归拈痛汤……治湿热为病，肢节烦痛，肩背沉重……遍身酸疼。"方中赤芍、川芎行气活血、化瘀止痛；党参、苍术、白术、当归、炙黄芪益气健脾燥湿、补血活血化瘀；生地黄、知母、苦参滋阴清热；防风、羌活祛风除湿、散寒通络；猪苓、茵陈、黄芩、泽泻清热利湿，使热从小便而解。朱良春认为："痹证迁延日久，邪气久羁，深入骨骱经隧，气血凝滞不行，变生痰湿瘀浊，经络闭塞不通，非草木之品所能宣达，必借虫蚁之类搜剔窜透，方能使浊去凝开，血气通和，经行络通，邪除正复。"施老也善用虫类药物治疗顽痹、久痹，方中露蜂房、炙土鳖虫、炙僵蚕化痰通络、散结止痛。配伍制天南星、石菖蒲加强化痰止痛之力；施老治疗时注重顾护胃气，制香附、香谷芽、大红枣、炙甘草健脾消食和胃；柴胡疏肝解郁；升麻、葛根味薄，引而上行，苦以发之；炙甘草调和诸药。

阳和汤加减

【**药物组成**】熟地黄15g，鹿角胶15g，炒芥子6g，肉桂3g，牛膝15g，千年健15g，鸡血藤20g，五加皮10g，威灵仙15g，锁阳10g，白芍20g，甘草6g，炒鸡内金15g，炒白术20g，薏苡仁30g，牡丹皮15g，海桐皮15g，连翘30g。

【**功能主治**】滋肾填精，祛风化痰。适用于肝肾阴精亏虚，阴虚火旺型强直性脊柱炎。

【**用量用法**】水煎服，日一剂，早晚分服。

【**出处**】熊康. 田玉美辨治强直性脊柱炎经验[N]. 中国中医药报，2014-08-22（004）.

【**方解**】本方为全国老中医药专家学术经验继承工作指导老师田玉美教授治疗强直性脊柱炎的经验方。如《难经·二十八难》"督脉者，起于下极之俞，并于脊里，上至风府，入属于脑""肝者，罢极之本，魂之居也，其华在爪，其充在筋""肾者，主蛰，封藏之本，精之处也，其华在发，其充在骨"。《黄帝内经》云："因虚邪之风，与其身形，两虚相得，乃客其形……其中于虚邪也，因于天时，与其身形，参以虚实，大病乃成。"田老认为强直性脊柱炎病位在腰督，责之肝、脾、肾，且兼阳虚不足为本，风寒湿邪趁虚侵入，风性善行数变，可见关节游走性疼痛，湿性重着，可见腰背、肢体酸楚疼痛，寒性收引凝滞，疼痛明显，临床根据风寒湿邪偏倚予以加减，田老常用阳和汤加减治疗以补肾益督，化痰通络。叶天士云："夫精血皆有形，以草木无情之物为补益，声气必不相应，桂附刚愎，气质雄烈精血主脏，脏体属阴，刚则愈劫脂矣。""血肉有情，栽培身内之精血。"田老认为非味厚之品无以填补骨髓，非血肉有情之品无以滋补精血，故重用熟地黄滋补肝肾、填精益髓；血肉有情之品鹿角胶补肾助阳、益精养血，两者相伍温阳养血；炒芥子温肺化痰、通络散结；肉桂引火归原、通脉止痛；牛膝、锁阳、千年健、五加皮、海桐皮、威灵仙祛风除湿、补益肝肾、强筋健骨，威灵仙走而不守，通行十二经络，善治骨痹；白芍、甘草合芍药甘草汤缓急止痛，芍药甘草汤现代药理研究表明，具有抗炎镇痛、缓解痉挛、调节免疫等作用；牡丹皮、连翘清热凉血，消除关节肿胀疼痛；炒鸡内金消食健胃，炒白术、薏苡仁益气健脾、除湿化痰，脾胃健运，则气血生化有源，筋脉得以充养；鸡血藤舒筋活络、引药直达病所，同时又具有补血活血之功；甘草调和诸药。同时田老强调对患者进行心理建设，树立信心，并鼓励患者适当运动，增强体质，平素加强营养，冬季可服用当归生姜羊肉汤药膳进行保养，当归50g，羊肉250g，生姜10片，加水适量，小火熬炖2～3h，放调料少许，吃肉喝汤，每周1次，以期改善虚寒体质。

乌头桂枝汤加减

【药物组成】制川乌 10g^{（先煎）}，制草乌 10g^{（先煎）}，桂枝 10g，赤芍 15g，白芍 15g，炙甘草 6g，鸡血藤 20g，伸筋草 15g，威灵仙 15g，炒杜仲 20g，补骨脂 20g，秦艽 15g。

【功能主治】温经散寒，除湿通络止痛。适用于寒湿痹阻型强直性脊柱炎。

【用量用法】一般煎 2 次，分温 3 服，第 1 次煎煮要达 1h，服药时兑蜂蜜 1 勺，大便偏稀者改兑红糖 1 勺。

【出处】胡刚明，万彬彬. 田玉美治疗强直性脊柱炎的临床经验[J]. 湖北中医杂志，2010，32（01）：33-34.

【方解】本方为全国老中医药专家学术经验继承工作指导老师田玉美教授治疗强直性脊柱炎的经验方。田老根据多年临床经验，认为强直性脊柱炎大致分为以下几个类型：寒湿痹阻型、肾虚督寒型、肝肾亏虚型。同时认为强直性脊柱炎的发生主要是因先天禀赋不足、肾气亏虚基础上，复感风寒湿邪而发病，正所谓"正气存内，邪不可干"，又根据"肾主骨生髓"，强调补肾强督应贯穿疾病治疗始终。寒湿痹阻型强直性脊柱炎多见于早、中期的急性活动期，方中制川乌、制草乌相伍温经散寒止痛，桂枝温通经脉，同时配伍制川乌、制草乌加强散寒之力；赤芍、鸡血藤补血活血、化瘀止痛，同时鸡血藤兼能舒筋活络，引药直达病所。白芍、炙甘草合芍药甘草汤缓急止痛，现代药理研究表明，芍药甘草汤具有抗炎镇痛、缓解痉挛、调节免疫等作用。威灵仙、秦艽、伸筋草祛风除湿、舒经通络止痛，威灵仙走而不守，通行十二经络，善治骨痹。秦艽为风中润剂，对于风湿痹痛无论新久均可应用。《证类本草》："（伸筋草）主人久患风痹，脚膝疼冷，皮肤不仁，气力衰弱"。炒杜仲、补骨脂乃是青娥丸方组成，以补肾强督，田老治疗肾虚腰痛善用青娥丸加减治疗；炙甘草调和诸药。田老临证见痛甚者，加乳香、没药各 6g（另冲服）活血通络止痛；关节红肿热痛，表现有热象者，加薏苡仁 20g、知母 6g 滋阴清热利湿。

独活寄生汤加减 1

【药物组成】独活 15g，桑寄生 15g，秦艽 15g，熟地黄 15g，当归 15g，白芍 20g，川芎 6g，炒白术 15g，黄芪 20g，桂枝 6g，杜仲 20g，补骨脂 20g，威灵仙 15g，伸筋草 15g，怀牛膝 15g。

【功能主治】滋补肝肾，调和气血。适用于久病正气耗损、肝肾亏虚型强直性脊柱炎。

【用量用法】水煎服，日一剂，早晚分服。

【出处】胡刚明，万彬彬. 田玉美治疗强直性脊柱炎的临床经验[J]. 湖北中医杂志，2010，32（01）：33-34.

【方解】本方为全国老中医药专家学术经验继承工作指导老师田玉美教授治疗

强直性脊柱炎的经验方。田老认为此型临床多见，以强直性脊柱炎的缓解期较为常见，病情稳定，从本论治。田老常选用独活寄生汤加减治疗，独活寄生汤出自孙思邈的《备急千金要方》，主要治疗痹证日久，肝肾亏虚，气血不足证。方中独活祛风除湿，善除伏风，治久痹，同时善祛下半身风寒湿邪。秦艽、威灵仙、伸筋草祛风除湿、通痹止痛，秦艽为风中润剂，对于风湿痹痛无论新久均可应用。威灵仙走而不守，通行十二经络，善治骨痹。熟地黄、当归、白芍、川芎乃是四物汤方组成以补血养血，同时配伍黄芪、炒白术益气健脾，脾气健运，则气血生化有源，且气能生血；桂枝温通经脉，以助血行；桑寄生、杜仲、补骨脂、怀牛膝补益肝肾、强健筋骨。田老临证若见大便偏干者，加肉苁蓉 15g，补精润肠通便；病程日久，阴虚生热，肢体痿弱者，加知母 6g、黄柏 6g、龟甲 15g、鹿角胶 15g 滋阴清热、补肾填精。

独活寄生汤加减 2

【药物组成】独活 15g，桑寄生 30g，杜仲 30g，怀牛膝 30g，白芍 24g，狗脊 20g，熟地黄 9g，白花蛇舌草 20g，桂枝 10g，川芎 10g，党参 30g，当归 20g，淫羊藿 15g，制附片 10g[先煎]，黄芪 40g，白术 15g，制川乌 6g[先煎]，制草乌 6g[先煎]，甘草 9g。

【功能主治】补肾强督，温经散寒。适用于阳虚督寒型强直性脊柱炎。

【用量用法】水煎服，日一剂，早晚分服。

【出处】杜旭召，邓素玲，史栋梁，等. 王宏坤教授从督脉论治强直性脊柱炎的学术经验举隅[A]. 中国中药杂志社. 中国中药杂志 2015/专集：基层医疗机构从业人员科技论文写作培训会议论文集[C]. 北京：中国中药杂志社，2016：2.

【方解】本方为全国老中医药专家学术经验继承工作指导老师王宏坤教授治疗强直性脊柱炎的经验方。王老认为强直性脊柱炎的发病病位主要是督脉受病，肾督亏虚气血虚弱，筋脉失养是根本原因，治疗上强调从督脉论治，治疗方法以固肾通督、祛风除湿、温经散寒、祛瘀通络为主。独活祛风除湿，善治伏风，除久痹，祛下半身风寒湿邪；桑寄生、杜仲、怀牛膝、狗脊、熟地黄、淫羊藿补肾强督、强筋健骨，桑寄生兼可祛风湿，怀牛膝兼能活血化瘀、通利筋脉；白芍、甘草合芍药甘草汤缓急止痛，现代药理研究表明，芍药甘草汤具有抗炎镇痛、缓解痉挛、调节免疫等作用；当归、川芎、怀牛膝活血化瘀，寓"治风先治血，血行风自灭"之意；制附片、制川乌、制草乌辛热之品，温阳散寒、通络止痛；黄芪、党参、白术、甘草益气健脾以固本；白花蛇舌草清热除湿；桂枝温通经脉；甘草调和诸药。

荆芥止痛方

【药物组成】制川乌 9g[先煎]，延胡索 10g，荆芥 10g，细辛 3g，熟地黄 15g，怀牛膝 15g，党参 15g，茯苓 20g，炒白芍 20g，炒稻芽 30g，陈皮 5g，清甘草 5g。

【功能主治】宣通督阳。适用于风寒湿痹阻，督阳阻遏型急性期强直性脊柱炎。

【用量用法】水煎服，日一剂，早晚分服。

【出处】周丹庆，叶海. 叶海从督脉论治强直性脊柱炎经验介绍[J]. 新中医，2020，52（12）：223-225.

【方解】本方为全国老中医药专家学术经验继承工作指导老师叶海教授治疗强直性脊柱炎的经验方。叶老认为腰脊与督脉的关系密切，提出了"强直性脊柱炎责之于督脉"，认为发病主要是因为督阳不振为本，寒湿阻络为标，属于本虚标实证。对于强直性脊柱炎急性期，主因风寒湿邪侵袭，督阳痹阻为关键，阳气阻遏，不通则痛，对于督阳阻遏，采用通督温阳法，叶老予荆芥止痛方加减治疗，方中制川乌温经散寒、祛风通痹止痛。荆芥祛风除湿，早在《黄帝内经》中就有"风能胜湿"之说，路志正认为风性善行，走窜力强，可宣散湿浊，并可搜剔经络，无所不至，使稽留之湿邪无所藏匿，又可防湿浊与它邪兼而为病，故凡湿邪困阻，而见四肢关节疼痛，肌肤麻木不仁者，皆可应用风药，而荆芥乃疏风圣品，故多用之。延胡索行气止痛；细辛解表散寒、祛风通痹，与制川乌相伍祛内外寒邪；熟地黄滋阴益肾、填精益髓；怀牛膝补益肝肾、强筋健骨，兼能活血化瘀；党参、茯苓、清甘草益气健脾，培本扶中；炒白芍、清甘草合芍药甘草汤缓急止痛；炒稻芽、陈皮、清甘草理气健脾、消食和中；清甘草调和诸药。临证多加用桂枝、麻黄等辛味之品。

腰痛三号方加减

【药物组成】熟地黄 15g，淮山药 15g，怀牛膝 15g，茯苓 20g，山茱萸 10g，延胡索 10g，制川乌 9g^{（先煎）}，炒稻芽 30g，陈皮 5g，甘草 5g。

【功能主治】补督扶阳。适用于督阳亏虚型缓解期强直性脊柱炎。

【用量用法】水煎服，日一剂，早晚分服。

【出处】周丹庆，叶海. 叶海从督脉论治强直性脊柱炎经验介绍[J]. 新中医，2020，52（12）：223-225.

【方解】本方为全国老中医药专家学术经验继承工作指导老师叶海教授治疗强直性脊柱炎的经验方。叶老认为强直性脊柱炎缓解期以督阳不振为本，缓解期邪去正虚，督阳亏虚成为主要矛盾，缓则治其本，采用补督扶阳法，予以腰痛三号方加减治疗，方中熟地黄滋阴补肾、填精益髓；山茱萸补肝敛阴；淮山药平补肝脾肾；怀牛膝补肝肾、强筋骨，兼能活血化瘀；茯苓益气健脾渗湿；延胡索行气止痛；制川乌温经散寒止痛；陈皮、炒稻芽、甘草健脾消食、理气和中；甘草调和诸药；叶老临证见督阳亏虚明显者，临证加用肉苁蓉、巴戟天、淫羊藿、杜仲、续断、桑寄生、鹿角片等温补之品。

芍药甘草汤加减

【药物组成】白芍 100g，甘草 50g，葛根 100g，生地黄 100g，醋延胡索 50g，青风藤 100g，茯苓 100g，炒白术 100g，鸡血藤 100g，忍冬藤 100g，陈皮 100g，清半夏 100g，川牛膝 50g，全蝎 50g^{（另包）}，乌梢蛇 50g^{（另包）}。

【功能主治】化痰通络，祛瘀止痛。适用于气血瘀滞，痰瘀痹阻型早中期强直性脊柱炎。

【用量用法】做水丸长期服用。（此处文中无其余具体用法赘述）

【出处】陈松，袁普卫，李堪印，等. 李堪印教授治疗痹病经验[J]. 吉林中医药，2019，39（12）：1563-1565.

【方解】本方为全国老中医药专家学术经验继承工作指导老师李堪印教授治疗强直性脊柱炎的经验方。李老根据强直性脊柱炎患者的临床症状特点，认为早期属于"筋痹"，病位在肝，肝血不足，不荣则痛；中期为"骨痹"，病位在肾，痰瘀痹阻，不通则痛；后期为"骨痿"，病位在肾，肝肾阴阳俱虚，治以补益肝肾，李老常用芍药甘草汤加减治疗早中期强直性脊柱炎，方中白芍养血敛阴、柔肝止痛，配伍甘草合芍药甘草汤柔肝缓急止痛，治疗阴血亏虚筋脉失养所致的手足痉挛疼痛，现代药理研究表明，具有抗炎镇痛、缓解痉挛、调节免疫等作用；葛根解痉止痛，善治项背强几几；生地黄滋阴清热、补肾益精；醋延胡索、青风藤、鸡血藤舒筋活络止痛，《本草汇言》云："凡藤蔓之属，藤枝攀绕，性能多变，皆可通经入络。"青风藤祛风湿通络、镇痛之功明显，忍冬藤味甘性寒，善于清热疏风，通络止痛。茯苓、炒白术、陈皮益气健脾；川牛膝补益肝肾、强筋健骨，兼能活血化瘀；李老在运用活血化瘀类药物的同时常加用虫类药物，全蝎、乌梢蛇不仅增强活血化瘀之力，又能通经活络止痛；清半夏化痰散结止痛。

益肾通督汤加减

【药物组成】龟甲胶 10g，鹿角胶 10g，熟地黄 20g，山茱萸 10g，女贞子 10g，生白芍 15g，汉三七 20g，枸杞子 15g，生地黄 20g，生甘草 10g，青风藤 15g，砂仁 10g。

【功能主治】补肾填精，通调督脉兼强筋健骨。适用于肾精不足、督脉亏虚型强直性脊柱炎。

【用量用法】水煎服，日一剂，早晚分服。

【出处】杨威，康武林，袁普卫，等. 李堪印教授中药治疗强直性脊柱炎的疗效观察[J]. 现代中药研究与实践，2016，30（02）：71-74.

【方解】本方为全国老中医药专家学术经验继承工作指导老师李堪印教授治疗

强直性脊柱炎的经验方。李老认为强直性脊柱炎以素体肾气不足、督脉亏虚为发病的根本原因，加之感受风寒湿邪诱而为病，李老在治疗上强调填精髓、益气血、补肝肾、祛风湿、强筋骨，其次辅以祛邪。李老自拟益肾通督汤加减治疗，方中用血肉有情之品龟甲胶、鹿角胶以补肝肾、益精养血；熟地黄滋阴补肾、填精益髓；生白芍、生甘草合芍药甘草汤，柔肝缓急止痛，现代药理研究表明，芍药甘草汤具有抗炎镇痛、缓解痉挛、调节免疫等作用；生地黄、熟地黄、山茱萸、女贞子、枸杞子补益肝肾、强筋健骨以治本。《本草汇言》云："凡藤蔓之属，藤枝攀绕，性能多变，皆可通经入络。"青风藤长于祛风湿通络，镇痛之功明显；汉三七活血化瘀止痛；砂仁行气和胃，以防滋补类药物滋腻碍胃。李老临证见兼寒湿者加羌活、薏苡仁、茯苓各12g，细辛3g温经通络；阴虚盗汗低热者加生黄芪30g，知母12g；腰骶或髋膝部疼痛明显加延胡索（元胡）10g，桑寄生30g，杜仲、续断、狗脊和川牛膝各12g；项背僵痛加粉葛根20g，羌活12g；四肢拘挛僵硬不适加姜黄9g，透骨草20g，僵蚕9g；胃脘酸胀疼痛不适加陈皮12g，焦三仙各10g，枳壳12g。

寒湿方

【药物组成】黄芪，昆明山海棠，麻黄，细辛，桂枝，独活，桃仁，红花，甘草，淫羊藿，菟丝子，续断，伸筋草。（原方无具体用量）

【功能主治】补益肝肾，散寒通络。适用于肝肾不足，寒湿痹阻型强直性脊柱炎。

【用量用法】水煎服，日一剂，分3次服用。

【出处】阎霞. 运用舒尚义自拟寒湿方治疗强直性脊柱炎经验总结[J]. 云南中医中药杂志，2010，31（05）：4-5.

【方解】本方为全国老中医药专家学术经验继承工作指导老师舒尚义教授治疗强直性脊柱炎的经验方。舒老认为强直性脊柱炎多因素体肝肾不足，督脉空虚为内因，加之感受风寒湿邪，以寒邪为重侵袭合而为病，瘀血阻滞经络，不通则痛。舒老自拟寒湿方治疗强直性脊柱炎，方中黄芪益气健脾渗湿；昆明山海棠、伸筋草祛风除湿、舒筋活络；麻黄、细辛解表散寒止痛；桂枝温通经络；独活祛风除湿、通痹止痛，独活善祛下半身风寒湿邪；桃仁、红花活血化瘀、通经止痛；淫羊藿、菟丝子、续断温阳补肾、强筋健骨；甘草调和诸药。舒老临证见疼痛甚者加姜黄、炙没药、蜈蚣；若下肢膝、踝关节肿胀明显者加泽泻、防己；项背强痛者加葛根、杭白芍等；伴胃脘不适者加荜茇、高良姜等。

治疗强直性脊柱炎经验方1（原方无方名）

【药物组成】穿山龙50g，全当归10g，淫羊藿（仙灵脾）15g，生地黄15g，熟地黄 15g，蜂房 10g，土鳖虫 10g，补骨脂 30g，骨碎补 30g，鹿角片 10g，制天南星 30g，徐长卿 15g，甘草 6g。

【功能主治】益肾壮督，蠲痹通络。适用于肾督亏虚，络脉痹阻型强直性脊柱炎。

【用量用法】水煎服，日一剂，早晚分服。

【出处】李靖. 朱良春治疗痹证验案 2 则[J]. 江苏中医药，2012，44（10）：51-52.

【方解】本方为国医大师朱良春教授治疗强直性脊柱炎的经验方。强直性脊柱炎（AS）是一种以慢性、进行性炎症为主的自身免疫性疾病，属于中医学"痹病"的范畴。病变主要在骶髂关节、脊柱关节、椎旁组织及少数四肢关节。方中穿山龙是朱老治疗痹病的常用药，此处配伍全当归共行祛风除湿、舒经活络、养血活血，补骨脂、骨碎补、生地黄、熟地黄、淫羊藿、鹿角片补益肝肾、强筋健骨，延缓关节软骨退变，抑制骨质增生，预防复发。蜂房、土鳖虫、徐长卿相伍增强祛风除湿通络之力，兼活血之功。制天南星燥湿化痰散结止痛，对于各种骨痛均有奇效，朱老认为制天南星用量应从 20～30g 起用，少则力弱，渐增至 50～60g，则止痛、消肿效佳；甘草调和诸药。

治疗强直性脊柱炎经验方 2（原方无方名）

【药物组成】羌活 10g，葛根 15g，蔓荆子 10g，炒苍耳子 8g，桑寄生 15g，狗脊 12g，补骨脂 12g，菟丝子 15g，鹿角 12g（先煎），醋龟甲 15g，熟地黄 15g，淫羊藿 15g，砂仁 10g（后下），炒芥子 12g，炮附片 6g（先煎），川牛膝 15g，怀牛膝 15g。

【功能主治】通脊益肾，舒筋活血。适用于肾虚督寒、经脉瘀滞型强直性脊柱炎。

【用量用法】水煎服，日一剂，早晚分服。

【出处】韩曼，姜泉，路志正. 路志正治疗强直性脊柱炎经验[J]. 中医杂志，2016，57（19）：1634-1636.

【方解】本方为国医大师路志正教授治疗强直性脊柱炎的经验方。强直性脊柱炎是一种主要侵犯中轴关节，以骶髂关节炎和脊柱强直为主要特点的风湿性疾病，本病多以素体气血亏虚、肝肾不足为内因，风寒湿热之邪为外因，治疗上补肾强脊治病之本，配合祛风、散寒、除湿、清热、活血、散瘀、消痰等法以蠲痹通络治病之标。方中羌活、葛根、蔓荆子、炒苍耳子祛风除湿散寒，通脊引经，使药物直达作用部位；桑寄生、狗脊、补骨脂、菟丝子、鹿角（先煎）、醋龟甲、熟地黄、淫羊藿、川牛膝、怀牛膝等补益肝肾、强健筋骨；炮附片、炒芥子温阳化痰散结；砂仁化湿开胃。

治疗强直性脊柱炎经验方 3（原方无方名）

【药物组成】黄芪 35g，当归 15g，细生地黄 20g，川续断 20g，桑寄生 20g，金狗脊 20g，肥知母 15g，忍冬藤 20g，威灵仙 15g，鸡血藤 25g，活血藤 25g，制乳香 15g，制没药 15g，制延胡索 25g，青风藤 10g，蒲公英 25g，广木香 15g，川芎 12g，淡全蝎 6g。

【功能主治】补益肝肾，化痰逐瘀。适用于肝肾亏虚，痰瘀阻络型强直性脊柱炎。

【用量用法】水煎服，日一剂，早晚分服。

【出处】范为民，李艳. 国医大师李济仁教授辨治强直性脊柱炎经验探要[J]. 环球中医药，2016，9（01）：54-56.

【方解】本方为国医大师李济仁教授治疗强直性脊柱炎的经验方。强直性脊柱炎属自身免疫性疾病，病变多由骶髂关节开始，逐渐向上侵犯腰椎、胸椎及颈椎。该病属于中医"龟肾风""腰痹""肾痹"范畴。李老认为强直性脊柱炎的病机为肝肾亏损、督脉不充，筋骨不濡，外邪侵袭，经络痹阻而发病。临床上注重补益肝肾、强壮腰督，认为其为治疗强直性脊柱炎之根本。同时李老还认为本病日久入络，病久则瘀，治疗宜强调搜风通络、舒筋活络，临床上擅使藤类药物通达经络，治标治本。黄芪、当归、细生地黄益气养血，补养肝肾；川续断、桑寄生、金狗脊强壮腰督。《本草汇言》云："凡藤蔓之属，藤枝攀绕，性能多变，皆可通经入络。"使用忍冬藤、鸡血藤、活血藤、青风藤等藤类药物祛风除湿、通经活络，鸡血藤养血补血，活血藤活血化瘀，二者相伍养血活血，乃"治风先治血，血行风自灭"之意，青风藤侧重止痛。肥知母、蒲公英清热解毒；威灵仙祛风除湿止痛；广木香、川芎、制乳香、制没药、制延胡索行气活血止痛；李老认为，强直性脊柱炎晚期筋骨变形、拘挛，以虫蚁之药搜风通络、活血祛瘀方能起效，方中淡全蝎即是李老常用的虫类药物之一。

治疗强直性脊柱炎经验方 4（原方无方名）

【药物组成】白术 10g，茯苓 15g，泽泻 16g，薏苡仁 30g，桂枝 6g，知母 15g，石膏 20g，木香 10g，全蝎 3g，蜈蚣 3 条，乌梢蛇 15g。

【功能主治】温中健脾除湿，清热通经活络。适用于脾虚湿热内生型强直性脊柱炎。

【用量用法】水煎服，日一剂，早晚分服。

【出处】李沛，潘富伟. 运用李振华教授脾胃学术思想干预强直性脊柱炎发生发展[J]. 风湿病与关节炎，2018，7（01）：44-46.

【方解】本方为国医大师李振华教授治疗强直性脊柱炎的经验方。李老认为强直性脊柱炎是由于人体正气亏虚，风寒湿邪杂合而成，气血痹阻所致。而脾为后天之本，气血生化之源，直接影响着人体正气的盛衰，故李老在治疗强直性脊柱炎时强调从脾论治，并根据个体化原则进行辨证加减。方中白术、茯苓、薏苡仁、泽泻益气健脾、淡渗利水除湿；石膏、知母、桂枝寒热并用，清热解毒、温经通络；木香行气止痛；全蝎、蜈蚣、乌梢蛇搜风通经活络，治疗久痹、顽痹。

治疗强直性脊柱炎经验方 5（原方无方名）

【药物组成】羌活 10g，独活 10g，苍术 10g，怀牛膝 10g，桂枝 10g，桑寄生 15g，杜仲 15g，川续断 15g，金狗脊 15g，补骨脂 15g，巴戟天 15g，赤芍 15g，白芍 15g，骨碎补 20g，鸡血藤 20g，炒薏苡仁 30g。

【功能主治】补肾祛寒，强督壮阳，祛风除湿，化瘀通络。适用于肾虚督寒，瘀血阻络型强直性脊柱炎。

【用量用法】水煎服，日一剂，早晚分服。

【出处】苏小军，王海东，张士卿. 张士卿教授治疗强直性脊柱炎经验[J]. 新中医，2014，46（09）：22-23.

【方解】本方为全国老中医药专家学术经验继承工作指导老师张士卿教授治疗强直性脊柱炎的经验方。张老认为强直性脊柱炎是以肾督亏虚为本，寒湿痰瘀阻痹经脉为标，并提出补肾壮督，荣筋强骨的治疗大法，辅以蠲痹通督，泄浊祛瘀。方中羌活、独活祛风除湿、通痹止痛，羌活为太阳经药，主治督脉为病，脊强而厥，独活辛散、胜湿通络，二药相伍对于颈项、脊柱止痛效果佳；苍术、炒薏苡仁健脾燥湿；怀牛膝、桑寄生、杜仲、川续断、金狗脊、补骨脂、巴戟天、骨碎补强筋健骨、补肾壮阳、散寒通络，其中桑寄生又可祛风湿，川续断为"疏利气血筋骨第一药"，此二药无论病情急性发作期、缓解期均可运用，尤以腰、脊背、髋、膝等大关节更为适合；赤芍、白芍活血化瘀止痛；桂枝、芍药合桂枝汤调和营卫、通络助阳散寒；除湿药性多苦燥，易伤及气血阴津，用鸡血藤补血活血。

治疗强直性脊柱炎经验方 6（原方无方名）

【药物组成】蒲公英 20g，大血藤 20g，虎杖 20g，葛根 20g，羌活 15g，独活 20g，川续断 15g，水蛭 6g，红花 10g，川牛膝 15g，骨碎补 15g，荜澄茄 12g。

【功能主治】清热解毒，祛风活血，补肾强督。适用于风热攻注型强直性脊柱炎。

【用量用法】水煎服，日一剂，早晚分服。

【出处】尹雪燕，付新利. 张鸣鹤治疗强直性脊柱炎医案 1 则[J]. 世界最新医学信息文摘，2019，19（46）：274.

【方解】本方为全国老中医药专家学术经验继承工作指导老师张鸣鹤教授治疗强直性脊柱炎的经验方。强直性脊柱炎发病原因未明，临床以骶关节和脊柱附着点炎症为主要症状，以静息痛为主要特征的自身免疫性疾病。张老称之"脊痹"，认为脊痹的关节肿痛类似于西医中的"炎症"。方中蒲公英、虎杖清热解毒，消除炎症；大血藤、葛根舒筋活络、柔痉止痛，缓解"腰背强几几"；羌活、独活祛风除湿，除一身上下之风湿邪气；川续断又称续断，与骨碎补联用补肾壮骨，补正固本；水蛭、红花、川牛膝活血化瘀、通经止痛；荜澄茄温胃散寒、顾护脾胃，并可佐制清热解毒药物的寒凉之性伤及脾胃。

治疗强直性脊柱炎经验方 7（原方无方名）

【药物组成】黄柏 6g，薏苡仁 10g，大枣 10g，杜仲 30g，川乌 5g[先煎]，淡附片 9g[先煎]，乌梢蛇 9g，佛手 9g，川芎 12g，苍术 12g，川牛膝 12g，独活 12g，木瓜 12g，甘草 12g。

【功能主治】清解通络，温阳止痛。适用于肾阳不足，湿热阻络型强直性脊柱炎。

【用量用法】水煎服，日一剂，早晚分服。

【出处】孙聪，范永升. 范永升从湿论治强直性脊柱炎经验[J]. 浙江中医杂志，2017，52（02）：92-93.

【方解】本方为全国名中医范永升教授治疗强直性脊柱炎的经验方。范老认为强直性脊柱炎的基本病机是肾督亏虚，实邪阻滞，且湿邪是诸实邪的关键环节。治疗时以除湿止痛为基础，辨证处以温阳散寒、清解通络诸法。方中苍术苦辛而温，其性燥烈，一则可健脾助运以治生湿之本，二则芳化苦燥以除湿阻之标，正如《寿世保元》所云："苍术妙于燥湿，黄柏妙于去热。"二药配伍可互制其苦寒或温燥之性以防败胃伤津之弊；薏苡仁健脾利湿、通痹止痛；范老常用温药，认为强直性脊柱炎受寒湿、湿热之邪，非温药不除，范老常选用温通之品，川乌、淡附片温化寒湿、通络止痛；强直性脊柱炎是以腰骶部疼痛为主，此乃肾督二脉所过之处，需将补肾强督贯穿始终，杜仲、川牛膝补益肝肾、强腰健骨；范老善用风药，风能胜湿，为百病之长，用独活祛风除湿、通痹止痛，使水湿之气得以宣散，临床症状得以缓解；乌梢蛇搜风通络止痛，药理研究表明乌梢蛇具有抗炎镇痛作用；佛手疏肝理气，川芎行气活血，使气行则血行；木瓜舒筋活络化石；大枣、甘草顾护脾胃；甘草调和诸药。

治疗强直性脊柱炎经验方 8（原方无方名）

【药物组成】茯苓 30g，滑石 30g[先煎]，杜仲 30g，白术 15g，桂枝 9g，佛手 9g，炙甘草 9g，姜半夏 9g，乌梢蛇 9g，薏苡仁 10g，菟丝子 10g，大枣 10g，威灵仙 20g，豨莶草 15g，细辛 3g。

【功能主治】温中健脾，通络利湿。适用于中阳不足，寒湿阻络型强直性脊柱炎。

【用量用法】水煎服，日一剂，早晚分服。

【出处】孙聪，范永升. 范永升从湿论治强直性脊柱炎经验[J]. 浙江中医杂志，2017，52（02）：92-93.

【方解】本方为全国名中医范永升教授治疗强直性脊柱炎的经验方。此方以苓桂术甘汤为底进行加减治疗，脾能运湿，脾胃虚弱则水湿运化不利，而生湿邪，方中茯苓、白术、薏苡仁益气健脾、淡渗利湿、通痹止痛；滑石、姜半夏、细辛加强燥湿之力；强直性脊柱炎是以腰骶部疼痛为主，此乃肾督二脉所过之处，需将补肾强督贯穿始终，杜仲、菟丝子补益肝肾、强筋健骨，肾气充足，亦能蒸化水湿；风能胜湿，风为百病所长，所用威灵仙、豨莶草、乌梢蛇祛风除湿，威灵仙行十二经络，善治骨痹，且风药能宣散水气，缓解症状；桂枝温通经络止痛；佛手疏肝理气，气行则血行；炙甘草、大枣顾护脾胃；炙甘草调和诸药。

治疗强直性脊柱炎经验方 9（原方无方名）

【药物组成】内服方：炒杜仲 30g，川续断 9g，炒狗脊 15g，炒当归 9g，大川芎 9g，大熟地黄 15g，炒白芍 9g，土鳖虫 9g，潞党参 30g，炙黄芪 30g，枸杞子 15g，制黄精 15g，炙龟甲 15g$^{（先煎）}$，炙鳖甲 15g$^{（先煎）}$，鹿角霜 9g$^{（冲服）}$。

外用通络止痛方：制附子 50g，干姜 100g，细辛 50g，肉桂 50g，独活 50g，红花 50g，延胡索 50g，透骨草 30g，接骨木 50g，制川乌 30g，制草乌 30g，山柰 50g，冰片 10g。

【功能主治】补肾壮骨，益气养血。适用于肾气亏虚型强直性脊柱炎。

【用量用法】内服方：水煎服，日一剂，早晚分服。外用药物用法：取上药共研细末，将药粉与黄酒拌成糊状，敷于督脉与膀胱经，每天 30min，1 日 1 次。

【出处】周佩娟，秦亮甫. 秦亮甫针药结合治疗强直性脊柱炎经验精粹[J]. 江苏中医药，2011，43（12）：14-15.

【方解】本方为上海市名中医秦亮甫教授治疗强直性脊柱炎的经验方。秦老认为肾气亏虚是强直性脊柱炎发病的根本原因，且贯穿疾病的始终。秦老常用补肾壮骨、益气养血法，选取龟鹿二仙丹为组方治疗各阶段的强直性脊柱炎，疗效显著。龟鹿二仙丹在原书《医便》卷 1 记载主治："男妇真元虚损，久不孕育；男子酒色过度，消烁真阴，妇人七情伤损血气，诸虚百损，五劳七伤。"方中炒杜仲、川续断、炒狗脊、枸杞子、炙龟甲、鹿角霜补益肝肾、温补肾阳、强筋健骨；炒当归、大川芎、炒白芍、熟地黄乃四物汤方组成，补血活血，滋而不腻。配伍潞党参、炙黄芪、制黄精益气健脾补虚，气血同治，气旺则血行，血行则风灭；土鳖虫破血化瘀、续筋接骨。《本草通玄》云："龟甲咸平，肾经药也。"龟甲有补水制火之功，故能强筋骨，龟甲与鳖甲同用有解凝补骨的功效，使坏死的骨质得到修复。秦老善将炙龟甲、鹿角霜、炙鳖甲三药同用治疗强直性脊柱炎，临床疗效良好。秦老在使用中药内服的基础上善用外治方配合治疗关节强直、疼痛，通过皮肤吸收，加速局部微循环，促进炎性介质的吸收，加快损伤修复，缓解疼痛。同时秦老善辅用针灸，以温肾通督，常选用百会、大椎、身柱、至阳、命门、腰阳关、十七椎、三焦俞、肾俞，平补平泻，留针 20min，每次温针 2 次。起针后督脉拔罐，留 10min，每周 2 次。

干燥综合征

加味平胃散加减

【药物组成】炒苍术 20g，陈皮 15g，厚朴 15g，炙甘草 10g，乌梅 10g，葛根 20g，生麦芽 50g，神曲 30g，青葙子 15g。

【功能主治】燥湿运脾，行气和胃。适用于脾虚湿盛型干燥综合征。

【用量用法】水煎服，日一剂，早晚分服。

【出处】齐埙潼，朴勇洙. 国医大师卢芳从脾论治干燥综合征[J]. 长春中医药大学学报，2019，35（05）：858-860.

【方解】本方为国医大师卢芳教授治疗干燥综合征的经验方。卢老认为干燥综合征发生外因为感受风热之邪，内因为湿邪中阻脾胃，致使津液输布失常所致，方中炒苍术燥湿健脾，使脾运湿气自除；厚朴行气燥湿，二者相伍行气、健脾燥湿；陈皮理气健脾、燥湿化痰，助炒苍术、厚朴行气运脾；炙甘草益气和中，调和诸药。葛根升脾胃清阳之气，兼能生津止渴；乌梅酸收，生津液，以润口燥咽干；青葙子微寒味苦，清肝明目退翳，《滇南本草》言："明目。泪涩难开，白翳遮睛。"卢老认为在治疗眼干时青葙子必不可少；生麦芽、神曲健脾消食。

益胃汤合麻黄附子细辛汤加减

【药物组成】生地黄 40g，当归 10g，白芍 20g，生地榆 15g，北沙参 10g，麦冬 20g，太子参 10g，党参 15g，炙麻黄 8g，细辛 4g，炮附子 6g，茯苓 20g，荆芥 10g，生石膏 20g，桑叶 15g。

【功能主治】益气养阴清热。适用于气阴两虚、虚火上炎型干燥综合征。

【用量用法】水煎服，日一剂，早晚分服。

【出处】雷超芳，翟昌明，张翠新，等. 王庆国教授辨治燥痹病经验探析[J]. 环球中医药，2019，12（06）：906-909.

【方解】本方为国医大师王庆国教授治疗干燥综合征的经验方。路志正首次将干燥综合征命名为"燥痹"，依据《黄帝内经·素问·痹论》曰："风寒湿三气杂至，合而为痹。"又说:"燥胜则干。"《素问玄机原病式》云:"诸涩枯涸,干劲皴揭,皆属于燥。"王庆国教授认为燥痹是以气阴亏虚为本,内燥、外燥均可致痹,日久可有瘀血、燥毒、阴虚火热等邪气互为影响。治疗则以益气养阴为主,临证再随机加减治疗。方中重用生地黄滋阴存津,配伍北沙参、麦冬、白芍加强养阴之力;太子参、党参、茯苓健脾养胃,以助脾胃运化,当归、白芍补血养阴,气血双补,使脏腑气阴得以发挥正常滋润功能,以润官窍,这也是王老临证用药特色所在,善重用生地黄、黄芪配伍太子参、党参、麦冬、白芍等益气滋阴之品。重用生石膏一是制约炙麻黄、炮附子、细辛等辛温燥烈之性,以免耗伤人体气阴;二是助荆芥、桑叶入肺经,清肺热,三是小剂量生石膏20g,以防寒凉伤胃,全方寒热并用,诸症得除;生地榆止血;炙麻黄、细辛、炮附子合麻黄附子细辛汤,皆乃辛温之品,温阳以达气化津以润之。

黄芪桂枝五物汤加减

【**药物组成**】黄芪30g,桂枝12g,炒白芍12g,赤芍15g,忍冬藤15g,生地黄12g,五味子10g,麦冬15g,丹参15g,紫草12g,枸杞子15g,白鲜皮12g,蝉蜕6g,蜂房10g,蜈蚣6g,大枣15g。

【**功能主治**】益气养阴,活血通络。适用于气阴两虚,血瘀络阻型干燥综合征。

【**用量用法**】水煎服,日一剂,早晚分服。

【**出处**】吴国琳,李天一,范永升. 全国名中医范永升教授运用虫类药治疗痹病经验探析[J]. 中国中药杂志,2019,44(04):845-848.

【**方解**】本方为全国名中医范永升教授治疗干燥综合征的经验方。范老善用虫类药物全蝎、地龙、僵蚕、土鳖虫等治疗痹病,并根据症状配伍祛风湿、活血化瘀、补益类药物进行加减治疗。方中黄芪甘温,补在表之卫气,桂枝温经散寒通痹,二者相伍益气温阳、和血通经;炒白芍养血和营而通血痹,与桂枝合用意桂枝汤,调和营卫;痹病日久,痰浊瘀血闭阻经络,津液不得上承,用赤芍、丹参、紫草活血化瘀;忍冬藤舒筋活络;生地黄、五味子、麦冬益气养阴;枸杞子平补肝、肺、肾以固本;白鲜皮、蝉蜕、蜂房、蜈蚣祛风止痒通络;大枣顾护脾胃。范老使用虫类药物治疗痹病时,虫类药物药力强,需中病即止,不可久服、过服。若需长时间服药,则应制成丸剂、散剂便于服用,亦可减少不良反应。

一贯煎加减1

【**药物组成**】生地黄15g,北沙参30g,枸杞子30g,麦冬15g,当归10g,川楝子9g,青蒿20g,生甘草12g,飞滑石30g(包煎),厚朴花9g,扁豆衣10g,金银花12g。

【**功能主治**】滋养肝肾,健脾化湿,清热解毒。适用于肝肾阴虚,脾虚湿滞夹毒型干燥综合征。

【用量用法】水煎服，日一剂，早晚分服。

【出处】张帅，杜羽，包洁，等. 范永升应用一贯煎治疗干燥综合征验案举隅[J]. 浙江中医药大学学报，2016，40（12）：917-919.

【方解】本方为全国名中医范永升教授治疗干燥综合征的经验方。范老认为干燥综合征的病机主要是阴虚为本，燥邪为标，并有肝郁，治疗以滋养肝肾、兼疏肝解郁为主，常用一贯煎加减化裁。方中生地黄补益肝肾、滋阴养血，以滋水涵木；北沙参、麦冬滋养肺胃、养阴生津；枸杞子平补肝肾、养肝明目；当归养血活血；川楝子疏肝泄热、理气止痛；现代药理研究证实，青蒿有良好的调节免疫作用，范老常用量20～30g；飞滑石、生甘草乃六一散方组成，取"利小便以实大便"之意，厚朴花、扁豆衣相伍加强化湿；金银花清热解毒。

一贯煎加减 2

【药物组成】生地黄 12g，北沙参 30g，川麦冬 15g，当归 10g，枸杞子 12g，天花粉 30g，炒知母 12g，瓜蒌皮 12g，郁金 9g，桔梗 5g，蜜百部 15g，炒柴胡 9g，炒黄芩 12g，佛手 9g，淮小麦 30g，生甘草 12g，僵蚕 9g。

【功能主治】滋养肝肾，清肺泻火，活血化瘀。适用于肝肾阴虚，肺火上炎，瘀血阻滞型干燥综合征。

【用量用法】水煎服，日一剂，早晚分服。

【出处】张帅，杜羽，包洁，等. 范永升应用一贯煎治疗干燥综合征验案举隅[J]. 浙江中医药大学学报，2016，40（12）：917-919.

【方解】本方为全国名中医范永升教授治疗干燥综合征的经验方。方中生地黄补益肝肾、滋阴养血，以滋水涵木；北沙参、川麦冬滋养肺胃、养阴生津；枸杞子平补肝肾、养肝明目；当归养血活血；天花粉、炒知母清热泻火、滋阴润燥、生津止渴；蜜百部润肺止咳，范老善用百部治疗各种咳嗽，无论新久均适用，对干咳无痰者尤为适宜；瓜蒌皮清肺热，兼能宽胸理气；郁金活血化瘀，兼能解郁；桔梗宣肺利咽，且能载药上行；炒黄芩清热泻火，炒柴胡疏肝解郁、解表退热；佛手疏肝理气，以防滋腻之弊，范老善用佛手，常用量9g；僵蚕化痰散结，适用于风热上攻之咽喉肿痛；病久心情不畅，情绪低落，乃加用甘麦大枣汤补益心脾，宁心安神，但大枣性热，与此证型不符，故去之；生甘草调和诸药。

一贯煎加减 3

【药物组成】北沙参 30g，麦冬 15g，生地黄 20g，枸杞子 20g，乌梅 10g，川牛膝 15g，葛根 30g，生黄芪 30g，生甘草 10g，当归 20g，路路通 15g。

【功能主治】益气养阴，养血活血。适用于气阴两虚，瘀血内阻型干燥综合征。

【用量用法】水煎服，日一剂，早晚分服。

【出处】李斌，唐今扬，周彩云，等. 房定亚活血化瘀法治疗风湿病验案 3 则[J]. 世界中医药，2013，8（07）：773-775.

【方解】本方为全国老中医药专家学术经验继承工作指导老师房定亚教授治疗干燥综合征的经验方。养阴生津是治疗干燥综合征最常用的治疗原则，房老认为腺体的正常分泌依赖于阴血之滋养，故在治疗过程中不应忽视血瘀证的存在。方中北沙参、麦冬滋养肺胃、养阴生津；生地黄滋阴养血、补益肝肾；当归、枸杞子养血滋阴柔肝；生黄芪益气健脾；乌梅敛肺生津；川牛膝补益肝肾，兼能活血化瘀；葛根生津止渴；路路通祛风活络；生甘草调和诸药。同时，房老在临床中发现，对于长期使用益气养阴之品治疗干燥综合征疗效不佳，加用活血之品，常可取效。

一贯煎合赤豆当归散合升麻鳖甲汤加减

【药物组成】干地黄 12g，北沙参 30g，枸杞子 30g，麦冬 30g，当归 10g，赤小豆 10g，青蒿 30g，升麻 6g，炙鳖甲 12g，独活 15g，佛手片 10g，川牛膝 12g。

【功能主治】滋阴清热，通络止痛。适用于阴虚津枯、筋脉痹阻型干燥综合征。

【用量用法】水煎服，日一剂，早晚分服。

【出处】陈秀芳，范永升. 范永升教授辨治痹证验案举隅[J]. 浙江中西医结合杂志，2011，21（07）：450-451+455.

【方解】本方为全国名中医范永升教授治疗干燥综合征的经验方。方中干地黄滋阴养血、补益肝肾，以滋水涵木；北沙参、麦冬滋养肺胃，养阴生津；枸杞子、当归养血滋阴；赤小豆、当归养血活血化瘀，是范老常用对药之一，活血化瘀、通经活络，加速血液循环，以输布津液润全身；青蒿、炙鳖甲滋阴清热；升麻清热解毒；独活祛风除湿；范老常在滋阴清热药物中加入行气药物佛手片以理气和胃；川牛膝活血化瘀。

润燥解毒汤

【药物组成】金银花，当归，玄参，甘草，北沙参，枸杞子，麦冬，生地黄，白芍，白花蛇舌草，天冬，夏枯草。（原方无具体用量）

【功能主治】润燥解毒，通络散结。适用于阴虚津亏，燥毒瘀互结型干燥综合征。

【用量用法】水煎服，日一剂，早晚分服。

【出处】张颖，陶礼荣. 房定亚从"燥、毒、瘀"论治干燥综合征思路探析[J]. 中国中医药信息杂志，2016，23（07）：113-116.

【方解】本方为全国老中医药专家学术经验继承工作指导老师房定亚教授治疗干燥综合征的经验方。房老临床中发现阴虚津亏是干燥综合征的发病基础，《类证治裁》曰："瘅者……必有湿痰败血瘀滞经络。"房老认为治疗过程中不仅要润燥，更要"解毒通络"，注重清除外来毒邪和内生之毒，据此房老自拟润燥解毒汤治疗阴虚津亏，燥毒瘀互结型干燥综合征。方中金银花、玄参、当归、甘草乃四妙勇安汤方组成，金银花、白花蛇舌草、夏枯草清热解毒散结；玄参、北沙参、麦冬、天冬、生地黄滋阴润燥；当归养血活血通络；白芍敛阴养血，合甘草缓急止痛；枸杞子平补肝、脾、肾以治本；甘草调和诸药。在干燥综合征治疗过程中，房老甚少应用黄连、黄柏、苦参、龙胆等苦寒类药物，以防伤阴。

润燥汤加减

【药物组成】北沙参 30g，天冬 15g，麦冬 15g，五味子 10g，山茱萸 15g，生地黄 20g，枸杞子 20g，茯苓 15g，白花蛇舌草 30g，石斛 30g，槐花 10g，瓜蒌皮 15g，竹茹 10g。

【功能主治】补益肺、胃、肾之阴液，疏通络脉。适用于肺、胃、肾脏阴液受损，津液敷布失调型干燥综合征。

【用量用法】水煎服，日一剂，早晚分服。

【出处】唐今扬，周彩云，李斌，等. 房定亚治疗干燥综合征及合并症经验[J]. 辽宁中医杂志，2013，40（05）：869-871.

【方解】本方为全国老中医药专家学术经验继承工作指导老师房定亚教授治疗干燥综合征的经验方。房老认为干燥综合征起于内毒化燥、损伤脉络，自拟润燥汤治疗干燥综合征，方中北沙参、天冬补肺阴；石斛、麦冬益胃阴；生地黄、枸杞子补肾阴；茯苓益气健脾助运，以防滋腻之弊；槐花清热疏风，以散络脉燥毒；五味子酸甘化阴以生津液；白花蛇舌草清热解毒；山茱萸补益肝肾；竹茹、瓜蒌皮清热化痰散结。房老认为于干燥综合征口干症状明显时选用枸杞子、天冬、麦冬，以增加唾液腺分泌作用。

散结解毒汤加减

【药物组成】蒲公英 20g，玄参 15g，海藻 10g，蛇蜕 6g，黄药子 8g，夏枯草 15g，赤芍 15g，牡丹皮 10g，柴胡 10g，生地黄 20g，牛蒡子 10g，僵蚕 10g。

【功能主治】清热解毒，活血散结。适用于内燥从阳化热，热邪蕴而不解，火聚成毒，少阳热盛，结于双颐而发型干燥综合征合并成人腮腺炎。

【用量用法】水煎服，日一剂，早晚分服。

【出处】唐今扬，周彩云，李斌，等. 房定亚治疗干燥综合征及合并症经验[J]. 辽宁中医杂志，2013，40（05）：869-871.

【方解】本方为全国老中医药专家学术经验继承工作指导老师房定亚教授治疗干燥综合征的经验方。临床发现，约有半数的干燥综合征患者发病期间易出现间歇性、交替性腮腺肿痛，累及单侧或双侧，即"成人胰腺炎"，究其原因，乃是疾病日久，内燥化热，热邪蕴而不解，火聚成毒，少阳热盛，结于双颐而发，反复迁延，久病入络，瘀血乃成，故见双颐结节肿硬，需清热解毒，活血散结法治疗，房老自拟散结解毒汤治疗干燥综合征合并成人腮腺炎。方中蒲公英、夏枯草、蛇蜕清热解毒散邪热；海藻、黄药子、牛蒡子、僵蚕软坚散结止痛，牛蒡子、僵蚕又可疏风透热，取其"其在上者，因而越之"；玄参、生地黄滋阴生津，以防大量清热解毒类药物苦寒伤阴，以顾护津液；赤芍、牡丹皮清热凉血、活血化瘀，散血分瘀滞；柴胡入少阳经，引药直达病所。房老强调用解毒散结法治疗干燥综合征时应注意中病即止，同时软坚散结之品黄药子有毒，不宜久服。服过量可引起口、舌、喉等处烧灼痛、流涎、恶心、呕吐、腹泻、腹痛、瞳孔缩小，严重的出现昏迷、呼吸困难和心脏麻痹而死亡。解救方法：洗胃，导泻，内服蛋清或葛粉糊及活性炭；饮糖水或静脉滴注葡萄糖盐水，亦有内服绿豆汤的；或用岗梅 0.25kg，清水 5 碗煎至 2 碗饮服。

治疗干燥综合征经验方 1（原方无方名）

【药物组成】生地黄 30g，蒲公英 30g，川石斛 15g，枸杞子 15g，赤芍 15g，白芍 15g，僵蚕 15g，麦冬 12g，穿山龙 40g，蜂房 10g，鹿衔草 20g，炙甘草 6g。

【功能主治】滋养脾肾，蠲痹通络。适用于脾肾阴虚，阴津亏耗，络脉痹阻型：燥痹。

【用量用法】水煎服，日一剂，早晚分服。

【出处】吴坚，朱良春. 朱良春治疗干燥综合征经验[J]. 实用中医药杂志，2006，22（08）：501.

【方解】本方为国医大师朱良春教授治疗干燥综合征的经验方。干燥综合征的主要症状是口、眼干燥和关节痛，中医认为本病多因先天禀赋不足，肝肾阴精亏虚，精血不足，阴津亏耗，不能濡润脏腑、四肢百骸；或因情志失调，肝郁化火，火热伤津成燥；也有因反复感受燥邪或过多服用燥热药物，积热酿毒，灼伤津液，化燥而成。朱老推崇近代中医大家冉雪峰"燥甚化毒"之说，认为此病之燥，虽有燥证之象，又非外感燥邪或某种因素直接所致，实乃燥邪日盛，蕴久成毒，煎灼阴津，伤及胃、脾、肝、肾等脏腑，导致津伤成燥，燥盛伤津，互为因果，缠绵难愈。其中穿山龙、生地黄用量较大，常达 40～50g。穿山龙是朱师治疗多种风湿病的常用药，如类风湿关节炎、强直性脊柱炎、干燥综合征、皮肌炎、系统性红斑狼疮等。生地黄养阴生津共为君药；川石斛、麦冬滋阴养胃、清热生津，为臣药；又以枸杞子、鹿衔草、生地黄、白芍、僵蚕、穿山龙、蜂房、蒲公英滋养肝肾、清热润燥，佐赤芍蠲痹通络止痛共为佐药；炙甘草调和诸药，为使药。

治疗干燥综合征经验方 2（原方无方名）

【药物组成】北沙参 20g，麦冬 15g，女贞子 15g，石斛 15g，仙鹤草 25g，酸枣仁 25g，酒黄连 3g，炒白芍 20g，鸡血藤 15g，浮小麦 50g，竹茹 10g，甘草 5g。

【功能主治】滋养肝肾，养阴清热。适用于肝肾阴虚型干燥综合征。

【用量用法】水煎服，日一剂，早晚分服。

【出处】汪元，梁红，徐经世. 徐经世治疗干燥综合征经验[J]. 中医杂志，2018，59（14）：1185-1188.

【方解】本方为国医大师徐经世教授治疗干燥综合征的经验方。徐老对干燥综合征的治疗提出了滋养肝肾、养阴清热的治疗方法，方选二至丸合一贯煎加减，常用女贞子 15g、北沙参 20g、麦冬 15g、炒白芍 20g、石斛 15g、酸枣仁 25g、甘草 5g 作为基本方，临证再加减化裁。方中北沙参、麦冬、石斛滋养肺胃、养阴生津；女贞子性凉，滋补肝肾；仙鹤草治疗干燥综合征病程日久，耗伤气血，补益劳伤脱力；酒黄连清热解毒；酸枣仁养血安神；炒白芍、甘草酸甘化阴，增液润燥；鸡血藤养血活血，以增新鲜血液；浮小麦敛阴止汗；竹茹滋阴清热；甘草调和诸药。

治疗干燥综合征经验方 3（原方无方名）

【药物组成】西洋参 6g，黄芪 20g，生地黄 15g，熟地黄 15g，山茱萸 10g，山药 20g，牡丹皮 10g，茯苓 10g，泽泻 10g，石斛 15g，百合 20g，牛膝 10g，鸡血藤 15g，葛根 15g，杜仲 15g，延胡索 10g。

【功能主治】补肝肾，清燥热，滋阴精，通血络。适用于肝肾亏损、阴虚内燥型干燥综合征。

【用量用法】水煎服，日一剂，早晚分服。

【出处】曾智力，黄柳向，王行宽. 王行宽滋肾清肝润燥法治疗干燥综合征经验[J]. 中医杂志，2018，59（02）：104-107.

【方解】本方为全国名中医王行宽教授治疗干燥综合征的经验方。王老认为干燥综合征发病多由于先天禀赋不足，加之后天失于调摄，导致肝肾亏虚，水亏火旺，相火、君火亢而妄行，从而出现一派水亏失润、火旺受灼之干燥之象。治疗上主张

"壮水之主，以制阳光"，滋肝肾之阴精、清机体之燥火、润脏腑之干燥；并倡导以治一脏或二脏为主，兼顾调节他脏，治疗时当同时调节肺、脾、胃等脏腑，亦不忘疏泄调达肝木。方中西洋参、黄芪益气生津；生地黄、牡丹皮清热凉血；熟地黄、山茱萸、牛膝、杜仲滋补肝肾、强腰健骨；山药、茯苓益气健脾；泽泻利湿化浊；石斛、百合清养肺胃；《血证论》载："有瘀血，则气为血阻，不得上升，水津因不得随气上升。"瘀血去则津液得升，加用鸡血藤补血活血、舒筋活络，延胡索行气活血止痛，气血并治，气行则血行，津液得运；葛根鼓胃气上行生津液、舒筋止痛、升阳止泻。

治疗干燥综合征经验方 4（原方无方名）

【药物组成】金银花 20g，连翘 20g，玄参 12g，生地黄 15g，麦冬 10g，北沙参 15g，白芍 15g，乌梅 10g，石斛 10g，当归 12g，甘草 6g。

【功能主治】清热解毒为基础，兼以养阴生津、活血通络。适用于热毒伤阴、化瘀化燥型干燥综合征。

【用量用法】水煎服，日一剂，早晚分服。

【出处】娄俊东，张立亭. 张鸣鹤教授治疗干燥综合征经验[J]. 风湿病与关节炎，2014，3（02）：34-36.

【方解】本方为全国老中医药专家学术经验继承工作指导老师张鸣鹤教授治疗干燥综合征的经验方。张老提出干燥综合征从"炎"论治，立足"热痹"理论，认为热毒为病之本，血瘀为病之化，阴虚是病之果，临证施治以清热解毒为基础，兼以养阴通络。自拟经验基础方，方中重用金银花、连翘清脏腑热毒，现代研究表明，二药具有良好的抑制自身免疫性炎症的作用；玄参、生地黄、麦冬乃增液汤方组成，以养阴生津，壮水制火，凉血解毒；北沙参、石斛清养肺胃；白芍、甘草合芍药甘草汤缓急止痛，张老常用白芍 15～30g，甘草 6～15g，并伍乌梅酸甘敛阴，其中酸性药物的使用，既可滋阴，又可收敛固摄，刺激腺体分泌，张老常用药物有白芍、乌梅、五味子、山楂等。当归养血活血，《医学入门》曰："盖燥则血涩，而气液为之凝滞；润则血旺，而气液为之宣通。"故养血活血亦可治燥，无瘀血者，常用当归、鸡血藤、丹参等。有瘀象者，加用桃仁、红花、赤芍等化瘀通络。甘草调和诸药。此外张老强调干燥综合征的治疗疗程宜长，待症状缓解后，仍需服药半年至一年，待化验指标、体征均正常后，汤剂可改为隔日服，以巩固疗效。张老临证时在干燥综合征急性炎性期，重用清热解毒药，并可辨病用药，加雷公藤 10g，重用白芍 30g 以调节机体免疫力；发热者，加白花蛇舌草 20g、水牛角粉 30g 或羚羊角粉 1g[冲服]、赤芍 20g 以清热凉血解毒；伴关节游走性疼痛者，加鸡血藤 20g、羌活 15g、川芎 12g 以解毒通络止痛；渴甚者，加天花粉 10g、葛根 20g 以清热生津止渴；伴有项肿咽痛者，加玄参 20g、板蓝根 20g、桔梗 10g 以清热解毒、利咽消肿；眼干痒痛甚者，加夏枯草 15g、菊花 10g、枸杞子 12g，重用白芍 30g 以清肝火、养肝阴；口干甚者，重用白芍 30g，加五味子 10g、山楂 10g 酸甘敛阴以生津止渴；伴低热持续不退者，加银柴胡 15g、鳖甲 15g、地骨皮 15g 入阴分以清退虚热；热毒耗伤气阴者，加黄芪 15g、西洋参 10g、黄精 30g 以气阴双补；肺阴亏虚，干咳者，加炙百合 30g、炙紫菀 10g、炙款冬花 10g 以润肺止咳；临证常佐入少量温热药，如荜澄茄 12g、高良姜 6g、吴茱萸 5g 等，既佐制诸药寒凝血脉，又温脾和胃，促进药物吸收。

治疗干燥综合征经验方 5（原方无方名）

【药物组成】生地黄 30g，沙参 20g，乌梅 10g，麦冬 20g，石斛 15g，金银花 30g，猫眼草 10g，羌活 12g，独活 30g，牛膝 20g，雷公藤 10g$^{(先煎)}$，土茯苓 30g。

【功能主治】清热解毒，滋阴润燥，兼清利湿热。适用于燥毒内盛，阴虚兼湿热阻络型干燥综合征。

【用量用法】水煎服，日一剂，早晚分服。

【出处】傅新利，张立亭，刘磊. 张鸣鹤辨治干燥综合征的思路与特点[J]. 中国医药学报，2001，16（01）：52-54.

【方解】本方为全国老中医药专家学术经验继承工作指导老师张鸣鹤教授治疗干燥综合征的经验方。方中生地黄、沙参、麦冬、石斛滋阴清热，滋养肺胃，润燥生津；乌梅酸甘敛阴，其中酸性药物的使用，既可滋阴，又可收敛固摄，刺激腺体分泌，张老常用药物有白芍、乌梅、五味子、山楂等。金银花清热解毒，张老常选用清热解毒类药物（乃甘寒凉润之品），如金银花、蒲公英、夏枯草、白花蛇舌草等，而非黄芩、黄连、栀子、龙胆等苦燥类清热解毒药物，以防苦燥伤阴，加重症状。羌活、独活祛风除湿、通痹止痛，祛一身上下之风湿邪气；牛膝补肝肾、强筋骨，干燥综合征好发于 40～50 岁的更年期妇女，此时肾气开始虚衰，通过补肾，来调节整体脏腑功能；雷公藤具有明显的抗炎、调节机体免疫作用，但是本品有毒，需先煎、久煎，不宜久服，久服定期复查肝肾功；土茯苓解毒祛湿；干燥综合征的病机演变过程中燥热伤阴，燥毒熬津炼液为痰，随气血运行流注，凝结体内，治疗时还需注重化痰散结，痰去络通，津液得复；猫眼草化痰散结。

治疗干燥综合征经验方 6（原方无方名）

【药物组成】金银花 20g，红藤 20g，连翘 20g，生地黄 20g，天花粉 20g，石斛 15g，麦冬 12g，沙参 20g，羌活 12g，川芎 12g，生龙骨 30g，炒酸枣仁 20g。

【功能主治】清热解毒，滋阴润燥。适用于燥邪化热，阴虚血燥，心肾不交型干燥综合征。

【用量用法】水煎服,日一剂,早晚分服。

【出处】张立亭,傅新利. 张鸣鹤辨治干燥综合征经验[J]. 山东中医药大学学报,2000,24(02):120-121.

【方解】本方为全国老中医药专家学术经验继承工作指导老师张鸣鹤教授治疗干燥综合征的经验方。方中金银花、连翘清热解毒,张老常选用清热解毒类药物中甘寒凉润之品,而非苦燥类,以防苦燥伤阴;生地黄、天花粉、石斛、麦冬、沙参滋阴润燥,改善症状以治"标";红藤、羌活祛风除湿、通痹止痛,红藤兼可活血;川芎行气活血;生龙骨、炒酸枣仁养血重镇安神。

治疗干燥综合征经验方 7(原方无方名)

【药物组成】白花蛇舌草 20g,沙参 20g,麦冬 10g,生地黄 15g,石斛 12g,枸杞子 15g,山茱萸 12g,乌梅 10g,葛根 20g,羌活 15g,红花 10g,吴茱萸 5g,甘草 6g。

【功能主治】养阴生津,祛瘀通络。适用于肝肾亏虚,津亏血瘀型干燥综合征。

【用量用法】水煎服,日一剂,早晚分服。

【出处】张钰,付新利. 张鸣鹤教授辨治原发性干燥综合征 2 例[J]. 广西中医药,2011,34(05):45-46.

【方解】本方为全国老中医药专家学术经验继承工作指导老师张鸣鹤教授治疗干燥综合征的经验方。方中白花蛇舌草清热解毒,张老善用清热解毒类药物中的甘寒凉润之品,而非苦燥类,以防苦燥伤阴,白花蛇舌草就是其中一类;沙参、麦冬、石斛养阴生津;生地黄、枸杞子、山茱萸补肾生津,调理脏腑功能,生地黄又可制约养阴之品,以防滋腻;乌梅酸甘敛阴,其中酸性药物的使用,既可滋阴,又可收敛固摄,刺激腺体分泌,张老常用药物有白芍、乌梅、五味子、山楂等;羌活祛风除湿;红花活血化瘀;吴茱萸散瘀止痛;葛根清热止痛;甘草调和诸药。

治疗干燥综合征经验方 8(原方无方名)

【药物组成】白花蛇舌草 30g,乌梅 10g,沙参 20g,麦冬 15g,百合 30g,芦根 30g,丹参 20g,秦艽 15g,太子参 30g,五味子 10g,白芍 30g,生甘草 10g,三七粉 6g^(冲),仙鹤草 30g,土茯苓 30g。

【功能主治】益气养阴,滋补肝肾。适用于肝肾阴虚,气津两伤型干燥综合征。

【用量用法】水煎服,日一剂,早晚分服。

【出处】张钰,付新利. 张鸣鹤教授辨治原发性干燥综合征 2 例[J]. 广西中医药，2011，34（05）：45-46.

【方解】本方为全国老中医药专家学术经验继承工作指导老师张鸣鹤教授治疗干燥综合征的经验方。方中白花蛇舌草、土茯苓清热解毒除燥；沙参、麦冬、芦根、太子参益气滋阴；乌梅、白芍、五味子酸甘化阴，其中酸性药物的使用，既可滋阴，又可收敛固摄，刺激腺体分泌，张老常用药物有白芍、乌梅、五味子、山楂等；丹参、三七粉活血化瘀；秦艽祛风除湿、蠲痹通络；百合宁心安神除虚烦；仙鹤草凉血补虚；生甘草调和诸药。

治疗干燥综合征经验方 9（原方无方名）

【药物组成】生地黄 15g，玄参 18g，麦冬 20g，枸杞子 30g，桃仁 15g，蚤休 15g，丹参 30g，青蒿 30g，天花粉 15g，蕲蛇 9g，川芎 20g，佛手 10g，川牛膝 12g，蒲公英 15g，威灵仙 30g，炒白芍 30g，炙甘草 9g。

【功能主治】滋补肾阴，清热通络。适用于肾阴虚损型干燥综合征。

【用量用法】水煎服，日一剂，早晚分服。

【出处】韩春雯，范永升. 范永升益阴祛瘀解毒治疗干燥综合征经验[J]. 中国中医药信息杂志，2009，16（11）：80-81.

【方解】本方为全国名中医范永升教授治疗干燥综合征的经验方。方中生地黄、枸杞子滋阴补肾；玄参、麦冬、青蒿、天花粉滋养阴液，以润四肢百骸、五官九窍；叶天士曰："燥为干涩不通之疾。"可因燥致瘀，瘀血形成后进一步影响津液输布，加重口咽干燥症状，乃用桃仁、丹参、川芎、川牛膝活血化瘀，舒经活络，促进气血津液循环，川芎行气活血，为"血中之气药"，是范老常用药物之一；蚤休、蒲公英清热解毒；蕲蛇、威灵仙祛风通络止痛；范老善在大量滋阴清热药物中加入行气药物佛手，以达补而少泻，津液敷布以濡润全身；炒白芍、炙甘草酸甘化阴；炙甘草调和诸药。

治疗干燥综合征经验方 10（原方无方名）

【药物组成】生黄芪 30g，当归 20g，女贞子 12g，墨旱莲 10g，阿胶珠 10g，菟丝子 20g，枸杞子 20g，茯苓 15g，薏苡仁 30g，鸡血藤 30g，生地黄 15g，仙鹤草 20g。

【功能主治】滋阴润燥，益气养血。适用于内燥血虚型干燥综合征合并粒细胞减少、贫血。

【用量用法】水煎服，日一剂，早晚分服。

【出处】唐今扬，周彩云，李斌，等. 房定亚治疗干燥综合征及合并症经验[J]. 辽宁中医杂志，2013，40（05）：869-871.

【方解】本方为全国老中医药专家学术经验继承工作指导老师房定亚教授治疗干燥综合征的经验方。干燥综合征发病过程合并粒细胞减少、贫血也是常见的并发症，发病率分别达30%、25%，房老认为干燥综合征因内毒化燥，燥毒为患，在耗伤阴液的同时，又耗伤气血，无论久病新病，皆可发生。粒细胞减少者多气虚，卫外不固故易感，贫血乃是血虚，常见患者正气虚损、精血不足。治疗以扶正为主，结合补气、养血、益阴、填精之法，以助正气。方中生黄芪大补元气，当归、阿胶珠、鸡血藤补血养血，相伍以气血同治，气旺则生血；女贞子、墨旱莲养阴润燥、补益肝肾；枸杞子、菟丝子肝脾肾同补；茯苓、薏苡仁益气健脾助运，以防滋腻碍胃；生地黄滋阴养血以润燥；同时，房老认为若新患外感表证，亦不可过于发散，而应按虚人外感选用人参败毒散、荆防败毒散或补中益气汤加减治疗。房老善用仙鹤草、茜草治疗粒细胞减少症，取其升白作用。

治疗干燥综合征经验方 11（原方无方名）

【药物组成】金银花30g，当归20g，生甘草10g，水牛角30g（先煎），生地黄30g，赤芍15g，牡丹皮10g，北沙参30g，制何首乌10g（先煎），紫草15g，槐花10g，白花蛇舌草30g。

【功能主治】扶正补虚泄实。适用于虚实夹杂型干燥综合征合并紫癜。

【用量用法】水煎服，日一剂，早晚分服。

【出处】唐今扬，周彩云，李斌，等. 房定亚治疗干燥综合征及合并症经验[J]. 辽宁中医杂志，2013，40（05）：869-871.

【方解】本方为全国老中医药专家学术经验继承工作指导老师房定亚教授治疗干燥综合征的经验方。干燥综合征患者约有30%会出现紫癜，以高球蛋白血症紫癜最为多见，房老强调，治疗紫癜，当先需识虚实，临床多见虚实夹杂型紫癜。方中金银花、水牛角、白花蛇舌草清热解毒；生地黄、北沙参滋阴清热、养血润燥；赤芍、牡丹皮、紫草清泄血分邪热，兼活血化瘀，当归养血补血以补虚；制何首乌补益精血；槐花清热疏风，以散络脉燥毒；生甘草调和诸药。

治疗干燥综合征经验方 12（原方无方名）

【药物组成】黄芪45g，党参30g，北沙参30g，柴胡10g，麦冬15g，知母15g，芦根30g，玉竹15g，生地黄15g，桑叶10g，夏枯草15g，女贞子15g，炒山楂15g，山药30g。

【功能主治】益气、养阴、清热。适用于阴虚燥热夹气虚证型干燥综合征。

【用量用法】水煎服，日一剂，早晚分服。

【出处】曹春辉，张杰，吴斌. 张之文教授治疗干燥综合征经验总结[J]. 中国民族民间医药，2016，25（21）：56-57.

【方解】本方为全国老中医药专家学术经验继承工作指导老师张之文教授治疗干燥综合征的经验方。张老认为干燥综合征临床多见口干多饮、双目干涩、舌红少苔等一派阴虚燥热症状，强调津亏致燥是干燥综合征的主要病机，同时双目干涩，肝开窍于目，肝之精气血上注于目，加之干燥综合征患者多为女性，"女子以肝为先天之本"，另外，口干、口臭、舌红少苔多是胃阴虚，胃有郁热表现，认为干燥综合征的发病主要病位是肝、胃。方中黄芪、党参、北沙参益气健脾，气能生津、行津、摄津，张老在运用养阴清热类药物治疗的同时，选用补气类药物取其气能生津之意，增强津液生化来源；麦冬、知母、芦根、玉竹、生地黄滋阴、清热、生津，可有效改善口干多饮症状；柴胡疏肝解郁；桑叶、夏枯草清泄肝热，桑叶兼可凉血润燥，夏枯草凉血消肿散结，对于干燥综合征伴腺体肿大者尤宜。女贞子清热明目、补益肝肾，三药合用对于双目干涩效佳；炒山楂、山药健脾消食和胃，预防长期服药影响脾胃功能。

治疗干燥综合征经验方 13（原方无方名）

【药物组成】内服方：芦根 30g，石斛 30g，胖大海 9g，北沙参 9g，南沙参 9g，生地黄 9g，麦冬 15g，玄参 15g，玉竹 9g，甘草 9g，僵蚕 9g，地肤子 15g，山药 9g，山茱萸 9g，大青叶 15g。

滴眼方：小川黄连 9g，野菊花 9g，桑叶 9g，密蒙花 9g，青葙子 9g，冰片 9g。

【功能主治】养阴清热。适用于阴虚内热型干燥综合征。

【用量用法】水煎服，日一剂，早晚分服。滴眼方煎水 100ml 分数次滴眼，每天2 次。

【出处】汤璐敏，李祎群，李鹤，等. 秦亮甫教授从阴虚内热论治干燥综合征的经验[J]. 湖北中医药大学学报，2013，15（01）：60-61.

【方解】本方为上海市名中医秦亮甫教授治疗干燥综合征的经验方。秦老认为干燥综合征是以阴虚内热为基本体质，又外感邪毒，乃成本虚标实，虚实夹杂之证。秦老治疗干燥综合征根据脏腑病位的不同给予差异治疗，肺燥阴虚型干燥综合征用沙参麦冬汤加减治疗，脾胃阴虚证型乃用增液汤合玉女煎加减，肝肾阴虚证型用一贯煎加减治疗。方中芦根、胖大海清热润肺、生津止渴；石斛、北沙参、南沙参、生地黄、玄参、麦冬、玉竹滋阴清热；地肤子清热利湿；大青叶清热解毒，秦老善用大青叶，认为干燥综合征的发病与病毒感染有一定的关系，常用大青叶、连翘相伍以祛外毒，再辅以养阴之品，以扶正祛邪；山药、山茱萸补益肝脾肾以治本；僵蚕祛风化痰；生草（生甘草）调和诸药。秦老对于眼睛干涩者常联合家用的滴眼方，以清肝明目、疏风解毒。

治疗干燥综合征经验方 14（原方无方名）

【药物组成】 玄参 10g，浙贝母 10g，煅牡蛎 15g，赤芍 10g，土茯苓 12g，白花蛇舌草 15g，鬼箭羽 10g，丹参 10g，生甘草 5g，忍冬藤 12g，玉竹 12g，石斛 12g，牡丹皮 10g，女贞子 12g，百合 12g。

【功能主治】 解毒软坚，化痰消瘀，养阴润燥。适用于燥毒伤络，痰瘀凝滞，阴津亏虚型干燥综合征。

【用量用法】 水煎服，日一剂，早晚分服。

【出处】 徐长松，刘永年. 刘永年治疗干燥综合征经验[J]. 中医学报，2021，36（03）：566-571.

【方解】 本方为全国老中医药专家学术经验继承工作指导老师刘永年教授治疗干燥综合征的经验方。刘老认为干燥综合征燥毒内伏是发病原因，正气亏虚是发病基础，以"津供不全"为主要病理特点，刘老强调多法并举治疗干燥综合征，包括清燥解毒、益气温阳、解郁活血、利湿化痰等，方中玄参、土茯苓、白花蛇舌草清热解毒，减少津液损耗，以清其源头；赤芍、鬼箭羽、丹参、牡丹皮凉血活血、通经活络，使气血津液得通，津液流通，燥自去；浙贝母、煅牡蛎化痰软坚，痰湿是水液代谢的病理产物，刘老认为燥湿并见，养阴与利湿同用，清代张璐在《张氏医通》中也指出："专于燥湿，必致真阴耗竭；纯用滋阴，反助痰湿上壅。务使润燥合宜，刚柔协济"。强调燥湿兼顾；玉竹、石斛、女贞子、百合扶正养阴；忍冬藤味甘性寒，善于清热疏风，通络止痛；生甘草调和诸药。

治疗干燥综合征经验方 15（原方无方名）

【药物组成】 黄芪 15g，太子参 15g，山药 12g，生甘草 3g，炙甘草 3g，炒白芍 10g，葛根 10g，白术 10g，鬼箭羽 10g，虎杖 12g，鸡血藤 12g，海螵蛸（乌贼骨）12g，丹参 10g。

【功能主治】 益气活血，解毒润燥。适用于燥毒蕴袭，气虚血滞，津液不布型干燥综合征。

【用量用法】 水煎服，日一剂，早晚分服。

【出处】 徐长松. 刘永年"流津润燥"法治疗干燥综合征的经验[J]. 江苏中医药，2011，43（01）：12-13.

【方解】 本方为全国老中医药专家学术经验继承工作指导老师刘永年教授治疗

干燥综合征的经验方。方中黄芪、太子参、山药、白术、炙甘草益气健脾，人体的气血津液的运行，都赖于气的推动输布，脏腑之气充足，才能推动全身津液运行输布；鬼箭羽、虎杖、鸡血藤、丹参活血化瘀，脉络是津液运行输布的通道，脉络阻滞，运行阻碍，则津液受阻，一旦瘀去络通，则津液输布正常，燥自去；炒白芍、生甘草合芍药甘草汤柔肝养筋；葛根生津止渴；海螵蛸（乌贼骨）制酸止痛；生甘草调和诸药。

风湿性关节炎

五积散加味

【**药物组成**】苍术 10g，麻黄 10g，当归 10g，白芍 10g，川芎 10g，枳壳 10g，厚朴 10g，茯苓 10g，法半夏 10g，桔梗 6g，白芷 6g，陈皮 6g，甘草 6g，桂枝 9g，细辛 4.5g，干姜 2.4g。

【**功能主治**】表里双解，散寒除湿。适用于寒湿初起之风湿性关节炎。

【**用量用法**】水煎服，日一剂，早晚分服。

【**出处**】魏铁力. 融会旧学　发皇新意——颜德馨治痹证五法[J]. 上海中医药杂志，1993（09）：17-19.

【**方解**】本方为国医大师颜德馨教授治疗风湿性关节炎的经验方。颜老在治疗痹病时首先分清新久虚实，新病多实，久病多虚。方中麻黄、桂枝、细辛解表散寒；当归、白芍养血敛营和血，乃"治风先治血，血行风自灭"之意；茯苓益气健脾除湿，陈皮、法半夏、厚朴、甘草合平胃散方；枳壳、桔梗一升一降，利胸膈而清寒热，苍术燥湿健脾以止痛；干姜温胃散寒于中，白芷散阳明之邪，川芎散厥阴之邪，细辛散少阴之邪。

桂枝白虎汤加减

【**药物组成**】生石膏 60g，桂枝 5g，知母 6g，黄柏 9g，赤芍 9g，忍冬藤 15g，木瓜 9g，黄芩 9g，地龙 9g，生地黄 12g，丝瓜络 9g。另用鲜蚯蚓敷关节红肿处。

【**功能主治**】清热通络止痛。适用于风寒湿留着经络、久郁化热型风湿性关节炎。

【**用量用法**】水煎服，日一剂，早晚分服。

【**出处**】魏铁力. 融会旧学　发皇新意——颜德馨治痹证五法[J]. 上海中医药杂志，1993（09）：17-19.

【**方解**】本方为国医大师颜德馨教授治疗风湿性关节炎的经验方。颜老治疗风湿热型痹病多用桂枝白虎汤加减治疗，方中生石膏对于湿热或风湿夹热型痹病的治疗有良效，以解肌清热，用量多在 30～60g；知母质润可滋养热邪所伤之阴津；生地黄滋阴清热，以防温补类药物耗气伤阴；忍冬藤、木瓜、地龙、丝瓜络通经活络止痛；吴鞠通《温病条辨》则认为加桂枝可"领邪外出"；黄柏、黄芩清热燥湿，赤芍清热凉血止痛。颜老使用鲜蚯蚓敷关节红肿处是一经验法，清热止痛之力强，联合使用疗效更佳。临床根据实际情况，颜老使用桂枝白虎汤，常合三妙丸、当归拈痛丸同用。

芍药甘草汤合乌头煎加减

【药物组成】芍药 9g，甘草 4.5g，制川乌 9g[先煎]，制草乌 9g[先煎]，海风藤 9g，海桐皮 9g，桑寄生 15g，细辛 3g，厚朴 6g，木香 6g，土鳖虫 4.5g，木瓜 9g，炙鸡内金 9g。

【功能主治】温经散寒，逐痹止痛。适用于寒湿蕴结型风湿性关节炎。

【用量用法】水煎服，日一剂，早晚分服。

【出处】魏铁力. 融会旧学　发皇新意——颜德馨治痹证五法[J]. 上海中医药杂志，1993（09）：17-19.

【方解】本方为国医大师颜德馨教授治疗风湿性关节炎的经验方。方中芍药、甘草乃芍药甘草汤方，共行缓急止痛之功；制川乌、制草乌联用温经散寒止痛之力加强，海风藤、海桐皮、木瓜、土鳖虫祛风湿，通经活络，止痹痛；桑寄生祛风除湿、强筋骨；细辛散少阴之邪；《神农本草经》曰："头痛脑动，百节拘挛、风湿、痹痛、死肌。"颜师谓：用量至 9g，镇痛效果佳，如仅有酸麻感，量又宜小也。厚朴、木香、炙鸡内金调理脾胃之气，增强人体正气。

身痛逐瘀汤加减或活络效灵丹加减

【药物组成】当归 9g，制川乌 5g[先煎]，制草乌 5g[先煎]，全蝎 2.4g，炙蜈蚣 5g，炙蜂房 5g，乌梢蛇 9g，地龙 9g，麝香 0.1g[吞]，红花 6g，炙乳香 3g，炙没药 3g。

另：活血止痛膏摊入全蝎粉 0.6g，外贴患处。

【功能主治】行气活血化瘀，疏通经络。适用于瘀浊交阻型风湿性关节炎。

【用量用法】水煎服，日一剂，早晚分服。

【出处】魏铁力. 融会旧学　发皇新意——颜德馨治痹证五法[J]. 上海中医药杂志，1993（09）：17-19.

【方解】本方为国医大师颜德馨教授治疗风湿性关节炎的经验方。颜老认为痹病日久，大多兼有瘀血之症，因瘀致痛，后期疼痛感更为明显，制川乌、制草乌温经散寒止痛；对于关节变形者，颜老善用虫类药物，方中全蝎、炙蜈蚣、炙蜂房、地龙大队虫类药物的应用，取其搜剔经络瘀血之功，乌梢蛇祛风通络、镇静定惊、攻毒散邪，为"截风要药"，乌梢蛇为颜老最为常用的治疗痹病的蛇类药物；当归养血活血；

红花活血化瘀；炙乳香、炙没药活血行气止痛，消肿散结；麝香活血通经止痛；联用活血止痛膏并入全蝎，内外并治，直指病患所在之处。

独活寄生汤加减

【药物组成】党参 9g，当归 9g，白芍 9g，生甘草 4.5g，熟地黄 15g，威灵仙 9g，鬼箭羽 9g，露蜂房 9g，红花 9g，桃仁 9g，赤芍 9g，川续断 9g，杜仲 9g，怀牛膝 9g。

【功能主治】扶正祛邪，调补气血。适用于肝肾两亏，气血两虚，外为风寒湿邪侵袭所致风湿性关节炎。

【用量用法】水煎服，日一剂，早晚分服。

【出处】魏铁力. 融会旧学　发皇新意——颜德馨治痹证五法[J]. 上海中医药杂志，1993（09）：17-19.

【方解】本方为国医大师颜德馨教授治疗风湿性关节炎的经验方。痹病日久，气血虚衰，正虚邪恋，筋骨失养，年老且久病之人多见此证，若妄行疏散，更伤正气，病必不愈，而应从顾护正气、调理气血而治。方中党参、当归、白芍、熟地黄、生甘草行健脾益气生血、滋阴补血、缓急止痛之力；威灵仙、鬼箭羽、露蜂房通经活络止痛；红花、桃仁、赤芍活血化瘀；川续断、杜仲、怀牛膝补肝肾、强筋骨。

桂枝加芍药生姜人参新加汤合活络效灵丹加减

【药物组成】党参 15g，杭白芍 15g，桂枝 10g，生姜 10g，红枣 6 枚，炙甘草 6g，当归 10g，丹参 10g，虎杖 10g，茜草 15g，制没药 3g，制乳香 3g，浮萍 10g。

【功能主治】益气和营，蠲痹通络。适用于气血亏虚，风湿阻络，经脉痹阻型风湿性关节炎。

【用量用法】水煎服，日一剂，早晚分服。

【出处】吴少刚，骆斌. 王琦教授运用经方辨治疑难杂病验案举隅[J]. 北京中医药大学学报，1998，21（06）：40-41.

【方解】本方为国医大师王琦教授治疗风湿性关节的经验方。王老在治疗疾病时将辨证、辨病、辨体融于临床诊治疾病的具体实践中，方中桂枝、杭白芍、生姜乃桂枝汤基本方演化而来，以调和营卫、温经散寒；丹参、党参、当归益气健脾、养血补血，以润关节；茜草"通经脉，治骨节风痛，活血行血"，茜草、虎杖、制乳香、制没药活血化瘀止痛；《本草纲目》虎杖主"风在骨节间及血瘀"。《本草纲目》谓浮萍"主风湿麻痹"；炙甘草、生姜、红枣顾护脾胃；炙甘草调和诸药。

桂枝芍药知母汤加减

【**药物组成**】桂枝 12g，炮附子 15g^{（先煎）}，制川乌 15g^{（先煎）}，麻黄 8g，白芍 12g，白术 12g，防风 10g，知母 7g，生姜 6 片。

【**功能主治**】温阳散寒通经。适用于寒凝痹阻型风湿性关节炎。

【**用量用法**】水煎服，3h 服一煎，药后啜粥，盖被温覆令汗，汗出，停药。

【**出处**】王振强，乔凯明，王四平. 李士懋辨治寒凝证经验总结[J]. 世界中西医结合杂志，2016，11（04）：476-478+484.

【**方解**】本方为国医大师李士懋教授治疗风湿性关节炎的经验方。李老对寒凝证的治疗创造性使用微汗法，方中桂枝、麻黄、生姜发汗散寒邪、通经活络；炮附子、制川乌温阳散寒止痛；桂枝、白芍调和营卫护正气；防风祛风止痛；白术益气健脾除湿；知母清热。李老在治疗过程中，寒重者重用桂枝、炮附子、麻黄、防风、制川乌，散风祛寒以通经；湿重者，增苍术、薏苡仁等；热重者，增加知母比例。

麻黄附子细辛汤加减

【**药物组成**】麻黄 9g，炮附子 12g^{（先煎）}，细辛 6g，葛根 18g，生姜 6 片，大枣 6 枚。

【**功能主治**】温阳散寒。适用于阳虚寒凝型风湿性关节炎。

【**用量用法**】水煎服，日一剂，早晚分服。

【**出处**】陈艳从，邢志峰，于海，等. 国医大师李士懋应用辅汗三法验案举隅[J]. 环球中医药，2017，10（10）：1251-1252.

【**方解**】本方为国医大师李士懋教授治疗风湿性关节炎的经验方。麻黄附子细辛汤出自《伤寒论》。《伤寒溯源集》谓："麻黄发太阳之汗，以解其在表之寒邪；以附子温少阴之里，以补其命门之真阳；又以细辛之气温味辛，专走少阴者，以助其辛温发散，三者合用，补散兼施，虽发微汗，无损于阳气矣，故为温经散寒之神剂云。"方中麻黄发汗解表散寒，炮附子温经助阳祛寒，两药相合，寒邪去，阳气复，共为主药；辅助细辛外解足太阳膀胱经之邪，内散足少阴肾经之寒，既能助麻黄发汗解表，又助炮附子温经散寒。三药合用，补散兼施，可使外感寒邪从表散，又可因护其阳，使里寒为之散逐，共奏助阳解表之功。葛根解肌舒筋活络、止痹痛；生姜、大枣顾护脾胃。

桂枝芍药知母汤加减

【**药物组成**】桂枝 15g，白芍 15g，白术 15g，炮附子 15g，防己 15g，知母 30g，

防风 30g，石膏 30g，黄芪 30g，麻黄 6g，甘草 10g，生姜 10g。

【功能主治】祛风散寒，清热化湿。适用于寒湿之邪流注经络，郁久化热型风湿性关节炎。

【用量用法】水煎服，日一剂，早晚分服。

【出处】唐文生，丁卡，薛鹏飞，等. 唐祖宣应用桂枝芍药知母汤治疗四肢关节病经验[J]. 世界中西医结合杂志，2009，4（08）：541-543.

【方解】本方为国医大师唐祖宣教授治疗风湿性关节炎的经验方。方中炮附子温阳散寒，又可助麻黄、桂枝发散风寒，白芍、甘草合芍药甘草汤缓急止痛；黄芪、白术益气健脾、燥湿除痹；《本草求真》谓："防己专入膀胱，辛苦大寒，性险而健，善走下行，长于除湿通窍利道，能泻下焦血分湿热及疗风水要药。"《本草汇言》谓："防风，散风寒湿之药也，故主诸风周身不遂，骨节酸痛，四肢挛急，瘘痹痫痉等证。"唐老认为防己偏祛湿，走人体下部，对于下肢关节疼痛伴水肿者佳，常用量 10～30g；防风偏祛风，走人体上部，对于上肢及颈项部痉挛性疼痛佳，常用量 10～15g，具体剂量可根据疾病部位的偏倚以加减，唐老在治疗痹病时，常将二者合用，共奏祛风散寒、除湿止痛之功。石膏、知母清热化湿；生姜、甘草顾护脾胃。方中附子有大毒，温阳散寒之力强，对于痹痛的治疗有奇效，唐老在治疗过程中发现，附子的用量需在 15～60g，疗效最佳，但需注意以宽水先煎去其毒。且实践发现，当大剂量的麻黄、白术相配则不致大汗出，因白术有止汗之功，在运用时配伍剂量需谨慎。

乌头汤加减

【药物组成】制川乌 10g^{（先煎）}，麻黄 10g，黄芪 45g，白芍 30g，甘草 15g，蜂蜜 50g。

【功能主治】温阳散寒，缓急止痛。适用于寒湿痹阻，经脉不通型风湿性关节炎。

【用量用法】水煎服，日一剂，早晚分服。

【出处】唐文生，丁卡，薛鹏飞，等. 唐祖宣应用桂枝芍药知母汤治疗四肢关节病经验[J]. 世界中西医结合杂志，2009，4（08）：541-543.

【方解】本方为国医大师唐祖宣教授治疗风湿性关节炎的经验方。乌头汤出自《金匮要略》，谓"病历节，不可屈伸，疼痛，乌头汤主之"。唐老也善用乌头汤治疗寒湿痹证，《长沙药解》谓："乌头，温燥下行，其性疏利迅速，开通关腠，驱逐寒湿之力甚捷，凡历节、脚气、寒疝、冷积、心腹疼痛之类并有良功。"唐老认为乌头辛热，善祛在里之沉寒痼冷，又可止痛，常选用川、草乌，但剂量宜从小量开始递加，一般根据病情可用 3～15g。《伤寒论》第 35 条曰："太阳病，头痛，发热，身疼，腰痛，骨节疼痛，恶风，无汗而喘者，麻黄汤主之。"麻黄作为主药，发散风寒止痛，二者相伍内外寒邪皆除；白芍、甘草合芍药甘草汤缓急止痛，唐老常用此二药治疗各种风湿痹痛，一般情况，唐老选用白芍 15～60g，对于瘀血重者，白芍、赤芍等量应用，甘草常选用生甘草（10～20g），疼痛甚者，加重甘草用量；黄芪益气健脾，气行则血行；蜂蜜不仅能减轻乌头的毒性，亦具有甘缓止痛之效。

大黄附子细辛汤加减

【药物组成】酒大黄 10g，炮附片 15g^{（先煎）}，细辛 5g，干姜 15g，肉桂 10g，茯苓 30g，苍术 30g，鸡血藤 30g，炙甘草 10g。

【功能主治】逐寒通脉。适用于寒瘀积聚型风湿性关节炎。

【用量用法】水煎服，日一剂，早晚分服。

【出处】朴勇洙，潘国雄，李偲，等. 国医大师卢芳运用攻下法治疗邪气积聚型痹病经验[J]. 山东中医杂志，2020，39（02）：161-163.

【方解】本方为国医大师卢芳教授治疗风湿性关节炎的经验方。卢老认为痹病的发生多因外感风、寒、湿等邪气，内生痰、瘀、湿等，内外相合痹阻经脉所致，在治疗上选择以攻邪为主。对于寒邪兼痰浊、血瘀等有形之血形成的邪气积聚证，采用攻下法，引积聚从下而解，卢老深受《伤寒杂病论》启发，多选用大黄、芒硝作为攻下主药。对于寒邪积聚型痹证，多选用大黄附子细辛汤作为主方，《日华子本草》云："大黄宣通一切气，调血脉，利关节，泻壅滞，四肢寒热不调。"主要攻下积滞，推陈出新，酒大黄特殊的炮制方法减少了大黄的苦寒泻下之功，与它药共煎更有助于痹病的治疗，以攻下积滞，疏通经络，配伍炮附片、细辛、干姜增强逐寒通瘀之力；肉桂助炮附片以温下；茯苓、苍术燥湿健脾、利湿除痹，苍术亦可防大黄泻下太过；鸡血藤补血活血，一方面可助大黄逐瘀通络，另一方面又可防活血而伤血；炙甘草调和诸药。

治痹通用方

【药物组成】羌活，独活，桂枝，防风，苍术，当归，络石藤。（原方无具体用量）

【功能主治】祛风散寒除湿，温经通络。适用于风寒湿热诸痹证。

【用量用法】水煎服，日一剂，早晚分服。

【出处】刘改玲，吴延明. 沈宝藩教授证治痹症的经验[J]. 陕西中医，2008，29（08）：1043-1044.

【方解】本方为国医大师沈宝藩教授治疗风湿性关节炎的经验方。此方乃是沈老长期临床辨证总结出的经验方，运用疗效显著。方中羌活祛上部风邪，独活祛下部风邪，二者相伍一身上下风湿皆除；桂枝温通经络，祛风散寒；防风祛风除湿；苍术燥湿健脾除湿；当归养血活血，从血治风；络石藤舒筋活络；沈老临证时行痹加片姜黄、海风藤、秦艽、桑枝等；痛痹选加川乌、草乌、细辛、附子、肉桂等；着痹加炒薏苡仁、木瓜、晚蚕沙、防己等；热痹加忍冬藤、生石膏、知母、炒栀子、赤芍等；热甚伤阴时，减苍术、羌活。

治痹通用方加减1

【**药物组成**】川牛膝 13g，独活 10g，防风 10g，防己 10g，苍术 10g，附子 10g^{（先煎）}，威灵仙 10g，木瓜 10g，当归 10g，络石藤 10g，细辛 3g。

【**功能主治**】温经散寒，祛风除湿。适用于寒湿痹阻脉络关节、疼痛明显型风湿性关节炎。

【**用量用法**】水煎服，日一剂，早晚分服。

【**出处**】刘改玲，吴延明. 沈宝藩教授证治痹症的经验[J]. 陕西中医，2008，29（08）：1043-1044.

【**方解**】本方为国医大师沈宝藩教授治疗风湿性关节炎的经验方。此方用治痹通用方去羌活、桂枝，加川牛膝、附子、防己、威灵仙、木瓜、细辛乃成，沈老认为病位在下肢者多由寒湿之邪所伤，对于下肢痹证常加川牛膝、独活以引药下行；防风、防己、威灵仙祛风除湿、止痹痛；苍术燥湿健脾除湿；附子温阳散寒、通络止痛，祛除里寒，细辛祛表寒，二药相伍内外寒邪皆除；当归养血活血，从血治风；木瓜、络石藤舒筋活络化湿。

治痹通用方加减2

【**药物组成**】滑石 15g，生石膏 15g，忍冬藤 13g，连翘 13g，独活 10g，桂枝 10g，防风 10g，防己 10g，知母 10g，炒栀子 10g，牡丹皮 10g，川牛膝 10g，丝瓜络 10g。

【**功能主治**】疏风清热除湿通络。适用于风湿热邪侵蚀经络关节型风湿性关节炎。

【**用量用法**】水煎服，日一剂，早晚分服。

【**出处**】刘改玲，吴延明. 沈宝藩教授证治痹症的经验[J]. 陕西中医，2008，29（08）：1043-1044.

【**方解**】本方为国医大师沈宝藩教授治疗风湿性关节炎的经验方。沈老认为风湿热痹是热与风邪相搏或湿遏热郁所致，治疗清、温法并用，方中滑石、生石膏、忍冬藤、连翘、知母、炒栀子、牡丹皮清热除湿、通筋活络；独活、防风、防己祛风除湿通络；桂枝温通经络，这也是沈老治疗风湿热痹时思想特色的体现，必须配伍辛散温通之品；川牛膝通利关节、止痹痛；丝瓜络祛风舒筋活络。沈老善用藤类药物治疗痹病，风邪偏盛者常加海风藤，血虚者加鸡血藤。

治痹通用方加减 3

【药物组成】黄芪 13g，茯苓 13g，桂枝 10g，炒白术 10g，防风 10g，当归 10g，威灵仙 10g，片姜黄 10g，制地龙 10g，川牛膝 10g，忍冬藤 10g，乌梢蛇 6g，制天南星 6g。

【功能主治】益气养血，温经通络。适用于久痹正虚，卫阳不固，痰瘀痹阻型风湿性关节炎。

【用量用法】水煎服，日一剂，早晚分服。

【出处】刘改玲，吴延明. 沈宝藩教授证治痹症的经验[J]. 陕西中医，2008，29（08）：1043-1044.

【方解】本方为国医大师沈宝藩教授治疗风湿性关节炎的经验方。沈老认为痹病日久，久病入里，耗伤气血，又兼长期服用治痹类药物，损伤脾胃，在治疗顽痹时，强调治痹还需扶正固本，在疼痛得到缓解后应按证加用益气养血、健脾固肾类药物。方中黄芪、茯苓、炒白术益气健脾、祛湿治痹，气能生血，当归养血活血，相伍以气血双补；桂枝温通经脉、祛风散寒；防风、威灵仙、片姜黄祛风除湿；顽痹日久，深伏筋骨，沈老临证常加入虫类药物以搜风通络止痛，方中制地龙、乌梢蛇正是此意，但使用时需注意，虫类药物力猛，易耗伤气血、伤脾胃，故使用时常配伍益气通络、健脾护胃之品，且汤药不可空腹服用，中病即止，以防伤正；川牛膝通利关节、止痹痛；忍冬藤清热除痹痛；制天南星化痰散结。

黄芪桂枝五物汤加减

【药物组成】黄芪，桂枝，芍药，生姜，大枣，附片，细辛，豨莶草，牛膝。（原方无具体用量）

【功能主治】温通经脉，祛风除湿。适用于风寒湿痹型风湿性关节炎。

【用量用法】水煎服，日一剂，早晚分服。

【出处】赵川荣，廖志峰，尚宏梅. 王自立主任医师重用细辛治疗痹证[J]. 光明中医，1994，8（01）：32-33.

【方解】本方为国医大师王自立教授治疗风湿性关节炎的经验方。王老善用大剂量的细辛治疗风寒湿痹，《本草经疏》曰："细辛，其性升燥发散，即入风药，亦不可过五分，以其气味俱厚而性过烈耳。"《本草别说》谓："细辛，若单用末，不可过半钱匕，多即气闷塞，不通者死。"《伤寒论》有六方使用细辛，入汤剂最大剂量三两，最小剂量一两，大致合近代剂量 3～9g，现代药物书中均记载细辛常用量为 1～3g，王老大剂量应用细辛治疗痹证，平均剂量在 15～40g，最高达 80g，仅有少数出现轻微舌麻、咽干，但不影响继续治疗，多数均无明显不适。方中黄芪益气健脾，补在表之卫气，桂枝散寒温通经脉，与黄芪相伍益气温阳通经；桂枝、芍药合桂枝汤调和营卫，芍药兼可养血和营而通痹。生姜疏散风邪，以助桂枝之力；大枣甘温，养血益气，以助黄芪、芍药之功；二者相伍亦可顾护胃气。细辛外解表寒，又可助附片温经散寒，二药相伍外感寒邪、里寒阴邪皆除；豨莶草、牛膝祛风除湿，牛膝兼可强筋骨。

桂芍知母汤、乌头汤、桂枝加黄芪汤、当归芍药散套裁

【药物组成】桂枝 15g，炒赤芍 15g，白芍 15g，炙麻黄 10g，苍术 15g，白术 15g，防风 15g，炮附子 20g^{（先煎）}，炙甘草 15g，川芎 15g，薏苡仁 50g，知母 15g，制川乌 15g^{（先煎）}，茯苓 50g，黄芪 50g，姜枣引。

【功能主治】祛风散寒，除湿止痛。适用于素体阳气虚馁，风寒湿邪侵袭关节，阻滞经络而发疼痛，病久郁热型风湿性关节炎。

【用量用法】水煎服，日一剂，早晚分服。

【出处】曹魏，白长川. 顾护阳气疗痹证[J]. 辽宁中医杂志，2003，30（11）：944.

【方解】本方为全国老中医药专家学术经验继承工作指导老师白长川教授治疗风湿性关节炎的经验方。方中桂枝、炮附子、制川乌、炙麻黄温通经络、散寒止痛，白芍敛阴养血，二者相伍又可调和营卫，炒赤芍、白芍养血活血；苍术、白术、薏苡仁、茯苓健脾燥湿、利水除湿；防风祛风除湿；川芎行气止痛；知母滋阴清热，黄芪补益脾气，以防祛风湿类辛温燥烈之品耗气伤阴；生姜、大枣顾护脾胃；炙甘草调和脾胃。

身痛逐瘀汤加减

【药物组成】秦艽 10g，地龙 8g，川牛膝 8g，炒白芍 15g，羌活 8g，独活 8g，木瓜 6g，当归 12g，黄芪 10g，太子参 8g，桃仁 8g，红花 8g，薏苡仁 15g，甘草 10g。

【功能主治】散寒除湿，逐瘀通痹。适用于寒湿瘀血，痹阻经络型风湿性关节炎。

【用量用法】水煎服，日一剂，早晚分服。

【出处】张志芳，麻春杰，米裕青，等. 米子良从瘀论治痹证临证思路[J]. 中医杂志，2019，60（10）：823-826.

【方解】本方为全国名中医米子良教授治疗风湿性关节炎的经验方。米老认为痹证是以瘀血为核心，以疼痛为特征，据此将痹证分为成瘀前期、瘀成期、瘀后期三个阶段，分别以祛邪、化瘀止痛、补养化瘀为治疗大法，米老常用身痛逐瘀汤治疗瘀成期，方中秦艽、独活、羌活祛风除湿止痹，无论新久寒热虚实痹证用之皆宜；久

痹、顽痹单用草木之品难以奏效，用虫类血肉有情之品搜剔病邪、通络止痛，地龙已证明具有明显镇痛作用；川牛膝补肝肾、强筋健骨，兼能活血化瘀，引药下行；炒白芍、甘草合芍药甘草汤缓急止痛，是米老逐瘀止痛常用药对，白芍常用量20～30g，与甘草比例达2：1时治疗效果最佳，如有热象时，米老主张赤芍、白芍共用，以清热化瘀止痛；木瓜舒筋活络、化湿止痛；米老临床善用大剂量的黄芪配伍当归益气养血、和营通络，使气旺则血生，血旺则气行有力，气充血旺则筋骨充养，同时又可防祛风湿类药物燥烈之性耗伤气血津液，配伍太子参加强补气；痹证日久不愈，气血不畅，瘀血阻滞胶着难解，用桃仁、红花活血化瘀、通经止痛；薏苡仁健脾除湿通痹；甘草调和诸药。

当归饮子加减

【药物组成】当归 15g，生地黄 20g，白芍 20g，何首乌 15g，川芎 10g，生黄芪 30g，白蒺藜 12g，荆芥 10g，防风 10g，金银花 30g，白花蛇舌草 30g，连翘 15g，生甘草 10g。

【功能主治】补血祛风，清热解毒。适用于血虚风盛、热毒内蕴型风湿性关节炎。

【用量用法】水煎服，日一剂，早晚分服。

【出处】杜广振. 房定亚运用清热解毒法治疗风湿病经验[J]. 中医杂志，2004，45（09）：659-661.

【方解】本方为全国老中医药专家学术经验继承工作指导老师房定亚教授治疗风湿性关节炎的经验方。房老认为风湿性关节炎属于中医"热痹"范畴，常用当归饮子加清热解毒类药物治疗。方中当归、白芍、何首乌、川芎、生地黄、生黄芪益气健脾、滋阴养血，意"治风先治血，血行风自灭"；荆芥、防风、白蒺藜驱风散邪；金银花、连翘、白花蛇舌草清热解毒；生甘草调和诸药。房老临证时对于口咽喉肿痛者常加玄参 20g、桔梗 15g 以解毒利咽散结；高热汗出者，加石膏 15g、知母 12g 以清气分之热。

乌头汤加减

【药物组成】制川乌 15g[先煎]，黄芪 50g，麻黄 10g，芥子 30g，鸡血藤 30g，甘草 12g，蜂蜜 250g[兑服]。

【功能主治】温经散寒，逐湿祛风。适用于风寒湿痹型风湿性关节炎。

【用量用法】水煎服，日一剂，早晚分服。

【出处】张耀. 李孔定治疗痹证的经验[J]. 中国农村医学，1995，23（08）：60-61.

【方解】本方为全国老中医药专家学术经验继承工作指导老师李孔定教授治疗

风湿性关节炎的经验方。乌头汤出自《金匮要略·中风历节病脉证并治第五》，"病历节，不可屈伸，疼痛，乌头汤主之""治脚气疼痛，不可屈伸"。方中川乌味辛、苦，性热，有大毒，其力猛气锐，其温经散寒，内达外散除湿止痛，凡凝寒痼冷皆能开之通之。使用时须先煎减毒。麻黄善开肺郁、散风寒、疏腠理、透毛窍，其宣散透表，以祛寒湿。二者配伍，同气相求，药力专宏，外能宣表通阳达邪，内可透发凝结之寒邪，外攘内安，痹痛自无。黄芪益气固卫，助麻黄、制川乌温经止痛，亦制麻黄过散之性；芥子温肺化痰、通络散结。《本草汇言》云："凡藤蔓之属，藤枝攀绕，性能多变，皆可通经入络。"鸡血藤舒筋活络，兼能补血活血，又可引药直达病所；蜂蜜甘缓，以解川乌之毒；甘草调和诸药，又可缓制川乌毒性。《金匮要略心典》曰乌头汤："此治寒湿历节之正法也。寒湿之邪，非麻黄、乌头不能去；而病在筋节，又非如皮毛之邪，可一汗而散者。故以黄芪之补、白芍之收、甘草之缓牵制二物，俾得深入而去留邪。如卫瓘监钟、邓入蜀，使其成功而不及于乱，乃制方之要妙也。"

阳和汤加减

【**药物组成**】麻黄 10g，炮姜 10g，肉桂 10g，熟地黄 30g，芥子 30g，鹿角胶 15g$^{(兑服)}$，制附片 15g$^{(先煎)}$，甘草 6g，知母 15g。

【**功能主治**】温阳散寒通滞。适用于阳虚寒痹型风湿性关节炎。

【**用量用法**】水煎服，日一剂，早晚分服。

【**出处**】张耀. 李孔定治疗痹证的经验[J]. 中国农村医学，1995，23（08）：60-61.

【**方解**】本方为全国老中医药专家学术经验继承工作指导老师李孔定教授治疗风湿性关节炎的经验方。阳和汤出自《外科全生集》，主要治疗一切阴疽、附骨疽、流注、鹤膝风等属于阴寒之证。症见局部漫肿无头、皮色不变、不热等，李老常用阳和汤加减治疗，方中麻黄、芥子宣肺化痰、散结止痛；炮姜、肉桂、制附片温阳散寒，祛除体内寒邪；熟地黄、鹿角胶养血补血；知母滋阴清热，以防辛热类药物伤阴；甘草调和诸药。《外科证治全生集》曰："夫色之不明而散漫者，乃气血两虚也；患之不痛而平塌者，毒痰凝结也。治之之法，非麻黄不能开其腠理，非肉桂、炮姜不能解其寒凝，此三味虽酷暑不可缺一也。腠理一开，寒凝一解，气血乃行，毒亦随之消矣。"

银翘白虎汤加味

【**药物组成**】金银花 15g，石膏 30g，知母 15g，生地黄 30g，苍术 15g，黄柏 15g，秦艽 15g，连翘 30g，甘草 10g，桑枝 30g，薏苡仁 30g。

【功能主治】清热利湿，活络止痛。适用于湿热痹阻型风湿性关节炎。

【用量用法】水煎服，日一剂，早晚分服。

【出处】张耀. 李孔定治疗痹证的经验[J]. 中国农村医学，1995，23（08）：60-61.

【方解】本方为全国老中医药专家学术经验继承工作指导老师李孔定教授治疗风湿性关节炎的经验方。方中金银花、连翘、石膏清热解毒，以消肿胀；知母、生地黄滋阴清热，既助清热解毒类药物加强清热之力，又可防清热类药物苦燥伤阴。方中苍术苦辛而温，其性燥烈，一则可健脾助运以治生湿之本，二则芳化苦燥以除湿阻之标，正如《寿世保元》所云："苍术妙于燥湿，黄柏妙于去热。"二药配伍可互制其苦寒或温燥之性以防败胃伤津之弊。秦艽、桑枝祛风通络，秦艽为风中润剂，对于风湿痹痛无论新久均可应用。桑枝善治上肢疼痛；薏苡仁益气健脾、除湿通痹止痛；甘草调和诸药。

四物汤加减

【药物组成】狗脊 30g，骨碎补 30g，枳壳 15g，知母 15g，威灵仙 15g，当归 30g，川芎 15g，赤芍 30g，熟地黄 30g，葛根 30g，山楂 30g，甘草 10g。

【功能主治】补肝养血，补肾壮骨。适用于骨痹型风湿性关节炎。

【用量用法】水煎服，日一剂，早晚分服。

【出处】张耀. 李孔定治疗痹证的经验[J]. 中国农村医学，1995，23（08）：60-61.

【方解】本方为全国老中医药专家学术经验继承工作指导老师李孔定教授治疗风湿性关节炎的经验方。李老认为骨痹多由血虚、肾虚以致筋脉、筋骨失养所致，《黄帝内经·素问·长刺节论》云："病在骨，骨重不可举，骨髓酸痛，寒气至，名曰骨痹。"临床多见于 40 岁以上患者，可见关节周围有钙质沉着，关节边缘有外生骨赘，李老秉承"治风先治血"，以四物汤加减治疗。方中狗脊、骨碎补补肝肾、强筋健骨；威灵仙，祛风除湿、通经止痛，威灵仙走而不守，通行十二经络，善治骨痹；当归、川芎、赤芍、熟地黄补血养血、活血化瘀止痛；葛根解痉止痛；山楂消食化瘀；枳壳理气宽中；知母滋阴清热；甘草调和诸药。

桂枝芍药知母汤加减

【药物组成】桂枝 9g，制川乌 9g^{（先煎）}，赤芍 15g，白芍 15g，知母 12g，柳枝 30g，忍冬藤 30g，生地黄 30g，乌梢蛇 9g，薏苡仁 15g，生甘草 6g。

【功能主治】温经祛风以通络，清热化湿以止痛。适用于风寒湿热之邪入侵经络关节，气血运行不畅型风湿性关节炎。

【用量用法】水煎服，日一剂，早晚分服。

【出处】李晓春，闻辉. 寒温并用为要则　桂芍知母每化裁——胡建华治疗痹证经验[J]. 中国社区医师，2007，23（11）：34.

【方解】本方为北京市名中医胡建华教授治疗风湿性关节炎的经验方。桂枝芍药知母汤见于《金匮要略·中风历节篇》："诸肢节疼痛，身体尪羸，脚肿如脱，头眩短气，温温欲吐，桂枝芍药知母汤主之。"方中桂枝、制川乌温通经脉，散寒止痛；赤芍活血化瘀止痛；白芍、生甘草（芍药甘草汤）缓急止痛，现代药理研究表明，芍药甘草汤具有抗炎镇痛、缓解痉挛、调节免疫等作用；生地黄、知母滋阴清热，并可制约桂枝、制川乌的温燥之性，同时生地黄有较强的抗风湿作用。《本草汇言》云："凡藤蔓之属，藤枝攀绕，性能多变，皆可通经入络。"方中忍冬藤味甘性寒，善于清热疏风，通络止痛；薏苡仁健脾除湿、通痹止痛；乌梢蛇通络散结止痛。柳枝性味苦寒，含水杨酸，有较强的抗风湿作用，用以治疗活动性风湿病有良效。生甘草调和诸药。现代研究证实本方明显抑制醋酸所致小鼠扭体反应和大鼠棉球肉芽组织增生，降低小鼠腹腔毛细血管通透性，显著抑制 AA 大鼠原发性足肿胀及继发性关节炎，并可明显降低 AA 大鼠炎性组织中的 PGE_2 含量，同时还显著抑制炎症反应时的白细胞游走。

桂枝汤合白虎汤化裁

【药物组成】生石膏 90～120g，炙甘草 9g，知母 15g，桂枝 6g，白芍 18g，牡丹皮 9g，银花藤 15g，玄参 15g，生地黄 15g。

【功能主治】甘寒清热，和营解肌。适用于实热型痹证。（此处文章中将疾病统属为痹证，未明确细分）

【用量用法】水煎服，日一剂，早晚分服。

【出处】李晓春，闻辉. 热痹多于寒痹　养阴胜于温散——章真如痹证治验[J]. 中国社区医师，2007，23（05）：33.

【方解】本方为全国老中医药专家学术经验继承工作指导老师章真如教授治疗风湿性关节炎的经验方。章老认为单从风寒湿角度治疗痹证尚且不够，临床见很多患者往往热象反多于风寒湿象，尤在泾《金匮翼》中说："脏腑经络，先有蓄热，而复遇风寒湿客之，热为寒郁，气不得通，久之寒亦化热，则瘤痹焮然而闷也。"同时章老发现热痹比风寒湿痹多，虚热比实热多，治疗实热痹证多选用桂枝汤合白虎汤加减，方中生石膏甘能养阴，凉能清热，断不能用煅石膏，张锡纯谓生石膏"凉而能散，有透发解肌之力，外感有实热者，放胆用之，直胜金丹"；生地黄、玄参、知母、牡丹皮滋阴清热、养阴通络，增强生石膏的清热之力；桂枝、白芍合桂枝汤，调和营卫；白芍、炙甘草合芍药甘草汤酸甘化阴、缓急止痛；银花藤清热解毒、疏风通络；炙甘草调和营卫。章老临证若见苔腻者加薏苡仁 30g，疼痛显著者加乳香、没药各 8g。

滋阴养液汤加减

【药物组成】生地黄 15g，玄参 15g，麦冬 15g，桑枝 20g，草决明 20g，钩藤 10g，石斛 10g，怀牛膝 10g，杜仲 10g，狗脊 10g，当归 10g，海桐皮 10g。

【功能主治】甘寒养阴，清营增液。适用于虚热型痹证。

【用量用法】水煎服，日一剂，早晚分服。

【出处】李晓春，闻辉. 热痹多于寒痹　养阴胜于温散——章真如痹证治验[J]. 中国社区医师，2007，23（05）：33.

【方解】本方为全国老中医药专家学术经验继承工作指导老师章真如教授治疗风湿性关节炎的经验方。滋阴养液汤乃是武汉已故老中医吴恒平先生经验方，是清凉学派名家，善治热痹，章老在原方的基础之上加减化裁治疗虚热痹，方中生地黄、石斛滋阴清热，玄参滋阴降火、润燥生津，麦冬滋阴润燥，三药乃是增液汤方组成，大补阴津；桑枝祛风湿、利关节；草决明（决明子）清肝明目；怀牛膝、杜仲、狗脊补益肝肾、强健筋骨；钩藤清热平肝；当归养血和营；海桐皮祛风湿、舒筋通络。

温痹汤加减

【药物组成】黄芪 30g，丹参 20g，桂枝 15g，炒白芍 15g，炮附子 15g^{（先煎）}，炮川乌 15g^{（先煎）}，细辛 5g，秦艽 15g，羌活 15g，独活 15g，甘草 10g。

【功能主治】调补气血，祛风散寒，温通经脉。适用于风寒湿痹，风寒偏盛型风湿性关节炎。

【用量用法】水煎服，日一剂，早晚分服。

【出处】李晓春. 清痹汤温清并用　痛风酒内服兼施——李寿山痹证治验[J]. 中国社区医师，2007，23（09）：26-27.

【方解】本方为全国老中医药专家学术经验继承工作指导老师李寿山教授治疗风湿性关节炎的经验方。李老治疗痹证，将其大致分为以寒证为重的风寒湿痹，以热证为重的风湿热痹，因风性善行数变，湿性重着滞留不去，无论何种痹证均兼有风邪、湿邪。对于风寒湿痹，李老常用黄芪桂枝五物汤合桂枝附子汤加减化裁而来的温痹汤加减治疗，方中黄芪补在表之卫气，桂枝温通经脉，二药相伍益气温阳、和血通经；黄芪益气健脾，气能生血，丹参养血补血，活血化瘀，二药相伍气血同治，亦寓"治风先治血，血行风自灭"之意；桂枝、炒白芍调和营卫；炮附子、炮川乌温经散寒止痛。秦艽、细辛、羌活、独活祛风除湿、通痹散寒止痛，羌活善祛上半身风寒湿邪，独活善祛下半身风寒湿邪，羌活、独活并用祛一身上下风寒湿邪。秦艽为风中润剂，对于风湿痹痛无论新久均可应用。炒白芍、甘草（芍药甘草汤）柔肝缓急止痛，现代药理研究表明，芍药甘草汤具有抗炎镇痛、缓解痉挛、调节免疫等作用；甘草调和诸药。李老临证对于风盛者加用防风；湿盛者加防己、苍术；痛在上者，加葛根、片姜黄；痛在下者，加川牛膝、桑寄生。

清痹汤加减

【药物组成】黄芪 30g，桂枝 10g，生石膏 30g，知母 10g，防己 15g，苍术 15g，丹参 20g，忍冬藤 30g，滑石粉 15g，黄柏 10g，生薏苡仁 25g。

【功能主治】清热利湿，宣痹通络，益气和血。适用于风热湿痹，湿热偏盛型风湿性关节炎。

【用量用法】水煎服，日一剂，早晚分服。

【出处】李晓春. 清痹汤温清并用　痛风酒内服兼施——李寿山痹证治验[J]. 中国社区医师，2007，23（09）：26-27.

【方解】本方为全国老中医药专家学术经验继承工作指导老师李寿山教授治疗风湿性关节炎的经验方。清痹汤乃是李老用黄芪桂枝五物汤合白虎汤化裁而来，方中黄芪益气健脾渗湿，补在表之卫气，桂枝温通经脉，二药相伍益气温阳、和血通经；苍术苦辛而温，其性燥烈，一则可健脾助运以治生湿之本，二则芳化苦燥以除湿阻之标，《寿世保元》云："苍术妙于燥湿，黄柏妙于去热。"二药配伍可互制其苦寒或温燥之性以防败胃伤津之弊；生石膏、知母清热利湿、通痹止痛；黄芪益气健脾渗湿，丹参养血活血，二药相伍气血同治，以益气活血，亦寓"治风先治血，血行风自灭"之意；防己、滑石粉、生薏苡仁、黄柏祛风止痛、清热利湿；忍冬藤味甘性寒，善于清热疏风，通络止痛。

治疗风湿性关节炎经验方 1（原方无方名）

【药物组成】鹿衔草 30g，鸡血藤 30g，当归 10g，土鳖虫 10g，炙蜂房 10g，乌梢蛇 10g，炙僵蚕 10g，制川乌 10g[先煎]，制草乌 10g[先煎]，蜈蚣 2 条，六轴子 2g。

【功能主治】温经散寒，逐湿通络。治疗风寒湿痹痛型风湿性关节炎。

【用量用法】水煎服，日一剂，早晚分服。

【出处】叶义远，蒋怡，马璇卿. 朱良春教授辨治痹证的经验[J]. 上海中医药杂志，2003，49（9）：6-7.

【方解】本方为国医大师朱良春教授治疗风湿性关节炎的经验方。风湿性关节炎是一种常见的急性或慢性结缔组织炎症。临床以关节和肌肉游走性酸楚、红肿、疼痛为特征。与 A 组乙型溶血性链球菌感染有关，寒冷、潮湿等因素可诱发本病，下肢大关节如膝关节、踝关节最常受累。方中鹿衔草补益肝肾、祛风除湿，制川乌、制草乌二药相伍行温通经络、解散寒凝。鸡血藤、当归养血活血、通络止痛；土鳖虫、炙蜂房、乌梢蛇、炙僵蚕、蜈蚣通经活络、化痰散瘀；六轴子加强祛风燥湿之力。

治疗风湿性关节炎经验方 2（原方无方名）

【药物组成】独活 15g，秦艽 15g，防风 15g，川芎 15g，当归 20g，熟地黄 20g，白芍 20g，桂枝 15g，党参 20g，黄芪 30g，牛膝 15g。

【功能主治】补肝肾益气血以扶正，驱风寒通络以除邪。本方适于治疗肝肾两亏，气血不足，外为风寒湿邪侵袭而成之痹证。

【用量用法】水煎服，日一剂，早晚分服。

【出处】李国平，刘香云. 张琪治疗痹证 10 方[J]. 中医杂志，1992，33（10）：18-20.

【方解】本方为国医大师张琪教授治疗风湿性关节炎的经验方。方中独活、秦艽、防风祛风除湿；川芎、当归、熟地黄、白芍乃四物汤方组成，养血补血以祛风，"治风先治血，血行风自灭"的理论指导对于治风形成了补气血的治疗理念；桂枝、白芍取桂枝汤调和营卫以促内外平衡；党参、黄芪益气健脾兼生血；牛膝补肝肾、强筋骨。

治疗风湿性关节炎经验方 3（原方无方名）

【药物组成】秦艽 15g，生石膏 40g，独活 10g，羌活 10g，黄芩 10g，防风 10g，生地黄 20g，当归 15g，赤芍 15g，白芷 15g，细辛 5g，苍术 15g。

【功能主治】祛风散寒、兼清里热。适用于风寒湿夹有里热型风湿性关节炎。

【用量用法】水煎服，日一剂，早晚分服。

【出处】李国平，刘香云. 张琪治疗痹证 10 方[J]. 中医杂志，1992，33（10）：18-20.

【方解】本方为国医大师张琪教授治疗风湿性关节炎的经验方。张老认为本证外有风寒湿邪侵袭，内有邪热内蕴，红肿症状并不明显，但可见舌红、苔白干、小便黄、大便干、脉象滑或数等一系列热性症状，因外风内热，风热相搏，故肢节疼痛甚剧。方中秦艽、独活、羌活、防风祛风除湿止痹痛；生石膏、黄芩清里热；白芷解表散寒、祛风止痛；当归补血活血；生地黄滋阴养血，赤芍养血活血以祛风；细辛温通经络散寒；苍术健脾燥湿除痹。

治疗风湿性关节炎经验方 4（原方无方名）

【药物组成】川牛膝 15g，地龙 15g，羌活 15g，秦艽 15g，香附 15g，当归 15g，川芎 10g，苍术 15g，黄柏 15g，红花 15g，黄芪 20g，桃仁 15g。

【功能主治】祛风寒湿，活血通络。适用于风寒湿邪侵袭，气血痹阻，不通则痛型风湿性关节炎。

【用量用法】水煎服，日一剂，早晚分服。

【出处】李国平，刘香云. 张琪治疗痹证 10 方[J]. 中医杂志，1992，33（10）：18-20.

【方解】本方为国医大师张琪教授治疗风湿性关节炎的经验方。本方乃《医林改错》中身痛逐瘀汤的加减方，张老在临床过程中发现本方适用于痹证日久，用祛风寒湿诸药而不效者。凡风寒湿邪痹阻，脉络不通，周身肢节疼痛，或手指足趾关节肿胀疼痛，均可用本方，效佳。方中羌活、秦艽祛风除湿；当归、川芎补血活血；苍术、黄柏清热燥湿；香附、红花、桃仁行气活血化瘀；黄芪益气健脾；地龙通经活络；川牛膝补肝肾、强筋骨。

治疗风湿性关节炎经验方 5（原方无方名）

【药物组成】穿山龙 50g，地龙 50g，雷公藤 50g（先煎），薏苡仁 50g，苍术 25g，黄柏 15g，知母 15g，白芍 40g，牛膝 50g，萆薢 20g，茯苓 20g，甘草 10g。

【功能主治】清热利湿，舒筋活络。适用于湿热伤筋型风湿性关节炎。

【用量用法】水煎服，日一剂，早晚分服。

【出处】李国平，刘香云. 张琪治疗痹证 10 方[J]. 中医杂志，1992，33（10）：18-20.

【方解】本方为国医大师张琪教授治疗风湿性关节炎的经验方。方中薏苡仁、苍术、黄柏、萆薢、茯苓益气健脾、清热利水除湿；穿山龙、地龙、雷公藤通经活络止痹痛；白芍、甘草合芍药甘草汤缓急止痹痛；知母滋阴润燥，以防清热之力过大，伤及阴液；牛膝补肝肾、强筋骨。服药 26 剂，未见明显不良反应。但是在使用过程中需把握好雷公藤的使用，其品有毒，需先煎、久煎，不宜久服，若久服，定期复查肝肾功。

治疗风湿性关节炎经验方 6（原方无方名）

【药物组成】制川乌 15g（先煎），麻黄 15g，赤芍 20g，桂枝 20g，黄芪 20g，茯苓 20g，白术 20g，干姜 10g，甘草 10g。

【功能主治】祛寒湿，通络法。适用于寒湿偏盛型风湿性关节炎。

【用量用法】水煎服，日一剂，早晚分服。

【出处】李国平，刘香云. 张琪治疗痹证 10 方[J]. 中医杂志，1992，33（10）：18-20.

【方解】本方为国医大师张琪教授治疗风湿性关节炎的经验方。方中制川乌配伍麻黄增强祛风散寒之力；桂枝、赤芍调和营卫；黄芪、茯苓、白术益气健脾、除湿止痹痛；干姜温经散寒；甘草调和诸药。

治疗急性风湿性关节炎经验方 7（原方无方名）

【药物组成】生石膏 50g，金银花 50g，防己 20g，萆薢 20g，秦艽 15g，薏苡仁 30g，桂枝 30g，黄柏 30g，苍术 30g，木通 30g。

【功能主治】清热除湿，通络止痛。适用于热痹型急性风湿性关节炎。

【用量用法】水煎服，日一剂，早晚分服。

【出处】李国平，刘香云. 张琪治疗痹证 10 方[J]. 中医杂志，1992，33（10）：18-20.

【方解】本方为国医大师张琪教授治疗风湿性关节炎的经验方。张老常用此方治疗关节红肿焮热疼痛、小便黄赤、肢体出现红斑、舌红苔白腻、脉浮滑或滑数等急性风湿性关节炎患者，方中生石膏、金银花、黄柏、木通清热解毒止痛；防己、秦艽、萆薢祛风湿；薏苡仁、苍术益气健脾、燥湿利水、除痹痛；桂枝温通阳气，除寒湿而祛风。张老也强调用"大方"治疗顽痹，认为只有剂量足够，才能祛除顽疾，此方中的生石膏、金银花、桂枝、苍术、木通都是常用剂量的三倍以上。

治疗风湿性关节炎经验方 8（原方无方名）

【药物组成】当归 15g，猪苓 15g，苍术 15g，苦参 15g，茵陈 15g，赤芍 15g，知母 10g，羌活 10g，防风 10g，泽泻 10g，黄芩 10g，甘草 10g。

【功能主治】祛风除湿，清热通络。适用于风湿热相搏型风湿性关节炎。

【用量用法】水煎服，日一剂，早晚分服。

【出处】李国平，刘香云. 张琪治疗痹证 10 方[J]. 中医杂志，1992，33（10）：18-20.

【方解】本方为国医大师张琪教授治疗风湿性关节炎的经验方。方中猪苓、苍术、泽泻利水除湿通络；苦参、黄芩、茵陈、知母清热通络止痛；防风、羌活祛风除湿，乃风能胜湿之意；当归、赤芍养血活血；甘草调和诸药。

治疗风湿性关节炎经验方 9（原方无方名）

【药物组成】黄芪 75g，白芍 20g，甘草 10g，生姜 10g，大枣 5 枚，牛膝 15g，桃仁 15g，红花 15g，桂枝 15g。

【功能主治】益气养血，祛风通络。适用于经络气血亏虚，风邪趁虚侵袭型风湿性关节炎。

【用量用法】水煎服，日一剂，早晚分服。

【出处】李国平，刘香云. 张琪治疗痹证 10 方[J]. 中医杂志，1992，33（10）：18-20.

【方解】本方为国医大师张琪教授治疗风湿性关节炎的经验方。此方乃黄芪桂枝五物汤加减演化而来，黄芪桂枝五物汤出自《金匮要略》，条文曰："血痹，阴阳俱微，寸口关上微，尺中小紧，外证身体不仁，如风痹状，黄芪桂枝五物汤主之。"
发挥益气温经，和血通痹之效，方中黄芪补益脾气，固在表之卫气，桂枝温散风寒、
通经止痹，二药相伍益气温阳、和血通经；白芍养血和营而通血痹，桂枝、白芍合桂
枝汤之意，调和营卫；生姜散风邪，更助桂枝加强散寒之力；生姜、大枣护理脾胃；
桃仁、红花活血化瘀；牛膝补肾化瘀；甘草调和诸药。

治疗风湿性关节炎经验方 10（原方无方名）

【药物组成】金银花 20g，黄柏 12g，独活 30g，川牛膝 20g，桃仁 12g，红花 10g，
板蓝根 20g，猫爪草 20g，红藤 20g，雷公藤 10g^{（先煎）}，虎杖 20g，制川乌 10g^{（先煎）}，
桂枝 10g。

【功能主治】清热解毒，利湿化浊，活血止痛。适用于湿热瘀浊阻滞经络型风湿
性关节炎。

【用量用法】水煎服，日一剂，早晚分服。

【出处】刘昆仑. 张鸣鹤应用猫眼草、猫爪草治疗风湿免疫性疾病经验[J]. 湖南
中医杂志，2014，30（07）：27-28.

【方解】本方为全国老中医药专家学术经验继承工作指导老师张鸣鹤教授治疗
风湿性关节炎的经验方。方中金银花、板蓝根、虎杖、红藤、雷公藤、黄柏清热解
毒，方中雷公藤、红藤是张老常用的藤类药物，《本草汇言》云："凡藤蔓之属，藤
枝攀绕，性能多变，皆可通经入络。"雷公藤是目前治疗风湿免疫类疾病的专用药，
具有清热解毒、祛湿除痹之功，但是其副作用是公认的，张老常用剂量 9～15g，
并要求先煎，症状重者用量 15g，轻者 9g 或不加，同时为预防心、肾、脾胃的危
害，常配伍菟丝子、覆盆子、枸杞子、白术、大枣、阿胶等药物。红藤又称大血藤，
解毒、消痈、活血通络，张老常将红藤、雷公藤同用，以减轻雷公藤对肾脏的毒副
作用。川牛膝、桃仁、红花活血化瘀；猫爪草消肿止痛，对骨关节炎膝部疼痛肿胀
效果显著；黄柏清热解毒止痛；独活，祛风除湿、通痹止痛，善祛下半身风寒湿邪；
制川乌、桂枝温经散寒、通络止痛。

治疗风湿性关节炎经验方 11（原方无方名）

【药物组成】羌活 10g，黄芪 15g，老鹳草 15g，透骨草 15g，青风藤 15g，络石
藤 15g，防风 10g，防己 10g，附子 5g，生地黄 15g，甘草 10g。

【功能主治】祛风散寒，除湿通络。适用于风寒湿痹型风湿性关节炎。

【用量用法】水煎服，日一剂，早晚分服。

【出处】陈仿. 陈宝贵教授运用祛风湿通经络法治疗痹证经验[J]. 内蒙古中医药，2016，35（03）：32.

【方解】本方为全国名中医陈宝贵教授治疗风湿性关节炎的经验方。陈老善用辛散苦燥之药并加入风药以祛风湿、通经络治疗本病，使全身气血畅通，达到活络止痛的目的，临床疗效显著。方中羌活祛风除湿、通痹止痛，善祛上半身风寒湿邪；因所用诸除湿药性多苦燥，易伤及气血阴津，又要能防诸苦燥药物伤阴，使祛邪不伤正，所以配伍黄芪补益中气，生地黄滋阴养血；老鹳草、透骨草辛、苦，辛能行散，苦而燥湿，具有祛风湿、通经络之功；青风藤、络石藤均属藤类药物，可祛风通络，青风藤止痛效果甚佳，络石藤兼有清热之力，尤适用于风湿热痹。防风味辛、甘，性微温，祛风胜湿止痛，寒痹时常配伍防风；防己味苦，性寒，祛风止痛，热痹时常配伍防己；二者相伍加强祛风除湿止痛。附子温阳散寒止痛；甘草调和诸药。

治疗风湿性关节炎经验方 12（原方无方名）

【药物组成】老鹳草 30g，透骨草 30g，羌活 10g，麻黄 10g，丹参 30g，淫羊藿（仙灵脾）10g，没药 10g，细辛 3g，威灵仙 10g，千年健 10g，追地风 10g，甘草 10g。

【功能主治】强筋壮骨，通络止痛。适用于风寒湿痹型风湿性关节炎。

【用量用法】水煎服，日一剂，早晚分服。

【出处】陈仿. 陈宝贵教授运用祛风湿通经络法治疗痹证经验[J]. 内蒙古中医药，2016，35（03）：32.

【方解】本方为全国名中医陈宝贵教授治疗风湿性关节炎的经验方。老鹳草、透骨草辛、苦，辛能行散，苦而燥湿，具有祛风湿、通经络之功；羌活祛风除湿、通痹止痛，善祛上半身风寒湿邪；丹参、没药活血化瘀、通络止痛；麻黄解表散寒，细辛外解太阳之表，内散少阴之寒，二者相伍既可祛外感寒邪，又可散里寒；淫羊藿（仙灵脾）补肾壮阳，祛风散寒，强筋健骨；威灵仙、千年健、追地风祛风湿、通经活络；甘草调和诸药。

治疗风湿性关节炎经验方 13（原方无方名）

【药物组成】续断 15g，牛膝 15g，炒杜仲 15g，老鹳草 15g，透骨草 15g，浮萍 15g，地肤子 15g，防风 10g，羌活 10g，鸡血藤 15g，秦艽 15g，甘草 10g。

【功能主治】祛风散寒，补益肝肾，通络止痛。适用于久痹伤肾型风湿性关节炎。

【用量用法】水煎服，日一剂，早晚分服。

【出处】陈仿. 陈宝贵教授运用祛风湿通经络法治疗痹证经验[J]. 内蒙古中医药，2016，35（03）：32.

【方解】本方为全国名中医陈宝贵教授治疗风湿性关节炎的经验方。痹证日久不愈，久病及肾，治疗过程中需加入补益肝肾之品。方中续断、牛膝、炒杜仲补益肝肾以固本；老鹳草、透骨草辛、苦，辛能行散，苦而燥湿，具有祛风湿、通经络之功；防风味辛、甘，性微温，祛风胜湿止痛，寒痹时常配伍防风；羌活祛风除湿、通痹止痛，善祛上半身风寒湿邪；浮萍、地肤子、防风、羌活、秦艽祛风散寒、通络止痛，秦艽为风中润剂，对于风湿痹痛无论新久均可应用；鸡血藤舒筋活络止痛，兼能补血活血，以防祛风湿类药物耗伤阴液；甘草调和诸药。陈老认为痹病病程较久，所以在治疗时，服药时间也长，以巩固疗效，防止复发，降低复发率。平时需防寒保暖，锻炼身体，增强体质。

治疗风湿性关节炎经验方 14（原方无方名）

【药物组成】雷公藤 5g^{（先煎）}，桂枝 12g，黄芪 30g，炒白芍 30g，威灵仙 30g，细辛 3g，炒白术 20g，乌梢蛇 9g，炙甘草 9g，露蜂房 10g，佛手片 10g，粉葛根 15g，豨莶草 15g，红枣 15g。

【功能主治】益气通络。适用于气虚络阻型风湿性关节炎。

【用量用法】水煎服，日一剂，早晚分服。

【出处】司徒忠，谢冠群，谢志军. 范永升运用雷公藤治疗难治病经验[J]. 浙江中医杂志，2008，43（06）：318.

【方解】本方为全国名中医范永升教授治疗风湿性关节炎的经验方。《本草汇言》云："凡藤蔓之属，藤枝攀绕，性能多变，皆可通经入络。"方中雷公藤祛风止痛、通经活络止痛，雷公藤是目前治疗风湿免疫类疾病的专用药，但是其副作用是公认的，使用时需先煎、久煎，不宜久服，若需久服，应定期复查肝肾功。桂枝温通经络，炒白芍养血敛阴，二者相伍调和营卫，同时桂枝、细辛加强温经散寒之力。生黄芪补中益气，炒白术益气健脾祛湿，二者相伍加强益气之功；威灵仙、露蜂房、豨莶草祛风湿，通行十二经络，善治骨痹；祛风湿类药物性多苦燥，易伤及气血阴津，用红枣、黄芪、炒白术加强健脾益气养血；粉葛根解痉止痛；佛手片理气和胃；乌梢蛇搜风通络止痛；炙甘草调和诸药。

治疗风湿性关节炎经验方 15（原方无方名）

【药物组成】制川乌 10～15g^{（先煎）}，桂枝 10g，生麻黄 10g，细辛 3g，蕲蛇 12g，防风 12g，羌活 10g，独活 10g，寻骨风 12g，透骨草 15g，当归 15g，徐长卿 15g。

【功能主治】祛风散寒，除湿通络。适用于风寒湿痹型发作期风湿性关节炎。

【用量用法】水煎服，日一剂，早晚分服。

【出处】章友安. 陈昆山治疗痹病的经验[J]. 江西中医学院学报，1997，9（02）：2-3.

【方解】本方为全国老中医药专家学术经验继承工作指导老师陈昆山教授治疗风湿性关节炎的经验方。陈老认为痹病无论是在急性期或缓解期，皆有正气不足的发病基础存在，只是在缓解期以脾肾亏虚为主，加之感受风、寒、湿、热外邪侵袭，内外合邪，合而为痹，风寒湿痹型痹病常见关节疼痛或酸痛，遇寒加重，遇热缓解，常选用此方加减治疗。方中制川乌温经止痛，《本草正义》曰："乌头主治，温经散寒，虽与附子大略相近，而温中之力较为不如。且专为祛除外风外寒之响导者。"配伍桂枝加强散寒通络之力；麻黄发汗解表，配伍制川乌温散寒邪以恢复正气，同时配伍细辛既可解肌表之寒邪，又可驱散脏腑少阴之寒邪；羌活、独活祛风除湿、通经止痛，羌活善祛上半身风寒湿邪，独活善祛下半身风寒湿邪，二者相伍祛一身上下风寒湿邪。防风祛风除湿止痛，在《本草纲目》中有关防风的记载："三十六般风，去上焦风邪，头目滞气，经络留湿，一身骨节痛。除风去湿仙药。"同时，《本草求原》曰防风可："解乌头、芫花、野菌诸热药毒。"寻骨风祛风通络止痛，《饮片新参》曰："散风痹，通络，治骨节痛。"透骨草祛风通络、活血止痛，《本草纲目》曰："治筋骨一切风湿，疼痛挛缩，寒湿脚气。"当归养血活血，取"治风先治血，血行风自灭"之意；徐长卿祛风除湿止痛；蕲蛇通经活络止痛，叶天士在《临证指南医案》中言"初为气结在经，久则血伤入络，辄仗蠕动之物，松透病根"。

治疗风湿性关节炎经验方 16（原方无方名）

【药物组成】蕲蛇 12g，桂枝 10g，忍冬藤 20g，肿节风 30g，知母 15g，徐长卿 30g，透骨草 15g，生地黄 20g，姜黄 10g，当归 15g，赤芍 15g，海桐皮 15g。

【功能主治】清热除湿，祛风通络。适用于风湿热痹型发作期风湿性关节炎。

【用量用法】水煎服，日一剂，早晚分服。

【出处】章友安. 陈昆山治疗痹病的经验[J]. 江西中医学院学报，1997，9（02）：2-3.

【方解】本方为全国老中医药专家学术经验继承工作指导老师陈昆山教授治疗风湿性关节炎的经验方。风湿热痹型关节炎可见关节红、肿、热、痛明显，活动受限，加上舌脉一派热象，采用清热除湿通络法治疗，方中蕲蛇通经活络止痛；桂枝温通经脉；忍冬藤味甘性寒，善于清热疏风，通络止痛；透骨草祛风通络、活血止痛，《本草纲目》曰："治筋骨一切风湿，疼痛挛缩，寒湿脚气。"徐长卿祛风除湿止痛；肿节风清热消肿止痛；生地黄、知母滋阴清热，既可助忍冬藤、肿节风等加强清热之功，又可防止伤及阴液；姜黄、当归、赤芍破血行气、通经止痛；海桐皮祛风湿、通经络。

治疗风湿性关节炎经验方 17（原方无方名）

【药物组成】乌梢蛇 10g，全蝎 3g，芥子 10g，胆南星 15g，鸡血藤 30g，露蜂房 10g，地龙 10g，当归 15g，透骨草 15g，伸筋草 15g，威灵仙 15g，土鳖虫 10g，徐长卿 30g。

【功能主治】化痰祛瘀，搜风通络。适用于顽痹型发作期风湿性关节炎。

【用量用法】水煎服，日一剂，早晚分服。

【出处】章友安. 陈昆山治疗痹病的经验[J]. 江西中医学院学报，1997，9（02）：2-3.

【方解】本方为全国老中医药专家学术经验继承工作指导老师陈昆山教授治疗风湿性关节炎的经验方。顽痹型关节炎可见关节僵硬变形、活动障碍、疼痛时轻时重、活动受限等，陈老对于顽痹、久痹善用虫类药物治疗，选用乌梢蛇、全蝎、地龙、土鳖虫、露蜂房通络散结、活血止痛以消肿散结；芥子化痰通络散结，配伍胆南星加强化痰散结；鸡血藤、当归养血活血、舒筋活络，同时又兼有"治风先治血，血行风自灭"之意。《本草汇言》亦云："凡藤蔓之属，藤枝攀绕，性能多变，皆可通经入络。"鸡血藤兼能引药直达病所。透骨草祛风通络、活血止痛，《本草纲目》曰："治筋骨一切风湿，疼痛挛缩，寒湿脚气。"伸筋草、威灵仙、徐长卿祛风除湿、舒筋活络，《证类本草》曰："（伸筋草）主人久患风痹，脚膝疼冷，皮肤不仁，气力衰弱。"威灵仙走而不守，通行十二经络，善治骨痹。

治疗风湿性关节炎经验方 18（原方无方名）

【药物组成】黄芪 15g，白术 15g，紫河车 10g，怀牛膝 30g，鹿衔草 15g，补骨脂 10g，杜仲 10g，川续断 15g，鸡血藤 15g，防己 12g，茯苓 15g，千年健 15g，徐长卿 15g。

【功能主治】健脾补肾为主，佐以祛风散寒除湿。适用于缓解期风湿性关节炎。

【用量用法】水煎服，日一剂，早晚分服。

【出处】章友安. 陈昆山治疗痹病的经验[J]. 江西中医学院学报，1997，9（02）：2-3.

【方解】本方为全国老中医药专家学术经验继承工作指导老师陈昆山教授治疗

风湿性关节炎的经验方。缓解期关节炎可见肢体倦怠乏力，腰膝酸软，关节有轻度酸痛或重着、麻木感。此期以健脾补肾为主，方中黄芪、白术、茯苓益气健脾，脾为后天之本，气血生化之源，气血充足则筋脉、肌肉、关节等得以充养；怀牛膝、补骨脂、杜仲、川续断补益肝肾、强筋健骨，肾为后天之本，肾精充足，则肌肉筋骨充养以抗邪；紫河车补气养血益精；鹿衔草、防己、徐长卿、千年健祛风除湿、通络止痛；鸡血藤养血活血，舒筋活络，引药直达病所。同时陈老根据痹病发生的不同部位，予以加减，若以颈项关节疼痛为主，加葛根 30g 以舒筋通络；若以上肢关节疼痛为主者，加羌活 12g、桑枝 30g；下肢关节疼痛为主者，加独活 12g、怀牛膝 30g、木瓜 10g；若湿邪偏重者，加苍术 10g、薏苡仁 20g。

◆ 风湿性肌痛

疼痛三两三加减

【药物组成】生黄芪 100g，苍术 15g，白术 15g，赤芍 15g，白芍 15g，忍冬藤 30g，酒当归 30g，川芎 30g，炙水蛭 6g，全蝎 3g，蜈蚣 3 条，甘草 30g，玫瑰花 12g，萼梅花 12g，蓬莪术 15g，川厚朴 20g，珍珠母 40g，三七粉 3g$^{（冲服）}$，马钱子粉$^{（冲服）}$ 0.6g。

【功能主治】补气升阳，活血通络。适用于气虚气滞血瘀，经脉不通型风湿性肌痛。

【用量用法】水煎服，日一剂，早晚分服。

【出处】孔繁飞，沈毅，钟柳娜，等. 张炳厚教授治痹经验介绍[J]. 中华中医药杂志，2013，28（12）：3561-3564.

【方解】本方为全国名中医张炳厚教授治疗风湿性肌痛的经验方。风湿性肌痛临床多见晨僵，近端关节和肌肉疼痛酸痛，属于中医"痹证"范畴。张老常选用疼痛三两三加减治疗，疼痛三两三由当归、川芎、忍冬藤、三七组成，方中生黄芪益气健脾、除湿通痹，张老善用生黄芪治痹，常用剂量达 100g 以上，取王清任补阳还五汤之意，"生芪之妙不在补气而在通阳"，阳气一通，则气血通畅，阴寒易除。同时配伍酒当归使气旺生血，川芎为血中之气药，以行气活血化瘀。酒当归配伍白芍和营血；白芍、甘草合芍药甘草汤缓急止痛；苍术、白术健脾燥湿；赤芍、蓬莪术、三七粉活血化瘀止痛，三七粉既能补血又可生血，使祛瘀不伤正，补血不留瘀。《本草汇言》亦云："凡藤蔓之属，藤枝攀绕，性能多变，皆可通经入络。"忍冬藤舒筋活络止痛，且味甘性寒，善于清热疏风，通络止痛。张老治疗痹证善用虫类药物，以搜风剔邪，通络止痛，对于顽痹、久痹效佳，全蝎善解痉，蜈蚣善止痛，拘挛疼痛必用；炙水蛭通经化瘀，常用全蝎 3～9g，蜈蚣 3～6 条。玫瑰花、萼梅花疏肝解郁、调理气机；珍珠母平肝定惊。对于全身麻木，张老常用马钱子 0.3～0.6g，本品有毒，但张老临床运用 50 余年未见不良反应。川厚朴燥湿化痰、下气除满；甘草调和诸药。

五皮五藤饮加减

【药物组成】海风藤 15g，青风藤 15g，首乌藤 15g，双钩藤 15g，白鲜皮 15g，海桐皮 15g，牡丹皮 10g，桑白皮 10g，当归尾 20g。

【功能主治】温经通络，活血祛风。适用于风寒湿痹化热型风湿性肌痛。

【用量用法】水煎服，日一剂，早晚分服。

【出处】孔繁飞，沈毅，钟柳娜，等. 张炳厚教授治疗经验介绍[J]. 中华中医药杂志，2013，28（12）：3561-3564.

【方解】本方为全国名中医张炳厚教授治疗风湿性肌痛的经验方。五皮五藤饮是皮肤科专家赵炳南的经验方，主治隐疹。方由牡丹皮、白鲜皮、海桐皮、桑白皮、地骨皮、青风藤、海风藤、双钩藤、首乌藤、天仙藤（现已不用）组成。《本草汇言》亦云："凡藤蔓之属，藤枝攀绕，性能多变，皆可通经入络。"方中海风藤、青风藤、首乌藤、双钩藤舒筋活络止痛，青风藤、海风藤，长于祛风湿通络，前者镇痛之功明显，且能止痒，后者善治络中之风所致游走性疼痛。首乌藤又可养血安神，专止夜间皮肤瘙痒。双钩藤解痉止痛。白鲜皮、海桐皮、桑白皮清热燥湿、祛风通络；牡丹皮、当归尾养血补血、活血化瘀。

◆ 肩关节周围炎

桂枝芍药知母汤加减

【药物组成】桂枝 15g，白芍 15g，炮附子 15g（先煎），白术 15g，知母 30g，防风 30g，麻黄 9g，甘草 9g，黄芪 45g，黄柏 12g。

【功能主治】驱风散寒，清化湿热。适用于寒湿所侵，湿热郁蒸型肩关节周围炎。

【用量用法】水煎服，日一剂，早晚分服。

【出处】唐文生，丁卡，薛鹏飞，等. 唐祖宣应用桂枝芍药知母汤治疗四肢关节病经验[J]. 世界中西医结合杂志，2009，4（08）：541-543.

【方解】本方为国医大师唐祖宣教授治疗肩关节周围炎的经验方。方中麻黄、桂枝、防风散寒除痹；白芍、甘草缓急止痛；知母、黄柏清热解毒；黄芪、白术健脾燥湿除痹；炮附子温阳散寒、通络止痛，使寒除湿去，热消炎清。方中附子有大毒，温阳散寒之力强，对于痹痛的治疗有奇效，唐老在治疗过程中发现，附子的用量需在 15～60g，疗效最佳，但需注意以宽水先煎炮制去其毒。

当归四逆汤加减

【药物组成】当归 20g，白芍 20g，桂枝 15g，细辛 5g，甘草 6g，大枣 10g，通草 6g，桑枝 15g，羌活 10g，防风 10g。

【功能主治】温经散寒，养血通脉。适用于气血不足，寒客经脉，筋脉痹阻。

【用量用法】水煎服，日一剂，分 3 次服。

【出处】刘渝松. 郭剑华应用经方治疗筋伤疾病举隅[A]. 重庆市针灸学会. 重庆市针灸学会 2010 年学术年会论文集[C]. 重庆：重庆市针灸学会：重庆市科学技术协会，2010：5.

【方解】本方为全国老中医药专家学术经验继承工作指导老师郭剑华教授治疗肩关节周围炎的经验方。《黄帝内经·素问》云："寒气客于脉外则脉寒，脉寒则缩踡，缩踡则脉绌急，绌急则外引小络，故卒然而痛，得炅则痛立止，因重中于寒，则痛久矣。"郭老治疗肩关节周围炎主要采用"寒则温之"。采用当归四逆汤加减治疗。此方乃是《伤寒论》中治疗血虚寒厥的经典方，方中当归补血活血，桂枝温经散寒、温通经脉，白芍养血和营，与当归相伍补益营血；细辛温经散寒，助桂枝通脉散寒；大枣、甘草顾护脾胃、健脾养血；桑枝、羌活、防风祛风散寒除湿，羌活善祛上半身风寒湿邪，桑枝常用于上肢麻痹；通草清热利尿。郭老强调在治疗肩关节周围炎，服用中药汤剂的同时，需要加强肩关节主动功能锻炼，每日 10～15min，持之以恒，促使肩关节功能恢复。

肩舒汤

【**药物组成**】桂枝 12g，羌活 10g，防风 10g，当归 15g，白芍 15g，川芎 10g，桑枝 20g，葛根 15g，甘草 10g。

【**功能主治**】祛风散寒，养血通络。适用于气血亏虚，风寒湿邪外侵型肩关节周围炎。

【**用量用法**】水煎服，日一剂，早中晚分服。

【**出处**】刘渝松，郭亮，马善治，等. 肩舒汤治疗肩关节周围炎 115 例观察[J]. 实用中医药杂志，2008，24（07）：422-423.

【**方解**】本方为全国老中医药专家学术经验继承工作指导老师郭剑华教授治疗肩关节周围炎的经验方。肩舒汤是郭老治疗肩关节周围炎自创经验方，临床疗效显著，方中桂枝、羌活、防风祛风除湿；当归、白芍、川芎养血和营；桑枝、葛根解肌通络；甘草调和诸药。现代药理研究表明，肩舒汤有较好的抗炎作用，白芍、当归、羌活有较好的抗炎、镇痛作用；当归、白芍可扩张血管，改善微循环。郭老强调在服用肩舒汤的同时，应加强肩关节主动功能锻炼，加速肩关节功能恢复。同时，郭老临证时，风寒湿型加细辛 6g、苍术 12g、独活 12g；瘀血阻滞型加桃仁 10g、红花 10g；气血亏虚型加黄芪 30g、党参 15g、熟地黄 18g；疼痛较甚者加乳香 10g、没药 10g。

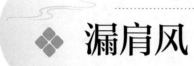

漏肩风

指迷茯苓丸加减

【药物组成】清半夏 15g，枳实 10g，茯苓 15g，芒硝 10g^(冲服)，泽泻 30g，白术 15g，生薏苡仁 30g，陈皮 15g，瓜蒌 15g，片姜黄 15g。

【功能主治】逐痰通络，适用于痰浊积聚型漏肩风。

【用量用法】水煎服，日一剂，早晚分服。

【出处】朴勇洙，潘国雄，李倜，等. 国医大师卢芳运用攻下法治疗邪气积聚型痹病经验[J]. 山东中医杂志，2020，39（02）：161-163.

【方解】本方为国医大师卢芳教授治疗漏肩风的经验方。卢老治疗痰浊积聚型痹病常用指迷茯苓丸加减，《景岳全书》有以下内容："(《指迷》)茯苓丸：治人有臂痛，手足不能举，或时左右转移。此伏痰在内，中脘停滞，脾气不能流行，上与气搏，脾属四肢而气不下，故上行攻臂，其脉沉细者是也。但治其痰，则臂痛自止。及妇人产后发喘，四肢浮肿者，用此则愈。此治痰第一方也。"方中芒硝在《神农本草经》曰："除寒热邪气，逐六腑积滞，结固留癖，能化七十二种石。"主要攻下积滞、化痰逐瘀，又可通肠腑、畅气机。清半夏燥湿化痰，配伍枳实、陈皮调气机；茯苓、泽泻、白术健脾利水除湿；瓜蒌化痰宽胸散结；生薏苡仁健脾利水、除痹通经络；片姜黄主要治疗肩臂疼痛，引诸药上行肩臂。卢老临证时，对于痹病夹寒则配伍麻黄、桂枝、附子等辛温散寒通络之品；夹热则配伍忍冬藤、络石藤等清热通络之品；夹痰则加芥子、胆南星等祛痰通络之品；夹瘀则加土鳖虫、鸡血藤、红花等活血通络之品。再根据病位选择不同的引经药：在手则用桑枝、桂枝；在肩则用片姜黄；在腕则用连翘；在下肢则取川牛膝等。

膝骨关节炎

痰瘀阻络汤加减

【药物组成】牛蒡子 9g，土鳖虫 9g，僵蚕 9g，白芷 9g，丹参 9g，独活 9g，白蒺藜 9g，制天南星 9g，法半夏 9g，泽泻 9g，牛膝 12g，威灵仙 15g，炙甘草 6g。

【功能主治】化痰利湿，舒筋活血。适用于痰湿入络，气血失和型膝关节骨性关节炎。

【用量用法】水煎服，日一剂，早晚分服。

【出处】苏海涛，林定坤. 石仰山从痰湿论治骨伤科疾患经验[J]. 中医杂志，2005，46（09）：664-665.

【方解】本方为国医大师石仰山教授治疗膝关节骨性关节炎的经验方。膝关节骨性关节炎（KOA）是中老年人的常见病、多发病，石老认为 KOA 在急性发作期多属痰湿入络，治疗常用痰瘀阻络汤，乃石老治疗伤科的经验方，方中牛蒡子、僵蚕化痰散结、通络止痛；白蒺藜、制天南星、法半夏燥湿化痰；土鳖虫、丹参活血化瘀、通络止痛；独活祛风胜湿、止痛，气味较淡，性较和缓，长于治下部风寒湿痹痛；白芷祛风止痛；威灵仙祛风除湿止痛；泽泻利水消肿；牛膝补益肝肾，兼活血化瘀，又能引药下行至患处；炙甘草调和诸药。

牛蒡子汤合阳和汤加减

【药物组成】牛蒡子 9g，僵蚕 9g，制川乌 9g^{（先煎）}，秦艽 12g，独活 9g，白芷 9g，仙茅 15g，炮姜 6g，牛膝 24g，细辛 6g，麻黄 6g，鹿角片 12g，熟地黄 15g，白术 15g，茯苓 12g，砂仁 6g。

【功能主治】温阳散寒，和营逐痰。适用于脾肾阳虚，痰瘀内阻型膝骨关节病。

【用量用法】水煎服，日一剂，早晚分服。

【出处】蔡奇文，邱德华，张建伟，等. 石仰山论治膝骨关节病经验[J]. 中国中医骨伤科杂志，2016，24（02）：74-75.

【方解】本方为国医大师石仰山教授治疗膝关节骨性关节炎的经验方。石老认为膝为筋之府,治疗还是从肝肾角度出发,脏腑的寒热虚实是该病发病的体质基础,"痰""瘀""湿"等邪气是该病的诱发因素。在诊治时先从阴阳出发,将此分为寒、热两大类,此方症对寒证型膝骨关节病。方中牛蒡子、僵蚕合用宣滞破结,善搜筋络顽疾浊邪;制川乌、炮姜、细辛温经散寒止痛;秦艽、独活、白芷、麻黄祛风除湿;熟地黄补肾填精益髓;鹿角片补益肝肾、强筋健骨以固本;仙茅、牛膝补益肝肾,牛膝兼能引药下行;白术、茯苓益气健脾,健脾以补肾;砂仁理气止痛,且防大量补益药物滋腻太过。

牛蒡子汤合五味消毒饮加减

【**药物组成**】牛蒡子9g,僵蚕9g,秦艽12g,独活9g,蒲公英30g,金银花30g,野菊花15g,紫花地丁15g,忍冬藤30g,生地黄15g,牛膝15g,薏苡仁30g,黄柏15g,知母15g,泽泻12g,大黄9g。

【**功能主治**】清热除湿,解毒消肿。适用于湿热内盛型膝骨关节病。

【**用量用法**】水煎服,日一剂,早晚分服。

【**出处**】蔡奇文,邱德华,张建伟,等. 石仰山论治膝骨关节病经验[J]. 中国中医骨伤科杂志,2016,24(02):74-75.

【**方解**】本方为国医大师石仰山教授治疗膝关节骨性关节炎的经验方。方中牛蒡子、僵蚕合用宣滞破结,善搜筋络顽疾浊邪;秦艽、独活祛风除湿通络;蒲公英、金银花、野菊花、紫花地丁、黄柏、知母清三焦火热之毒,使热毒无所遁形,但苦寒药物使用量多,所以需预防伤及胃气,中病即止,不可使用过度;忍冬藤通筋活络止痛;米仁又称薏苡仁,益气健脾,除痹止痛;泽泻清热利水;大黄攻下积滞;生地黄滋阴养血,血行风自灭;牛膝祛风除湿、补益肝肾,兼能引药下行。

麻桂温经汤加味

【**药物组成**】麻黄10g,桂枝10g,红花10g,当归10g,苍术10g,白术15g,黄柏10g,薏苡仁10g,白芷10g,细辛3g,桃仁10g,赤芍8g,甘草6g。

【**功能主治**】祛风散寒,除湿通络。适用于早期膝骨关节炎。

【**用量用法**】水煎服,日一剂,早晚分服。

【**出处**】丰哲,闫腾龙,韦坚,等. 韦贵康分期辨证治疗膝骨性关节炎[J]. 2014,29(07):2234-2237.

【**方解**】本方为国医大师韦贵康教授治疗膝骨性关节炎的经验方。韦老认为膝骨性关节炎发病机制:外因风、寒、湿邪侵袭,内因肝、脾、肾三脏亏虚,内外相合所致。韦老在结合古今医学理论的基础上,形成了膝骨性关节炎的分期辨证治疗,早期祛风祛湿、宣痹通络，中期补益肝脾，晚期围手术期予以活血祛瘀、补益脾肾的学术思想。麻桂温经汤出自《伤科补要》，方中麻黄、桂枝、细辛祛除内外寒邪；桃仁、红花、赤芍活血化瘀，当归补血活血，相伍使补血而不留瘀；《本草纲目》谓苍术："治大风痹，筋骨软弱，散风除湿解郁。汁酿酒，治一切风湿筋骨痛。"《神农本草经》谓白术："主风寒湿痹，死肌，痉，疸，止汗，除热消食。"配伍薏苡仁加强健脾燥湿除痹之功；黄柏清热燥湿；白芷祛风除湿，止痹痛；甘草调和诸药。

独活寄生汤加减

【药物组成】独活 10g，桑寄生 10g，牛膝 10g，杜仲 10g，秦艽 12g，防风 12g，党参 10g，白术 10g，细辛 3g，桂心 6g，红参 8g，茯苓 6g，当归 10g，芍药 10g，熟地黄 10g，川芎 10g，甘草 6g。

【功能主治】祛风湿，止痹痛，补肝脾，益气血。适用于中期膝骨性关节炎。

【用量用法】水煎服，日一剂，早晚分服。

【出处】丰哲，闫腾龙，韦坚，等. 韦贵康分期辨证治疗膝骨性关节炎[J]. 2014，29（07）：2234-2237.

【方解】本方为国医大师韦贵康教授治疗膝骨性关节炎的经验方。膝骨性关节炎中期病情发展到关节软骨面，此方主要针对此期，独活寄生汤出自《备急千金药方》，方中独活善治伏风，除久痹，性善下行除风寒湿邪；痹病日久，肝肾两虚，遂加入桑寄生、牛膝、杜仲补肝肾、强筋骨，且桑寄生兼可祛风湿，牛膝活血化瘀以通利关节筋脉；秦艽、防风、细辛、桂心祛风除湿，秦艽兼通利关节；桂心温经散寒通络；防风祛一身之风而胜湿；细辛入少阴肾经，祛阴经寒湿邪；党参、红参、白术、茯苓健脾益气，除湿止痹；当归、芍药、熟地黄、川芎乃四物汤组方，以补血活血，意"治风先治血，血行风自灭"；芍药、甘草合芍药甘草汤柔肝缓急，舒筋止痛；甘草调和诸药。

身痛逐瘀汤加味

【药物组成】秦艽 8g，川芎 10g，桃仁 12g，红花 10g，甘草 6g，羌活 8g，没药 8g，当归 10g，香附 6g，牛膝 10g，杜仲 10g，党参 10g，白术 10g，制附子 10g$^{（先煎）}$，黄芪 50g，地龙 10g。

【功能主治】活血祛瘀，补益脾肾，通痹止痛。适用于晚期围手术期膝骨性关节炎。

【用量用法】水煎服，日一剂，早晚分服。

【出处】丰哲，闫腾龙，韦坚，等. 韦贵康分期辨证治疗膝骨性关节炎[J]. 2014，29（07）：2234-2237.

【方解】本方为国医大师韦贵康教授治疗膝骨性关节炎的经验方。晚期膝骨性关节炎病情发展延伸到软骨下骨、骨组织，关节出现明显畸形，疼痛明显，单纯的中药治疗无法解决根本问题，韦老主张在应用现代先进外科手术的基础上改善关节畸形、骨质破坏等，同时在围手术期补益脾肾、健脾胃以充养四肢肌肉，补肾精以强筋健骨，活血化瘀以改善全身血液循环，预防下肢静脉血栓、肺栓塞等并发症。身痛逐瘀汤出自《医林改错》，方中秦艽、羌活祛风除湿；川芎、桃仁、红花、没药、香附活血化瘀，行气止痛，气行则血行，预防血栓形成；当归补血活血，黄芪、白术益气健脾，相伍气血双补；牛膝、杜仲补益肝肾；制附子温阳通络止痛；地龙通络止痛；党参健脾益肺；甘草调和诸药。

加味三妙散

【药物组成】黄柏 10g，苍术 10g，川牛膝 10g，怀牛膝 10g，土茯苓 10g，连翘 10g，蒲公英 20g，泽泻 10g，生地黄 10g，赤芍 10g，制乳香 10g，制没药 10g，车前子 10g。

中药骨疽拔毒散外敷，组方：白矾、芒硝、生天南星、冰片等适量。（原方无具体用量）

【功能主治】清热通络，祛风除湿。适用于热痹型膝骨性关节炎。

【用量用法】汤剂水煎服，日一剂，早晚分服。睡前再将中药骨疽拔毒散共研细末，饴糖或蜂蜜调膏，外敷患处，每天 1～2 次，每次 6～8h。

【出处】唐昆，谌曦，刘健，等. 丁锷教授论治膝骨关节炎的学术特点[J]. 中医药临床杂志，2015，27（05）：628-629.

【方解】本方为全国名中医丁锷教授治疗膝骨性关节炎的经验方。热痹证多因骨性关节炎并发急性滑膜炎，其临床表现是患膝局部肿痛，发热微红，触痛明显，遇热痛增，得冷痛舒，甚伴有发热、汗出、口渴、心烦。舌质红，舌苔黄或黄腻，脉象滑数或弦数。方中黄柏清热燥湿，苍术健脾燥湿，二者相伍加强燥湿之力；川牛膝侧重活血化瘀，怀牛膝侧重益肝肾；土茯苓除湿通利关节；连翘、蒲公英清热解毒；泽泻利水除湿；生地黄滋阴清热；制乳香、制没药、赤芍活血化瘀、通经止痛；车前子清热，使热从小便而出。丁老临证时，积液明显者，常加茯苓皮 10g，大腹皮 10g，三棱 10g，莪术 10g。

利湿消肿汤、六味地黄汤加味

【药物组成】

利湿消肿汤：黄芪 10g，萆薢 10g，三棱 10g，莪术 10g，大腹皮 10g，茯苓皮 10g，土茯苓 10g，川牛膝 10g，车前子 10g，黄柏 10g。

六味地黄汤加味：生地黄 10g，牡丹皮 10g，茯苓 10g，泽泻 10g，淮山药 10g，五味子 10g，山茱萸 10g，淫羊藿（仙灵脾）10g，车前子 10g，杭白芍 10g，威灵仙 10g，三七 3g^{（研末冲服）}。

中药骨疽拔毒散外敷，组方：白矾、芒硝、生天南星、冰片等适量。（原方无具体用量）

【功能主治】除湿祛风，活血通络，健脾消肿。适用于湿痹型膝骨性关节炎。

【用量用法】汤剂水煎服，日一剂，早晚分服。睡前再以中药骨疽拔毒散外敷。

【出处】唐昆，谌曦，刘健，等. 丁锷教授论治膝骨关节炎的学术特点[J]. 中医药临床杂志，2015，27（05）：628-629.

【方解】本方为全国名中医丁锷教授治疗膝骨性关节炎的经验方。湿痹证多因骨性关节炎伴发慢性滑膜炎，关节内积液，其临床特点是患膝酸楚、重着、疼痛，肿胀明显，活动不利，肌肤麻木不仁，纳呆，痞满，小便不利，舌质淡，苔腻，脉濡。方中黄芪益气健脾除湿；萆薢利湿祛浊、祛风除痹；三棱、莪术、川牛膝活血化瘀、消肿止痛，大腹皮、茯苓皮利水消肿，三棱、莪术、大腹皮、茯苓皮此四药是丁老治疗膝关节积液明显时常用药对；土茯苓除湿通利关节；车前子使湿从小便而解；黄柏清热燥湿。

待积液消退后，六味地黄汤加味治疗，方中生地黄滋阴益肾；淮山药补益脾肾，山茱萸补养肝肾，淫羊藿（仙灵脾）补肾壮阳、祛风除湿、强健筋骨，四药相伍滋补肝脾肾、强筋健骨以治本；五味子补肺益肾；泽泻利湿泄浊，牡丹皮清泻相火，山茱萸之温涩，茯苓淡渗脾湿，助淮山药健运脾胃，威灵仙祛风除湿，三七活血化瘀，车前子使湿从小便而解，杭白芍止痛。此方更偏于治本，利湿消肿汤、六味地黄汤加味联用以标本兼治。

身痛逐瘀汤加减

【药物组成】牛膝 10g，地龙 12g，秦艽 12g，独活 10g，香附 10g，甘草 10g，当归 12g，川芎 8g，苍术 10g，没药 10g，红花 10g，威灵仙 10g，白芍 15g，全蝎 2g^{（研末冲服）}。

【功能主治】活血通痹止痛，祛风散寒除湿。适用于寒湿久踞，血瘀络阻，正气亏虚型膝骨性关节炎。

【用量用法】水煎服，日一剂，早晚分服。

【出处】张志芳，麻春杰，米裕青，等. 米子良从瘀论治痹证临证思路[J]. 中医杂志，2019，60（10）：823-826.

【方解】本方为全国名中医米子良教授治疗膝骨性关节炎的经验方。米老认为痹证是以瘀血为核心，以疼痛为特征，据此将痹证分为成瘀前期、瘀成期、瘀后期三个阶段，分别以祛邪、化瘀止痛、补养化瘀为治疗法，米老常用身痛逐瘀汤治疗瘀成期，方中牛膝补肝肾、强筋健骨，兼能活血化瘀，引药下行；久痹、顽痹单用草木之品难以奏效，用地龙、全蝎等虫类血肉有情之品搜剔病邪、通络止痛，地龙已证明具有明显镇痛作用；秦艽、独活、威灵仙祛风除湿、除痹止痛，是治疗风湿痹病要药；当归补血活血，川芎、香附行气活血，没药活血止痛，红花活血化瘀，相伍以活血补血止痛，化瘀而不伤血；苍术燥湿健脾；白芍、甘草合芍药甘草汤缓急止痛，是米老逐瘀止痛常用药对，白芍常用量 20～30g，与甘草比例达 2：1 时治疗效果最佳，如有热象时，米老主张赤芍、白芍共用，以清热化瘀止痛。

自拟膝舒汤加减

【药物组成】狗脊 20g，熟地黄 15g，当归 15g，党参 15g，土鳖虫 10g，鳖甲 12g（打碎先煎），独活 12g，威灵仙 12g，川牛膝 15g，秦艽 15g，赤芍 15g，枸杞子 15g，淫羊藿 12g。

外洗方：汤剂药渣加海桐皮 30g，海风藤 30g，五加皮 30g，舒筋草 30g，乳香 15g，没药 15g，生姜 50g。

【功能主治】补益肝肾，祛风散寒除湿。适用于肝肾亏虚、风寒湿阻型膝骨性关节炎。

【用量用法】水煎取汁分 3 次服，日 1 剂。同时将外洗方药渣加水 2500ml 煎水熏洗热敷患膝，早晚各 1 次，每次 20min，5 剂为一疗程。

【出处】郭亮，吴春宝. 郭剑华治疗膝关节骨性关节炎验案[J]. 实用中医药杂志，2014，30（07）：657.

【方解】本方为全国老中医药专家学术经验继承工作指导老师郭剑华教授治疗膝骨性关节炎的经验方。郭老认为中老年人肝肾不足，气血失调，筋脉失养，外受风寒湿邪侵袭，痰瘀内阻，不通则痛，引发膝关节骨性关节炎，根据病因病机将膝骨关节炎大致分为风寒湿阻、痰瘀内停、气血失调、湿热痹阻、肝肾亏虚五个证型，自拟膝舒汤治疗，临床治疗效果良好，方中狗脊补肝肾、强腰膝；熟地黄、当归、党参乃取四物汤之意，补益气血，并助狗脊补肾气；土鳖虫、鳖甲搜风通络、散结止痛；独活、威灵仙、秦艽祛风除湿、通痹止痛；独活善祛下半身风寒湿邪，威灵仙通行十二经络，善治骨痹，秦艽为风中润剂，对于风湿痹痛无论新久均可应用；川牛膝、枸杞子、淫羊藿补益肝肾、强壮筋骨，同时川牛膝又可活血化瘀、引药下行，配伍赤芍化瘀止痛。现代药理研究表明，独活、威灵仙、土鳖虫具有镇痛、消炎之力；狗脊、当归、土鳖虫可扩张血管；当归、川牛膝可改善微循环，加速血液运行，全方具有明显的镇痛、抗炎、扩血管作用。郭老临证时风寒湿阻者常加防风 12g；痰瘀内停者加薏苡仁 30g、赤芍 15g、桃仁 10g、红花 10g；气血失调者加丹参 15g、香附 10g；湿热阻络者加苍术 10g、黄柏 15g、土茯苓 30g、木通 15g、地龙 10g；肝肾亏虚偏阴虚者加枸杞子 15g、菟丝子 15g；偏阳虚者加杜仲 12g；疼痛甚者加乳香 10g、没药 5g。同时郭老强调内外并治，通过熏洗法加强通经止痛、祛风散寒、活血化瘀作用，在熏洗后加强患膝关节适宜功能锻炼，注意膝关节保暖。

田氏独活寄生汤

【药物组成】独活 15g，羌活 15g，桑寄生 10g，熟地黄 20g，杜仲 15g，牛膝 15g，当归 15g，川芎 15g，桂枝 10g，甘草 6g。

【功能主治】补益脾肾，化痰祛瘀。适用于阳气亏虚，痰瘀痹阻型膝骨性关节炎。

【用量用法】水煎服，日一剂，早晚分服。

【出处】杨晓忱，赵宏. 田从豁教授治疗痹证的理法方穴术[J]. 中国针灸，2012，32（11）：1038-1040.

【方解】本方为全国老中医药专家学术经验继承工作指导老师田从豁教授治疗膝骨性关节炎的经验方。方中独活、羌活祛一身上下风寒湿邪；桑寄生、熟地黄、杜仲、牛膝补益肝肾、强筋健骨；当归、川芎行气活血化瘀；桂枝温经通脉散寒；甘草调和诸药。同时，田老在治疗时善综合治疗，针灸治疗：膝关节痹病常选用鹤顶、内膝眼、犊鼻，简称"膝三针"。贴敷治疗：取延胡索、芥子、甘遂、细辛等量，共研细末，生姜调诸药成糊状，在膝关节周围穴位上敷 6～8h，每周一次。脐周四穴：两侧肓俞、水分、阴交以振奋阳气。

田氏独活寄生汤加减

【药物组成】黄芪 30g，桂枝 6g，羌活 10g，独活 10g，桑寄生 10g，生地黄 10g，熟地黄 10g，地龙 10g，杜仲 10g，川续断 10g，木瓜 10g，海桐皮 10g，延胡索 6g，甘草 10g，全蝎 3g，桃仁 10g，红花 6g。

【功能主治】滋补肝肾，活血化痰通络。适用于肝肾亏虚，脾胃不足，痰瘀阻滞型膝骨性关节炎。

【用量用法】水煎服，日一剂，早晚分服。

【出处】林怡珊，王寅. 田从豁教授治疗痛痹经验[J]. 河北中医，2011，33（04）：485-486.

【方解】本方为全国老中医药专家学术经验继承工作指导老师田从豁教授治疗膝骨性关节炎的经验方。方中黄芪补益中气，桂枝温通经脉，二者相伍益气温阳、和血通经；羌活、独活相伍祛一身上下风寒湿邪；桑寄生、生地黄、熟地黄、杜仲、川续断滋补肝肾、强壮筋骨；海桐皮清热解毒、利湿消肿；木瓜舒筋活络、通利关节、通痹止痛；延胡索、全蝎、桃仁、地龙、红花搜风通络、活血化瘀止痛；甘草调和诸药。田老临证时湿邪偏重者常加黄精、白术、茯苓、路路通、肉豆蔻温肾健脾利湿；风邪偏重者加防己、钩藤、首乌藤（夜交藤）疏散风邪；寒邪偏重者加麻黄、肉桂温经通络散寒；疼痛明显者加延胡索止痛；关节疼痛、屈伸不利严重者加伸筋草舒筋活络，通利关节；脾胃虚弱，神疲乏力，少气懒言者加黄精、白术、薏苡仁健脾益气；肝肾亏虚明显者加补骨脂、骨碎补、芡实温肾健脾，扶正宣痹；因跌打损伤致筋骨疼痛者加刘寄奴破血通经宣痹。

四神煎

【**药物组成**】生黄芪 30g，石斛 30g，川牛膝 15g，金银花 30g$^{（后下）}$，远志 8～10g。

【**功能主治**】清热消肿。适用于热毒肿胀型急性膝关节肿胀。

【**用量用法**】水煎服，日一剂，早晚分服。

【**出处**】张颖，曹玉璋，房定亚. 房定亚教授对风湿病病因病机的认识及治疗特色（续1）[J]. 风湿病与关节炎，2012，1（06）：56-59+71.

【**方解**】本方为全国老中医药专家学术经验继承工作指导老师房定亚教授治疗膝骨性关节炎的经验方。四神煎出自清·鲍相之《验方新编·腿部门》："两膝疼痛，名鹤膝风。风胜则走注作痛，寒胜则如锥刺痛，湿胜则肿。屈无力病在筋则伸，不能屈在骨则移动维艰，久则日肿日粗，大腿日细，痛而无脓，颜色不变，成败症矣……四神煎：生黄芪半斤，远志肉、牛膝各三两，石斛四两，用水十碗煎二碗，再入金银花二两，煎一碗，一气服之，服后觉两腿如火之热，即盖暖睡，汗出如雨，待汗散后，缓缓去被，忌风。一服病去大半，再服除根，不论近久皆效。"四神煎是治疗鹤膝病的效方，原方用量颇大，房老经过临床反复实践，将药量重新试验，确实出最佳剂量以保证用药安全，用于治疗急性膝关节炎炎症肿痛。方中生黄芪大补元气，又可通痹、解肌托毒，取"气行则血行，血行风自灭"之意。石斛养阴清热以除痹，现代药理研究证实，二药均有调节免疫功能，房老临证时根据气血偏损加减，气虚为主，重用黄芪，筋脉拘急者，重用石斛，或可加用芍药甘草汤酸甘化阴，缓急止痛。金银花清热解毒、疏风清热，常用于风湿热痹，并可制约黄芪温热之性，房老强调治疗膝关节肿痛，金银花需后下，以防长时间煎煮丧失金银花抗炎活性。川牛膝逐瘀通经、通痹止痛，善治膝关节屈伸不利，房老必要时将怀牛膝、川牛膝各半量并用。远志具有蠲饮消肿、豁痰强筋功效，但是远志有小毒，运用时剂量大于15g，部分患者会有恶心呕吐或胃脘不适，减量或停药后症状自行消失，房老常用远志剂量小于10g。房老临证时发现，只要膝关节肿痛，无论是痛风性关节炎、急性反应性关节炎等均可运用，现代药理研究证实，四神煎具有调节免疫、抗炎镇痛作用。房老将此方也运用在自身免疫性血管炎，作为基础方之一。

血府逐瘀汤加减

【药物组成】生黄芪 30g，桃仁 10g，红花 10g，当归 15g，川芎 10g，川牛膝 15g，柴胡 10g，枳壳 10g，赤芍 15g，生甘草 10g，生地黄 15g。

【功能主治】益气养血，活血化瘀。适用于气虚血瘀型早期膝骨性关节炎。

【用量用法】水煎服，日一剂，早晚分服。

【出处】李斌，唐今扬，周彩云，等. 房定亚三期论治骨关节炎经验[J]. 辽宁中医杂志，2013，40（01）：31-33.

【方解】本方为全国老中医药专家学术经验继承工作指导老师房定亚教授治疗膝骨性关节炎的经验方。房老治疗骨关节炎以分期、定位为原则，以活血化瘀、补气血、补肝肾为治法。骨关节炎的早期表现是单个或多个关节疼痛，多发于承重关节，如腰、膝等，病因以肝肾不足、气血亏虚为本，加之邪气痹阻经脉，气血不通则痛，为本虚标实之症。房老对于本病早期常用血府逐瘀汤、身痛逐瘀汤、补阳还五汤治疗，善用血府逐瘀汤加生黄芪治疗，效果显著，对于疼痛范围广、疼痛严重者，用身痛逐瘀汤加乳香、没药、地龙等活血通络止痛。方中生黄芪大补元气，当归养血补血，二者相伍气血双补，使"气行则血行，血行风自灭"。桃仁、红花、赤芍活血化瘀止痛；川牛膝逐瘀通经、通痹止痛，善治关节屈伸不利；川芎行气化瘀止痛；柴胡疏肝解郁，升达清阳，配伍枳壳理气行滞；生地黄滋阴养血；生甘草调和诸药。房老临证发现，此方不仅有利于关节，对于老年人心脑血管、微血管疾病均有改善。

四神煎加减

【药物组成】生黄芪 30g，川牛膝 15g，远志 10g，石斛 30g，金银花 30g，桃仁 10g，红花 10g，赤芍 15g，川芎 10g，当归 20g，川萆薢 20g，生甘草 10g。

【功能主治】益气活血，除湿通痹。适用于气虚血瘀，湿浊内阻型中期膝骨性关节炎。

【用量用法】水煎服，日一剂，早晚分服。

【出处】李斌，唐今扬，周彩云，等. 房定亚三期论治骨关节炎经验[J]. 辽宁中医杂志，2013，40（01）：31-33.

【方解】本方为全国老中医药专家学术经验继承工作指导老师房定亚教授治疗膝骨性关节炎的经验方。随着疾病进展，骨关节炎中期可见关节肿胀、畸形，如膝关节炎多见膝内翻、膝外翻等，此期病机多为肝肾亏虚、瘀血内阻可兼有痰湿内停、郁而化热，气阴两伤等证，故房老常用补益肝肾、活血消肿、养阴清热等治法。若患者膝关节肿胀严重，常用四神煎加减治疗，房老通过临床实践，将原方剂量重新核定，以确保用药安全，方中生黄芪大补元气，当归养血补血，二者相伍气血同治，取

"气旺则血行，血行风自灭"之意；川牛膝逐瘀通经、通痹止痛，善治膝关节屈伸不利。《日华子本草》谓"远志长肌肉，助筋骨"，兼可安神益智、散瘀化痰，但是远志有小毒，运用时剂量大于15g，部分患者会有恶心呕吐或胃脘不适，减量或停药后症状自行消失，房老常用远志剂量小于10g。石斛养阴清热，《神农本草经》谓石斛："疗痹……补五脏。"金银花清热解毒，善治风湿热痹；桃仁、红花、赤芍、川芎行气化瘀止痛；川草薢利湿祛浊、祛风除痹；生甘草调和诸药。岳美中先生在《论医集》中言"膝关节红肿疼痛，步履维艰，投以《验方新编》四神煎恒效"。现代研究证实四神煎对于各种膝关节炎均有良效。

地黄饮子加味

【**药物组成**】熟地黄 10g，山茱萸 12g，石斛 12g，远志 10g，石菖蒲 12g，麦冬 12g，巴戟天 10g，茯苓 15g，肉桂 5g，炮附子 8g^{（先煎）}，肉苁蓉 12g，白芍 30g，苏木 15g。

【**功能主治**】滋补肝肾阴阳。适用于肾阴阳两虚型膝骨性关节炎。

【**用量用法**】水煎服，日一剂，早晚分服。

【**出处**】马秀琴，王晓玲. 房定亚治疗风湿病之经验[J]. 中医药临床杂志，2006，18（04）：353-354.

【**方解**】本方为全国老中医药专家学术经验继承工作指导老师房定亚教授治疗膝骨性关节炎的经验方。房老认为此病多因肝肾亏虚所致，常以滋补肝肾阴阳之地黄饮子加减治疗。方中熟地滋阴补血、填精益髓，炮附子温补肾阳，二者相伍阴阳双补；巴戟天、肉桂、肉苁蓉补肾温阳；石斛、麦冬滋阴养液，兼有增补下元之功；远志、石菖蒲、茯苓化痰通利关节；白芍缓急止痛；苏木活血化瘀止痛；山茱萸补益肝肾。房老临证时对于关节重着而痛、舌红、苔黄腻者，常加秦艽、青风藤、鹿衔草；夜间痛重而活动后减轻、舌暗红且有瘀点或瘀斑者加桃仁、红花、苏木、川牛膝。

四神煎加减

【**药物组成**】金银花 20g，忍冬藤 20g，桂枝 10g，知母 10g，生石膏 30g，怀牛膝 30g，益母草 30g，马鞭草 30g，远志 10g，薏苡仁 30g，黄柏 10g，黄芪 30g。

【**功能主治**】清热通络，利水祛湿。适用于湿热痹阻型膝骨性关节炎。

【**用量用法**】水煎服，日一剂，早晚分服。

【**出处**】吴寅，王璐. 奚九一运用四神煎治疗老年退行性膝关节病经验[J]. 中医药临床杂志，2013，25（04）：302-303.

【方解】本方为全国老中医药专家学术经验继承工作指导老师奚九一教授治疗膝骨性关节炎的经验方。该病以气血虚弱为本，痰瘀互结为标，风寒湿为因。治以益气养血、活血利水、蠲痹止痛，善用四神煎加减治疗。四神煎出自清·鲍相之《验方新编·腿部门》："两膝疼痛，名鹤膝风。风胜则走注作痛，寒胜则如锥刺痛，湿胜则肿。屈无力病在筋则伸，不能屈在骨则移动维艰，久则日肿日粗，大腿日细，痛而无脓，颜色不变，成败症矣……四神煎：生黄芪半斤，远志肉、牛膝各三两，石斛四两，用水十碗煎二碗，再入金银花二两，煎一碗，一气服之，服后觉两腿如火之热，即盖暖睡，汗出如雨，待汗散后，缓缓去被，忌风。一服病去大半，再服除根，不论近久皆效。"方中黄芪为补气圣药，气为血之帅，气行则血行，血行风自灭，奚老常用黄芪30～60g用以扶助正气祛邪外出；金银花、生石膏、马鞭草、益母草清热解毒、化瘀消肿，缓解因热毒引起的关节肿痛，同时又可制约黄芪的温热之性。现代药理研究显示，马鞭草具有消炎镇痛和抗菌作用。《本草汇言》亦云："凡藤蔓之属，藤枝攀绕，性能多变，皆可通经入络。"忍冬藤味甘性寒，善于清热疏风，通络止痛，引药直达病所。怀牛膝补益肝肾、强筋健骨，兼能逐瘀通经，善治关节屈伸不利；黄柏、知母滋阴清热，既可助金银花、生石膏等清热类药物加强清热解毒之力，又可制约苦寒类药物伤阴；桂枝宣痹通络；薏苡仁健脾利湿、通痹止痛；远志安神益智，奚老独钟远志，虽化痰之力不及半夏、天南星，利水渗湿不及茯苓、泽泻，但或缺远志则效减，增之则效彰。张山雷《本草正义》"用于寒凝气滞，痰湿入络，发为痈疽等证，其效甚捷"。奚老临证时寒湿重加片姜黄12g，羌活10g，独活10g，乳香10g，没药10g，川乌6g，草乌6g；水肿甚加泽兰10g，茯苓30g，泽泻12g；骨质增生加威灵仙15g；腰痛甚者加川续断20g，桑寄生20g，杜仲20g。

温肾宣痹汤

【药物组成】炮附片10g^(先煎)，山茱萸10g，天麻10g，细辛6g，桂枝10g，制狗脊10g，茯苓12g，薏苡仁15g，炒白术10g，木香10g，泽泻10g，生甘草10g。

【功能主治】温肾养肝以强筋骨，祛寒除湿而止痹痛。适用于寒湿痹阻型膝骨性关节炎。

【用量用法】水煎服，日一剂，早晚分服。

【出处】王培民. 诸方受教授治疗膝关节骨性关节炎的经验[J]. 中医正骨，1999，11（10）：48.

【方解】本方为全国老中医药专家学术经验继承工作指导老师诸方受教授治疗膝骨性关节炎的经验方。方中炮附片温阳散寒，配伍细辛、桂枝温通经脉、祛散寒邪，乃取麻黄附子细辛汤之意，可散表里内外寒邪，诸老认为炮附片能引补气药行十二经，以恢复失散之元阳。同时张元素称：附子与白术为伍，乃除寒湿之圣药，炮附子配伍炒白术散寒除湿；山茱萸、制狗脊补益肝肾、强筋健骨；茯苓、薏苡仁、炒白术、泽泻益气健脾、利水渗湿、通痹止痛；天麻祛风通络；木香调畅气机；生甘草调和诸药。

二藤汤

【药物组成】雷公藤 10g^(先煎)，鸡血藤 10g，制天南星 12g，地龙 10g，羌活 10g，淫羊藿（仙灵脾）10g，炒白术 10g，当归 10g，丹参 10g，生薏苡仁 15g，白茯苓 12g，生甘草 10g。

【功能主治】化痰利湿，温经通络。适用于痰瘀互结型膝骨性关节炎。

【用量用法】水煎服，日一剂，早晚分服。

【出处】王培民. 诸方受教授治疗膝关节骨性关节炎的经验[J]. 中医正骨，1999，11（10）：48.

【方解】本方为全国老中医药专家学术经验继承工作指导老师诸方受教授治疗膝骨性关节炎的经验方。《本草汇言》亦云："凡藤蔓之属，藤枝攀绕，性能多变，皆可通经入络。"方中以雷公藤、鸡血藤为二藤汤主药，以舒筋活络、蠲痹止痛，鸡血藤兼能养血活血，雷公藤配伍生甘草乃取生甘草缓急之力以解雷公藤毒性，雷公藤有毒，需先煎、久煎，不宜久服，若久服，需定期复查肝肾功；制天南星、炒白术、生薏苡仁、白茯苓益气健脾、化痰除湿、通络消肿止痛；地龙搜风剔邪、通络止痛；羌活、淫羊藿（仙灵脾）祛风除湿、宣痹活络；当归、丹参补血活血、化瘀止痛；生甘草调和诸药。同时建议患者进行膝关节功能锻炼以强健筋骨。

健膝拈痛汤

【药物组成】骨碎补 20g，五加皮 15g，丹参 15g，续断 15g，当归 15g，乳香 10g，没药 10g，延胡索 10g，牛膝 10g，滇三七 6g，川芎 6g，甘草 6g。

【功能主治】补益肝肾，活血化瘀。适用于肝肾亏虚，气滞血瘀型膝骨性关节炎。

【用量用法】水煎服，日一剂，早晚分服。

【出处】覃祥城，孙绍裘. 孙达武诊治膝骨性关节炎经验介绍[J]. 浙江中医杂志，2020，55（02）：88.

【方解】本方为全国老中医药专家学术经验继承工作指导老师孙达武教授治疗膝骨性关节炎的经验方。方中骨碎补、续断、牛膝补益肝肾、强筋健骨以固本；五加皮祛风湿，兼能补益肝肾；丹参、当归、乳香、没药、延胡索、滇三七、川芎行气活血、化瘀止痛；甘草调和诸药。孙老临证时见肾阳虚者，加巴戟天、补骨脂各 9g；

肾阴虚者，加熟地黄 15g，龟甲 9g；若肿胀者，加泽兰、防己、泽泻各 9g；有热者，加生地黄 15g，柴胡 12g；有寒者，加独活 12g，桂枝 6g，细辛 3g；气虚者，加黄芪 20g，党参 15g，白术 10g；体肥多痰者，加陈皮、法半夏各 10g，芥子 9g；若患者胃脘不适，停乳香、没药之类活血药；若妇人气郁，加香附 6g 疏肝解郁。

补肾健骨汤加减

【药物组成】补骨脂 12g，猴骨 15g，鹿角片 20g，骨碎补 10g，当归 10g，黄芪 15g，丹参 15g，三七 10g，松节 10g，延胡索（玄胡）10g，鸡内金 12g，伸筋草 10g。

【功能主治】补肾健骨，化瘀止痛，通络活血。适用于肝肾亏虚，气滞血瘀型膝骨性关节炎。

【用量用法】水煎服，日一剂，早晚分服。

【出处】李博宁，杨志新，欧阳建军. 名老中医李同生治疗膝骨性关节炎经验[J]. 湖北中医药大学学报，2016，18（04）：100-103.

【方解】本方为全国老中医药专家学术经验继承工作指导老师李同生教授治疗膝骨性关节炎的经验方。李老认为此病多是由于肝肾亏虚，加之脾失健运，气血不足为主，外感风寒湿型所致。李老在祖传治疗骨痹验方的基础上，自拟补肾健骨汤治疗膝骨性关节炎。方中补骨脂、猴骨、鹿角片、骨碎补补肾健骨、温肾通经；当归、丹参、三七、黄芪益气活血、化瘀止痛；松节祛风湿、通经止痛，《本草汇言》："松节，气温性燥，如足膝筋骨，有风有湿，作痛作酸，痿弱无力者，用此立瘥。倘阴虚髓乏，血燥有火者，宜斟酌用之。"延胡索（玄胡）活血止痛；鸡内金化瘀消脂，通经止痛；伸筋草舒筋活络止痛，《证类本草》云："（伸筋草）主人久患风痹，脚膝疼冷，皮肤不仁，气力衰弱。"现代药理研究表明，补肾活血中药能够改善退变过程中的软骨组织及代谢，改善骨内微循环，延缓软骨退变，促进软骨修复。

同时外用弃杖膏（药物组成：当归尾、细辛、姜黄、紫荆皮、伸筋草、丁香、白芷、红花、肉桂、皂角、生川乌、大黄等），每次取适量均匀涂抹于纱块之上贴于患膝，普通绷带固定，3 天换一次。3 次为 1 个疗程。弃杖膏对于骨性关节炎急性期关节肿胀者，浮髌试验阳性效果更佳。

并配合李老自拟经验方熏洗汤（当归、川椒、透骨草、海桐皮、寻骨风、伸筋草、川续断等）。将上述药物装入布包内，置入容器中加水 3000ml，浸泡 30h，煎沸 20min 后离火倒入盆内备用，先用蒸气熏洗患膝，待水温可耐受后，用毛巾热敷，直至变凉。现代研究证实中药熏洗法可以促进药力吸收，改善局部微循环，降低骨内压，促进炎症吸收，缓解疼痛症状。同时选取内外膝眼、梁丘、血海、阳陵泉、阴陵泉、足三里、太溪、三阴交等用平补平泄法留针 15min，10 天一个疗程。

荆芥止痛汤

【药物组成】熟地黄 15g，荆芥 10g，细辛 3g，党参 15g，茯苓 15g，炒白芍 15g，陈皮 5g，怀牛膝 15g，炒谷芽 20g，延胡索（元胡）10g，制川乌 9g^{（先煎）}，清甘草 5g。

【功能主治】养血搜风，解痉镇痛。适用于纬线 2（KOA 中期）经线 1 期血虚风袭型膝骨性关节炎。

【用量用法】水煎服，日一剂，早晚分服。

【出处】张辽，韩晶晶，邓颖萍，等. 叶海教授基于"经纬辨证"理论治疗膝骨关节炎的临证经验[J]. 中国中医骨伤科杂志，2019，27（04）：69-70+73.

【方解】本方为全国老中医药专家学术经验继承工作指导老师叶海教授治疗膝骨性关节炎的经验方。纬线 2（KOA 中期）症见以关节疼痛、僵硬、活动受限为主，严重者可见下肢肌肉萎缩，在此期的基础上，根据病性的虚损和病位区分经线，定"经"立方。经线 1 期可见患者素体血虚，关节游走疼痛或屈伸不利，伴少气懒言、神疲乏力等，选用荆芥止痛汤加减治疗，方中熟地黄滋阴补肾、填精益髓；荆芥祛风止痛；细辛解表祛寒、祛风止痛，制川乌温经散寒止痛，二者相伍祛内外寒邪；党参、茯苓益气健脾，脾气健运，则气血生化有源；炒白芍、清甘草合芍药甘草汤柔肝缓急止痛；陈皮、炒谷芽、清甘草健脾消食、理气和中；怀牛膝补益肝肾、强筋健骨，兼能活血化瘀；延胡索（元胡）行气止痛；清甘草调和诸药。

补肾壮骨汤

【药物组成】熟地黄 20g，淮山药 15g，茯苓 15g，怀牛膝 15g，桑寄生 15g，仙茅 15g，山茱萸 10g，延胡索（元胡）10g，制川乌 6g^{（先煎）}，清甘草 5g。

【功能主治】滋肾壮骨，养精益髓。适用于纬线 2（KOA 中期）经线 2 期肾虚入骨型膝骨性关节炎。

【用量用法】水煎服，日一剂，早晚分服。

【出处】张辽，韩晶晶，邓颖萍，等. 叶海教授基于"经纬辨证"理论治疗膝骨关节炎的临证经验[J]. 中国中医骨伤科杂志，2019，27（04）：69-70+73.

【方解】本方为全国老中医药专家学术经验继承工作指导老师叶海教授治疗膝骨性关节炎的经验方。经线 2 期可见患者素体肾虚，常见关节疼痛、肿胀、腰膝酸软或夜尿多等。方中熟地黄滋阴补肾、填精益髓；淮山药、山茱萸平补肝脾肾；茯苓益气健脾渗湿；怀牛膝、桑寄生、仙茅补益肝肾、强健腰膝，怀牛膝兼能活血化瘀，桑寄生兼能祛风除湿；延胡索（元胡）行气止痛；制川乌温经散寒止痛；清甘草调和诸药。

参苓白术散加减

【**药物组成**】党参 15g，炒白术 15g，茯苓 15g，姜半夏 10g，陈胆南星 10g，防风 10g，延胡索（元胡）10g，枳壳 10g，怀牛膝 10g，清甘草 5g。

【**功能主治**】益气豁痰，通利骨节。适用于纬线 2（KOA 中期）经线 3 期气虚痰滞型膝骨性关节炎。

【**用量用法**】水煎服，日一剂，早晚分服。

【**出处**】张辽，韩晶晶，邓颖萍，等．叶海教授基于"经纬辨证"理论治疗膝骨关节炎的临证经验[J]．中国中医骨伤科杂志，2019，27（04）：69-70+73.

【**方解**】本方为全国老中医药专家学术经验继承工作指导老师叶海教授治疗膝骨性关节炎的经验方。经线 3 期可见患者素体气虚，关节酸痛、神疲乏力、少气懒言等，选用参苓白术散加减治疗。方中党参、炒白术、茯苓、清甘草乃四君子汤方组成，以益气健脾，运化脾胃，脾气健运则水湿之邪难以聚集成痰；姜半夏、陈胆南星燥湿化痰、散结止痛；防风祛风胜湿止痛；延胡索（元胡）、枳壳行气止痛；怀牛膝补益肝肾、强筋健骨，兼能活血化瘀；清甘草调和诸药。

参附回阳汤

【**药物组成**】生黄芪 15g，赤芍 15g，川芎 15g，党参 15g，当归 10g，桃仁 10g，地龙 10g，附子 10g^（先煎），红花 5g。

【**功能主治**】补气回阳，化瘀通络。适用于纬线 2（KOA 中期）经线 4 期阳虚血凝型膝骨性关节炎。

【**用量用法**】水煎服，日一剂，早晚分服。

【**出处**】张辽，韩晶晶，邓颖萍，等．叶海教授基于"经纬辨证"理论治疗膝骨关节炎的临证经验[J]．中国中医骨伤科杂志，2019，27（04）：69-70+73.

【**方解**】本方为全国老中医药专家学术经验继承工作指导老师叶海教授治疗膝骨性关节炎的经验方。经线 4 期可见患者素体阳虚，膝关节呈针刺或刀割样疼痛，或冷痛，或见形寒畏冷、腰膝酸软等，选用参附回阳汤治疗。方中生黄芪、党参益气健脾渗湿，当归养血补血，相伍以气血同治，气能生血，气血充足则筋脉充养；赤芍、川芎、当归、桃仁、红花活血化瘀，通络止痛，同时配伍当归补血，以防祛瘀伤正；地龙搜风通络、通经止痛；附子温经散寒止痛。

温阳蠲痹汤

【**药物组成**】熟地黄 15g，炒白芍 15g，制附子 10g^（先煎），桂枝 10g，独活 10g，防风 10g，骨碎补 15g，续断 15g，狗脊 15g，仙茅 15g，威灵仙 15g，鹿角霜 15g，蜂房 6g，全蝎粉 3g^{（吞服）}，乌梢蛇 12g。

【功能主治】 温阳通痹。适用于纬线 3（KOA 晚期）阳虚痹阻型膝骨性关节炎。

【用量用法】 水煎服，日一剂，早晚分服。

【出处】 张辽，韩晶晶，邓颖萍，等. 叶海教授基于"经纬辨证"理论治疗膝骨关节炎的临证经验[J]. 中国中医骨伤科杂志，2019，27（04）：69-70+73.

【方解】 本方为全国老中医药专家学术经验继承工作指导老师叶海教授治疗膝骨性关节炎的经验方。此期症见关节疼痛、僵硬、明显畸形，KL 分级属于Ⅳ级，痹证日久不愈，血脉瘀阻，痰瘀互结，闭阻经络，不通则痛，叶老在此期善用活血化瘀类、虫类药物治疗，自拟温阳蠲痹汤治疗，方中熟地黄滋阴补肾、填精益髓；制附子温经散寒止痛，桂枝温通经脉，二药相伍加强散寒止痛之力；独活、防风、威灵仙祛风除湿、通痹止痛，独活善祛下半身风寒湿邪。威灵仙走而不守，通行十二经络，善治骨痹。骨碎补、续断、狗脊、仙茅、鹿角霜补益肝肾、强筋健骨以固本；蜂房、全蝎、乌梢蛇搜风通络止痛；炒白芍缓急舒筋止痛。在纬线 3 的基础上，根据标实的不同区分经线，随证加减。同时可根据病情的轻重缓急程度，配合关节腔注射、针刺、推拿、针刀等治疗方法。

经线 1：症见膝关节疼痛日久，夜晚较重，舌暗有瘀斑，属瘀阻经络，在上方的基础上加用皂角刺 10g、乳香 10g、没药 10g。

经线 2：症见膝关节畸形，关节肿胀，浮髌试验阳性，X 线检查可见关节骨质增生明显，证属顽痰阻滞，在上方的基础上加用制天南星 10g、芥子 10g。

蠲痹汤

【药物组成】 仙茅 10g，淫羊藿 10g，鹿角胶 10g，黄芪 30g，白芍 30g，生地黄 10g，熟地黄 10g，肉苁蓉 15g，全蝎 6g，乌梢蛇 6g，三七 10g，没药 10g，砂仁 10g，川牛膝 10g，生甘草 10g。

【功能主治】 补肾益气。适用于晚期骨性关节炎。

【用量用法】 水煎服，日一剂，早晚分服。

【出处】 陈松，袁普卫，李堪印，等. 李堪印教授治疗痹病经验[J]. 吉林中医药，2019，39（12）：1563-1565.

【方解】 本方为全国老中医药专家学术经验继承工作指导老师李堪印教授治疗膝骨性关节炎的经验方。李老认为此病多因正气虚损，外感邪气，合而为病所致，乃本虚标实证，李老提出了"补肾益气"法治疗，自拟"蠲痹汤"。方中仙茅、淫羊藿、肉苁蓉温阳益肾，补肾中之阳；生地黄、熟地黄滋阴补肾、填精益髓，补肾中之阴；血肉有情之品鹿角胶填精补髓以养先天；黄芪益气健脾以治后天；全蝎、乌梢蛇搜风通络止痛；三七、没药活血化瘀、通经止痛，进而达到"通则不痛"的目的；砂仁健脾消食、理气和中，以防滋腻太过碍胃；川牛膝补益肝肾、强筋健骨，兼能活血化瘀；白芍、生甘草合芍药甘草汤柔肝缓急止痛；生甘草调和诸药。

抗骨质增生方加减

【药物组成】丹参 15g，川续断 15g，淮牛膝 10g，葛根 15g，淫羊藿 10g，秦艽 10g，骨碎补（干毛姜）10g，黄柏 15g，肉苁蓉（大云）10g，延胡索 12g，杜仲 30g。

外用熏洗一号方：艾叶 20g，三棱 20g，莪术 20g，红花 20g，牛膝 20g，活血藤 20g，伸筋草 20g，透骨草 20g，干地龙 20g，威灵仙 20g，百部 20g，路路通 20g，海桐皮 20g，川椒 20g，虎杖 30g，寻骨风 30g。

【功能主治】补肾活血，散寒止痛。适用于肝肾亏虚型膝骨性关节炎。

【用量用法】水煎服，日一剂，早晚分服。外用熏洗方用法：水煎外用熏洗，3日1剂，每日2次。

【出处】黄平，戴勤瑶，陈先进. 戴勤瑶治疗膝骨性关节炎临床经验[J]. 中医药临床杂志，2015，27（05）：630-631.

【方解】本方为全国老中医药专家学术经验继承工作指导老师戴勤瑶教授治疗膝骨性关节炎的经验方。戴老认为膝骨性关节炎的基本病机是肝肾亏虚为本，气滞血瘀为标，戴老自拟抗骨质增生方治疗肝肾亏虚型膝骨性关节炎，方中丹参补血活血，化瘀止痛，延胡索行气活血止痛，补血活血并用，使得祛瘀而不伤正，且气行则血行；川续断、淮牛膝、淫羊藿、大云（肉苁蓉）、干毛姜（骨碎补）、杜仲补益肝肾、强筋筋骨，淫羊藿、肉苁蓉兼能温肾壮阳、散寒止痛；葛根解痉止痛；秦艽祛风除湿、通痹止痛，秦艽为风中润剂，对于风湿痹痛无论新久均可应用；黄柏清热燥湿。戴老治疗时强调标本兼治，治本为主，乃用内外合治法治疗，用外洗煎剂直接熏洗患处，使药物直达病所，祛除膝关节周围寒湿邪气，通经活络，使血行气行疼痛自止。

治疗膝骨性关节炎经验方 1（原方无方名）

【药物组成】桑寄生 30g，豨莶草 18g，乌梢蛇 6g，蜂房 9g，淫羊藿（仙灵脾）15g，熟地黄 15g，川续断 12g，当归 20g，鸡血藤 12g，延胡索 20g，补骨脂 20g，骨碎补 20g，土鳖虫 18g，红花 15g，赤芍 12g，白芍 18g，甘草 6g。

【功能主治】补肾壮督，舒筋活络止痛。适用于肝肾亏虚型膝骨性关节炎。

【用量用法】水煎服，日一剂，早晚分服。

【出处】周松林，丁婧，张帅浩. 朱良春教授治疗膝骨性关节炎临床经验探析[J].

亚太传统医药，2019，15（04）：109-110.

【方解】本方为国医大师朱良春教授治疗膝骨性关节炎的临床经验方。膝骨性关节炎属于中医"骨痹""痹病"范畴，是以膝关节软骨变性、破坏及骨质增生为特征的慢性进展性关节病，其病理特点为关节软骨变性、破坏、皲裂，软骨下骨硬化，关节边缘和软骨下骨反应性增生、骨赘形成，其临床表现为膝关节肿胀、疼痛、屈伸不利。桑寄生、熟地黄、川续断、淫羊藿（仙灵脾）、补骨脂、骨碎补行补益肝肾、强筋健骨之效，延缓关节软骨蜕变，抑制骨质增生，其中补骨脂、骨碎补是朱老临床治疗各类骨痹的常用对药，豨莶草、乌梢蛇、蜂房、土鳖虫祛风除湿、通经活络、止痹痛，当归、鸡血藤、延胡索、红花、白芍、赤芍养血活血止痛，甘草调和诸药，全方共奏补肾与止痛，扶正与逐邪并进。

治疗膝骨性关节炎经验方 2（原方无方名）

【药物组成】黄芪 30g，桂枝 9g，赤芍 10g，知母 9g，石膏 15g，秦艽 10g，苍术 10g，黄柏 12g，土茯苓 15g，土牛膝 15g，怀牛膝 15g，桑寄生 15g，薏苡仁 15g，全蝎 3g^(冲)，地龙 9g^(同煎)，没药 6g，忍冬藤 15g，伸筋草 15g。

【功能主治】清利湿热，通利关节，补益肝肾。适用于湿热瘀阻证兼肝肾不足型膝骨性关节炎。

【用量用法】水煎服，日一剂，早晚分服。

【出处】吴海洋，吴军豪. 石氏伤科运用虫类药辨治膝骨关节炎经验[J]. 上海中医药杂志，2019，53（05）：31-33.

【方解】本方为国医大师石仰山教授治疗膝骨性关节炎的经验方。石老认为膝骨性关节炎多属久病痼疾，常基于气血痰瘀理论辨治，"肝主筋，肾主骨"，虫类药多归肝肾之经，配合运用亦能引药入经，直达病所，增强疗效。因此，石氏伤科治疗膝骨性关节炎非常重视虫类药物的应用。方中黄芪、桂枝、赤芍乃黄芪桂枝五物汤方组成，以益气活血通痹；知母、石膏、黄柏清热燥湿除痹；秦艽祛风湿利关节；苍术燥湿健脾；薏苡仁益气健脾、除湿止痹痛；土茯苓祛风除湿、解毒、通利关节；土牛膝、怀牛膝、桑寄生补肝肾、强筋骨；全蝎、地龙通络止痛，治疗顽痹、久痹；没药行气止痛；忍冬藤、伸筋草舒筋活络止痛。

治疗膝骨性关节炎经验方 3（原方无方名）

【药物组成】熟地黄 18g，鹿角片 12g，肉桂 6g，芥子 9g，炮姜 6g，麻黄 4.5g，炒牛蒡子 9g，炙僵蚕 9g，白蒺藜 12g，桑枝 9g，制半夏 9g，独活 12g，秦艽 9g，香白芷 6g。

【功能主治】温阳补血，温经散寒，豁痰通络。适用于阳气内虚、精血不足、寒痰凝滞筋脉型膝骨性关节炎。

【用量用法】水煎服，日一剂，早晚分服。

【出处】俞秋纬，邱得华，李浩钢，等. 石仰山论治骨伤科疾病痛症的临证特色[J]. 上海中医药杂志，2012，46（01）：4-6.

【方解】本方为国医大师石仰山教授治疗膝骨性关节炎的经验方。此方乃牛蒡子汤合阳和汤加减而成，方中熟地黄补肾填精益髓，鹿角片补肾阳、健筋骨；肉桂、炮姜、麻黄相伍以温经散寒；炒牛蒡子、炙僵蚕合用宣滞破结，善搜筋络顽疾浊邪，配伍芥子去皮里膜外之痰，通络散结，制半夏燥湿化痰，使痰无处可藏；白蒺藜平抑肝阳解郁；桑枝舒筋活络；独活、秦艽、香白芷祛风除湿。

治疗膝骨性关节炎经验方 4（原方无方名）

【药物组成】熏洗方：桂枝 10g，川花椒 10g，白芷 10g，公丁香 10g，小茴香 10g，石菖蒲 10g，透骨草 10g，红花 10g，五加皮 10g。

消瘀接骨散：花椒、荜茇、五加皮、白芷、天南星、肉桂、丁香、乳香、没药、血竭、姜黄、冰片等适量。（原方无用量）

【功能主治】活血通络，温经散寒，除痹止痛。适用于寒凝型下膝骨关节炎。

【用量用法】中药熏洗需煎水约 2000ml，置于深木桶中，上面覆盖干毛巾，患膝放置毛巾下，先熏患膝，待水温适宜后洗泡患膝，每天 1 次，每次 30min，28 天为 1 个疗程。睡前再以中药消瘀接骨散外敷。熏洗后局部外敷，每次取药末 15g，用适量蜂蜜调成糊状，敷于关节周围，上下约 4cm，敷药后用纱布外敷并固定，每天 1～2 次，每次 6～8h。

【出处】唐昆，谌曦，刘健，等. 丁锷教授论治膝骨关节炎的学术特点[J]. 中医药临床杂志，2015，27（05）：628-629.

【方解】本方为全国名中医丁锷教授治疗膝骨性关节炎的经验方。丁老大体将膝骨性关节炎分为寒痹、热痹、湿痹三证，其中寒痹证的临床特点是膝关节疼痛明显，部位固定，屈伸不利，局部有寒冷感，遇寒、阴雨冷天加重，得温则减，畏寒怕冷，面色白，四肢欠温，口淡不渴，舌质淡，苔白或白腻，脉弦紧或缓、细或沉。丁老善用外治熏洗疗法治疗寒痹，《理瀹骈文》中论述了中医熏洗疗法的机制，曰："枢也，在中兼表里者也，可以转运阴阳之气也，可以折五郁之气而资化源……营卫气通，九窍皆顺，并达于腠理，行于四肢也。"中药熏洗方选用的辛香走窜、温热之品，借助中药的蒸气直达患处，促进局部微循环，起到缓解疼痛、消除肿胀、改善功能的效果。方中桂枝、川花椒、公丁香、小茴香温经散寒；白芷止痛；石菖蒲化痰除湿；红花活血化瘀；五加皮、透骨草祛风除湿止痛；消瘀解骨散主要作用是祛风除湿、活血化瘀，辅助熏洗法改善骨内微循环，降低骨内压，除药物治疗外，丁老也强调此类患者避免下蹲、爬楼梯、爬山等剧烈活动，并注意防寒保暖。

治疗膝骨性关节炎经验方 5（原方无方名）

【药物组成】熟地黄 15g，山茱萸 15g，山药 15g，五味子 15g，木瓜 15g，续断 15g，桑寄生 15g，五加皮 15g，牛膝 15g，鹿角胶 20g^{（烊化）}，白芍 20g，三七 5g，龟甲胶 10g^{（烊化）}，没药 10g，生甘草 10g。

【功能主治】补肝肾，强筋骨，通经络。适用于肝肾阴虚型膝骨性关节炎。

【用量用法】水煎服，日一剂，早晚分服。

【出处】张天奉，闫若庸，白长川. 白长川教授治疗虚痹验案 3 则[J]. 新中医，2011，43（06）：176-177.

【方解】本方为全国老中医药专家学术经验继承工作指导老师白长川教授治疗膝骨性关节炎的经验方。《景岳全书》曰："诸痹者皆在阴分，亦总由真阴衰弱，精血亏损，故三气得以乘之而为此诸证。"提出补益真阴治疗久痹虚羸的观点，方中熟地黄、山茱萸、山药乃六味地黄丸中三补之品，补益肝肾；续断、桑寄生、牛膝补肝肾、强健筋骨，牛膝兼能化瘀；五加皮祛风湿、强筋骨；鹿角胶、龟甲胶乃血肉有情之品，益精养血，鹿角胶兼能补益肝肾；白芍敛阴养血，配伍甘草合芍药甘草汤缓急止痛；木瓜舒筋活络；三七、没药活血化瘀、行气止痛。《本草经疏》谓："五味子主益气者，肺主诸气，酸能收，正入肺补肺，故益气也。其主咳逆上气者，气虚则上壅而不归元，酸以收之，摄气归元，则咳逆上气自除矣。劳伤羸瘦，补不足，强阴，益男子精。"亦有虚则补其母之意。生甘草调和诸药。

治疗膝骨性关节炎经验方 6（原方无方名）

【药物组成】附子 30g^{（先煎）}，桂枝 20g，茯苓 20g，白芍 25g，白术 15g，生姜 15g，人参 10g，甘草 10g。

【功能主治】温补肾阳，填精益髓。适用于肾阳亏虚型膝骨性关节炎。

【用量用法】水煎服，日一剂，早晚分服。

【出处】张天奉，闫若庸，白长川. 白长川教授治疗虚痹验案 3 则[J]. 新中医，2011，43（06）：176-177.

【方解】本方为全国老中医药专家学术经验继承工作指导老师白长川教授治疗膝骨性关节炎的经验方。方中重用附子补火助阳，但其有毒，需用宽水先煎以去毒；桂枝、生姜通络散寒止痛；茯苓、白术、人参益气健脾；白芍敛阴养血，配伍甘草合芍药甘草汤缓急止痛；甘草调和诸药。

治疗膝骨性关节炎经验方 7（原方无方名）

【药物组成】生地黄 20g，山茱萸 10g，石斛 20g，巴戟天 10g，麦冬 12g，五味子 10g，远志 10g，石菖蒲 10g，茯苓 15g，附子 8g[先下]，肉桂 4g，肉苁蓉 10g，山慈菇 10g，蜈蚣 2 条。

【功能主治】补益肝肾，阴阳双补。适用于肝肾亏虚型晚期膝骨性关节炎。

【用量用法】水煎服，日一剂，早晚分服。

【出处】李斌，唐今扬，周彩云，等. 房定亚三期论治骨关节炎经验[J]. 辽宁中医杂志，2013，40（01）：31-33.

【方解】本方为全国老中医药专家学术经验继承工作指导老师房定亚教授治疗膝骨性关节炎的经验方。骨关节炎晚期，病变关节严重畸形，甚至不能行走，肌肉萎缩。西医对于此期患者多采用关节置换，中医在此期多辨证为肝肾气血亏虚，阴阳俱虚，痰瘀互结，常补益肝肾、益气养血、化痰祛瘀，房老常选用地黄饮子、独活寄生汤、三痹汤加虫类药物加减治疗。方中生地黄滋阴补肾；石斛、麦冬、五味子养阴清热以除痹；山茱萸、巴戟天、附子、肉桂、肉苁蓉补肾温阳、祛寒止痛；石菖蒲、茯苓益气健脾、化痰安神；山慈菇清热解毒、消痈散结止痛。《日华子本草》谓："远志长肌肉，助筋骨。"兼可安神益智、散瘀化痰，房老常用剂量10g。房老认为对于痹证晚期，尤其是骨关节炎晚期，关节畸形严重，多有痰瘀湿热互结，非虫类药物而不能通也，善用蜈蚣等，张锡纯谓之："走窜之力最速，内而脏腑，外而经络，凡气血凝聚之处皆能开之。"现代药理研究证实蜈蚣具有明显的镇痛、镇静、解痉、抗炎作用，但是临床使用中需注意虫类药物体内含有动物异种蛋白，可能出现变态反应，如皮疹、瘙痒等，同时虫类药物性多温燥，需配合养阴、补血之品，如生地黄、石斛、白芍等。

治疗膝骨性关节炎经验方 8（原方无方名）

【药物组成】桂枝 6g，赤芍 12g，薏苡仁 12g，桃仁 12g，秦艽 12g，泽兰 12g，苍术 12g，知母 9g，黄柏 9g，丝瓜络 9g，牛膝 9g，乌梢蛇 9g，威灵仙 9g。

【功能主治】祛风清热，利湿通络，活血止痛。适用于风邪外袭，湿热流注关节，气滞血瘀。

【用量用法】水煎服，日一剂，早晚分服。

【出处】金宇安，屠莲茹. 屠金城治疗风湿热痹经验浅析[J]. 湖北中医杂志，1993，15（04）：4-5.

【方解】本方为全国名老中医屠金城教授治疗膝骨性关节炎的经验方。方中桂枝温通经脉；赤芍、桃仁、泽兰活血化瘀止痛；薏苡仁益气健脾、通痹止痛；秦艽、威灵仙祛风除湿、通经止痛，威灵仙走而不守，通行十二经络，善治骨痹。秦艽为风中润剂，对于风湿痹痛无论新久均可应用；方中苍术苦辛而温，其性燥烈，一则可健脾助运以治生湿之本，二则芳化苦燥以除湿阻之标，正如《寿世保元》所云："苍术妙于燥湿，黄柏妙于去热。"二药配伍可互制其苦寒或温燥之性以防败胃伤津之弊；丝瓜络舒筋活络止痛；知母滋阴清热，又可防祛风湿类药物苦燥伤阴；牛膝逐瘀通经；乌梢蛇搜风通络止痛，对于顽痹、久痹有良效。

施氏筋痹方（圣愈汤合身痛逐瘀汤）加减

【药物组成】炙黄芪 9g，党参 12g，当归 9g，白芍 12g，生地黄 9g，大川芎 12g，柴胡 9g，桃仁 9g，红花 9g，乳香 9g，羌活 9g，秦艽 9g，制香附 12g，川牛膝 12g，广地龙 6g，炙甘草 6g，苍术 12g，白术 12g，汉防己 12g，豨莶草 12g，补骨脂 12g，淫羊藿（仙灵脾）12g，香谷芽 15g。

【功能主治】活血化瘀，利水消肿。适用于气血瘀滞，痰湿阻遏型膝骨性关节炎。

【用量用法】水煎服，日一剂，早晚分服。

【出处】张霆，施杞. 施杞教授系统性治疗膝骨关节病经验[J]. 中华中医药杂志，2014，29（03）：760-762.

【方解】本方为国医大师施杞教授治疗膝骨性关节炎的经验方。施老认为膝骨性关节炎的发病之本是肝脾肾亏虚，经风寒湿邪侵袭、痰阻经络而发病，施老继承了石氏伤科"以气为主，以血为先"的学术思想，并在治疗过程中注重扶正与祛邪并重。方中炙黄芪、党参益气健脾，补益中气；当归、生地黄养血补血；四药相伍气血同治。白芍、炙甘草合芍药甘草汤缓急止痛，芍药甘草汤现代药理研究表明，具有抗炎镇痛、缓解痉挛、调节免疫等作用。大川芎、桃仁、红花、乳香行气活血、化瘀散结止痛；羌活、秦艽、汉防己、豨莶草祛风湿、通经活络、通痹止痛；川牛膝逐瘀通经、通痹止痛；苍术、白术益气健脾、燥湿除痹；施老常用虫类药物治疗顽痹、久痹，叶天士在《临证指南医案》中认为"风湿客邪，留于经络……且数十年之久，岂区区汤散可效。"用药主张"邪留经络，须以搜剔动药""借虫蚁搜剔以攻通邪结"。用广地龙搜风剔邪、化痰散结；补骨脂、淫羊藿（仙灵脾）补益肝肾、强筋健骨以治本；制香附、香谷芽行气消食和胃，施老治疗痹证强调顾护胃气，以防复发；炙甘草调和诸药。

治疗膝骨性关节炎经验方 9（原方无方名）

【药物组成】熟地黄 20g，川牛膝 12g，丹参 15g，三棱 10g，莪术 10g，乳香 10g^{（包煎）}，没药 10g^{（包煎）}，续断 15g，延胡索 15g，川芎 10g，黄芪 20g，透骨草 15g，三七 10g，鸡血藤 20g，甘草 6g。

【功能主治】补肝肾，强筋骨，活血通络。适用于肝肾亏虚型膝骨性关节炎。

【用量用法】水煎服，日一剂，早晚分服。

【出处】孙绍卫. 孙达武教授治病经验谈（1）——膝部疾患[J]. 中医药导报，2010，16（10）：10-12.

【方解】本方为全国老中医药专家学术经验继承工作指导老师孙达武教授治疗膝骨性关节炎的经验方。方中重用熟地黄补肾填精；川牛膝、续断补益肝肾、强筋健骨以固本；丹参、三棱、莪术、乳香、没药、川芎、三七、延胡索行气活血、化瘀止痛；黄芪益气健脾，鸡血藤补血活血，兼能舒筋活络止痛；透骨草祛风除湿、散瘀止痛；甘草调和诸药。本方孙老临床使用已近 50 余年，对于各种骨性关节炎均有较好疗效。

治疗膝骨性关节炎经验方 10（原方无方名）

【药物组成】熟地黄 15g，肉桂 10g，鹿角胶 10g^(烊化)，炮姜 6g，麻黄 10g，芥子 10g，鸡血藤 10g，香附 10g，甘草 3g。

【功能主治】补肾温阳。适用于肾阳亏虚型膝骨性关节炎。

【用量用法】水煎服，日一剂，早晚分服。

【出处】孙绍卫. 孙达武教授治病经验谈（1）——膝部疾患[J]. 中医药导报，2010，16（10）：10-12.

【方解】本方为全国老中医药专家学术经验继承工作指导老师孙达武教授治疗膝骨性关节炎的经验方。许老认为膝骨性关节炎的主要病机是肝肾不足、气血亏虚、血流瘀滞，当以补益肝肾、益气养血、通经活络为主。方中熟地黄滋阴养血、填精益髓；鹿角胶乃血肉有情之品，以补肾助阳，益精养血，二药相伍温阳养血；肉桂、炮姜温阳散寒止痛；麻黄宣通经络，与辛温类药物相伍散寒止痛，引阳气由里达表驱散寒邪；《本草汇言》亦云："凡藤蔓之属，藤枝攀绕，性能多变，皆可通经入络。"鸡血藤养血补血，舒筋活络；芥子温肺化痰，通络散结止痛；香附行气和胃；甘草调和诸药。

治疗膝骨性关节炎经验方 11（原方无方名）

【药物组成】黄芪 30g，赤芍 20g，炒白芍 20g，当归 10g，泽兰 10g，桂枝 10g，怀牛膝 15g，桑枝 15g，清甘草 5g。

【功能主治】养血活血，疏风通络。适用于纬线 1（KOA 早期）。

【用量用法】水煎服，日一剂，早晚分服。

【出处】张辽，韩晶晶，邓颖萍，等. 叶海教授基于"经纬辨证"理论治疗膝骨关节炎的临证经验[J]. 中国中医骨伤科杂志，2019，27（04）：69-70+73.

【方解】本方为全国老中医药专家学术经验继承工作指导老师叶海教授治疗膝骨性关节炎的经验方。叶老将膝骨性关节炎的病因病机总结为：风寒湿邪侵袭为因，肝肾气血亏虚为本，痰滞血液瘀阻为标。叶老根据患者的症状、影像学检查，划分经纬，放射学分级判断 KOA 疾病严重程度，标准参考 Kellgren-Lawrence（KL）放射学诊断标准，临床上将 KL 分期中的 0～Ⅰ级定为早期，Ⅱ～Ⅲ级定为中期，Ⅳ级定为晚期。将 KL 分级作为 3 条纬线，分别是 KOA 早期、中期、晚期。患者的证候作为经线，分为风、寒、湿、热、痰、瘀主症，KOA 早期作为"纬线 1"，疾病初起，正气尚胜，新病多实，根据邪气偏盛分经：风痹、寒痹、寒湿痹、湿热痹。此期多见关节压痛，活动时有摩擦感、弹响声，外观无明显肿胀，膝关节屈伸未见明显异常，方中黄芪益气健脾，气能生血；当归、炒白芍养血和营，共伍以益气养血，气血充足则筋脉充养，寓"治风先治血，血行风自灭"之意；当归、赤芍、泽兰、怀牛膝活血化瘀、通经止痛；怀牛膝补益肝肾、强筋健骨；桂枝温通经脉；桑枝祛风湿、通利关节；炒白芍、清甘草合芍药甘草汤柔肝缓急止痛；清甘草调和诸药。同时在"纬线1"的基础上，根据邪气偏盛程度区分经线，予以加减，

经线 1（风痹）：以风邪为重者，风性善行数变，症见关节周围疼痛游走不定、遇风则剧、舌淡苔白、脉浮等，在上方基础上加味防风 10g、独活 10g、海风藤 15g、细辛 3g。

经线 2（寒痹）：以寒邪为重者，寒性收引，疼痛较重，以关节冷痛为主，见畏寒，四肢不温等，在上方的基础上加用麻黄 6g、小茴香 10g、淡附片 6g[先煎]。

经线 3（寒湿痹）：以寒湿邪为重，寒性收引，湿性重着，见关节重着，或见关节肿胀疼痛等，在上方的基础上加用防己 10g、苍术 10g、海桐皮 15g。

经线 4（湿热痹）：症见关节红肿热痛、肿胀明显等，于上方基础上加用黄柏 10g、知母 10g。

治疗膝骨性关节炎经验方 12（原方无方名）

【药物组成】鹿角胶 12g[烊化]，当归 12g，淫羊藿 15g，骨碎补 15g，肉苁蓉 12g，熟地黄 12g，黄芪 15g，牛膝 10g，枸杞子 12g，白芍 12g，甘草 6g。

【功能主治】补益肝肾，益气养血。适用于肝肾亏虚、气血不足型膝骨性关节炎。

【用量用法】水煎服，日一剂，早晚分服。

【出处】董博，李永志，袁普卫，等. 李堪印治疗膝骨性关节炎经验[J]. 河南中医，2014，34（02）：217-218.

【方解】本方为全国老中医药专家学术经验继承工作指导老师李堪印教授治疗膝骨性关节炎的经验方。现代对于膝骨性关节炎的病机多认为是本虚标实，兼有虚

实夹杂，以肝肾亏虚、气血不足、阴阳不和为发病之本，风寒湿邪、痰浊、瘀血侵袭为标，治疗以标本兼治，兼顾扶正与祛邪。李老将膝骨性关节炎证型大致分为气血不足证、痰瘀互结证、寒湿痹阻证、湿热流注型。临床对于肝肾亏虚、气血不足型膝骨性关节炎常见膝关节隐隐作痛、腰膝酸软伴少气懒言，遇老加重，治以补益肝肾、益气养血。方中用血肉有情之品补益肝肾、益精养血；当归、白芍、熟地黄乃取四物汤之意，以养血补血；黄芪益气健脾，脾气健运则气血生化有源，气能生血，配伍当归加强补血之力，气血同治；淫羊藿、骨碎补、肉苁蓉、牛膝、枸杞子补益肝肾、强筋健骨，牛膝兼能活血化瘀；白芍、甘草合芍药甘草汤柔肝缓急止痛；甘草调和诸药。

治疗膝骨性关节炎经验方 13（原方无方名）

【药物组成】鸡血藤 10g，淫羊藿 10g，牛膝 12g，杜仲 12g，制天南星 12g，地龙 10g，羌活 10g，炒白术 10g，当归 10g，丹参 10g，薏苡仁 15g，白茯苓 12g，生甘草 10g，三七 10g。

【功能主治】滋补肝肾，化痰祛瘀。适用于肝肾亏虚，痰瘀互结型膝骨性关节炎。

【用量用法】水煎服，日一剂，早晚分服。

【出处】董博，李永志，袁普卫，等. 李堪印治疗膝骨性关节炎经验[J]. 河南中医，2014，34（02）：217-218.

【方解】本方为全国老中医药专家学术经验继承工作指导老师李堪印教授治疗膝骨性关节炎的经验方。此证型可见膝关节刺痛、疼痛位置固定、关节畸形、活动受限、面色晦暗等，乃用淫羊藿、牛膝、杜仲补益肝肾、强筋健骨，牛膝兼能活血化瘀。《本草汇言》亦云："凡藤蔓之属，藤枝攀绕，性能多变，皆可通经入络。"鸡血藤舒筋活络止痛，兼能补血活血，引药直达病所；当归、丹参、鸡血藤养血活血、化瘀止痛；炒白术、薏苡仁、白茯苓益气健脾渗湿，脾气健运则无生痰之源；三七活血化瘀止痛；羌活祛风除湿；制天南星燥湿化痰、散结止痛，配伍地龙加强通经活络、化痰祛瘀之力；生甘草调和诸药。

治疗膝骨性关节炎经验方 14（原方无方名）

【药物组成】淫羊藿 15g，金毛狗脊 20g，桑寄生 21g，独活 12g，当归 15g，牛膝 15g，熟地黄 30g，乌梢蛇 30g，白芍 15g，熟附子 15g[先煎]，细辛 3g，茯苓 10g，泽泻 10g。

【功能主治】滋补肝肾，散寒除湿。适用于肝肾亏虚、寒湿痹阻型膝骨性关节炎。

【用量用法】水煎服，日一剂，早晚分服。

【出处】董博，李永志，袁普卫，等. 李堪印治疗膝骨性关节炎经验[J]. 河南中医，2014，34（02）：217-218.

【方解】本方为全国老中医药专家学术经验继承工作指导老师李堪印教授治疗膝骨性关节炎的经验方。此证型可见膝关节肿胀，以酸痛沉重感尤为明显，对气候变化敏感，阴雨天疼痛加重等，方中淫羊藿、金毛狗脊、桑寄生、牛膝温阳补肾、强筋健骨，桑寄生兼能祛除风湿，牛膝兼能活血化瘀；独活祛风除湿，善祛下半身风寒湿邪；熟地黄滋补肝肾、填精益髓；熟附子温阳散寒止痛，祛除里寒，配伍细辛解表散寒，祛除表寒，二药相伍祛除人体内外寒邪；茯苓、泽泻健脾除湿；当归、白芍养血和营；乌梢蛇搜风通络、散结止痛。

治疗膝骨性关节炎经验方 15（原方无方名）

【药物组成】黄柏 12g，苍术 12g，金银花 15g，当归 10g，薏苡仁 12g，牛膝 10g，骨碎补 15g，续断 10g，金毛狗脊 10g，熟地黄 12g，甘草 9g。

【功能主治】滋补肝肾，清热利湿消肿。适用于肝肾亏虚，湿热流注型膝骨性关节炎。

【用量用法】水煎服，日一剂，早晚分服。

【出处】董博，李永志，袁普卫，等. 李堪印治疗膝骨性关节炎经验[J]. 河南中医，2014，34（02）：217-218.

【方解】本方为全国老中医药专家学术经验继承工作指导老师李堪印教授治疗膝骨性关节炎的经验方。此证型可见膝关节红肿热痛，浮髌试验多为阳性，关节屈伸不利等，方中苍术苦辛而温，其性燥烈，一则可健脾助运以治生湿之本，二则芳化苦燥以除湿阻之标，《寿世保元》云："苍术妙于燥湿，黄柏妙于去热。"二药配伍可互制其苦寒或温燥之性以防败胃伤津之弊，加用金银花加强清热解毒之力；牛膝、骨碎补、续断、金毛狗脊、熟地黄补益肝肾、强筋健骨以治本；薏苡仁益气健脾、利湿消肿；当归活血化瘀止痛；甘草调和诸药。

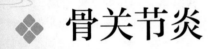

骨关节炎

黄芪虫藤饮加减

【药物组成】黄芪 30g，全蝎 5g，地龙 10g，僵蚕 15g，蜈蚣 1 条，鸡血藤 15g，海风藤 15g，钩藤 15g，天麻 20g，葛根 30g，法半夏 10g，甘草 6g。

【功能主治】益气祛瘀，舒筋活络。适用于气虚血瘀型骨关节炎。

【用量用法】水煎服，日一剂，早晚分服。

【出处】李点，周兴，何清湖. 熊继柏辨治痹证经验[J]. 中华中医药杂志，2016，31（04）：1272-1275.

【方解】本方为国医大师熊继柏教授治疗骨关节炎的经验方。方中黄芪益气健脾，使气行则血行；虫类药物全蝎、地龙、僵蚕、蜈蚣搜风通络止痛；鸡血藤、海风藤、钩藤，藤类药物轻灵，通利关节而达四肢，舒筋活络止痛，鸡血藤兼能补血活血，在活血化瘀同时又不伤正气，天麻息风通络；葛根解肌舒筋；法半夏燥湿化痰止呕；甘草调和诸药。

二仙汤加减

【药物组成】淫羊藿（仙灵脾）10g，仙茅 10g，巴戟天 10g，当归 10g，黄柏 10g，苍术 10g，白芍 20g，威灵仙 20g，汉防己 20g。

【功能主治】调理冲任，补肾益精。适用于冲任经气亏虚，痰瘀痹阻型绝经后骨关节炎。

【用量用法】水煎服，日一剂，早晚分服。

【出处】杨怡坤，衷敬柏，曹玉璋，等. 房定亚教授从冲任论治绝经后骨关节炎经验[J]. 中国实验方剂学杂志，2011，17（18）：300-301.

【方解】本方为全国老中医药专家学术经验继承工作指导老师房定亚教授治疗骨关节炎的经验方。现代医学认为绝经后雌激素水平下降，破骨细胞活性增强和高转换，是绝经后骨关节炎软骨下骨早期快速丢失的重要原因之一。房老认为冲任二脉经气亏虚是绝经后骨关节炎发生的基本病机，常选用二仙汤作为基础方加减治疗。

方中仙茅温肾中之阳，《海药本草》谓其："主风，补暖腰脚，清安五脏，强筋骨，消食。"淫羊藿（仙灵脾）、巴戟天滋养肾中之阴，三者相伍调补冲任、强筋健骨、祛风除湿。黄柏、苍术清热燥湿除痹，同时防止补阳类药物辛温燥烈之性；当归补血活血，为血中之气药，配伍白芍养阴敛血；威灵仙、汉防己祛风除湿、通痹止痛。房老临证时，常在二仙汤的基础上辨证加减，对于痰瘀痹阻型骨关节炎，常合用血府逐瘀汤；寒湿痹阻型合用鸡鸣散；热毒痹阻型合用四神煎；肝肾亏虚型合用地黄饮子。现代药理研究也证实二仙汤可以提高雌激素水平。

三妙桑防汤加减

【药物组成】桑枝 30g，忍冬藤 30g，桂枝 5g，地骨皮 20g，生石膏 20g（先煎），川牛膝 9g，防风 9g，丝瓜络 9g，汉防己 9g，延胡索（元胡）9g，连翘 12g，滑石 15g，生薏苡仁 15g，淡木通 6g。

【功能主治】清热利湿，舒筋活络。适用于湿热闭阻，经络不通型骨关节炎。

【用量用法】水煎服，日一剂，早晚分服。

【出处】金宇安，屠莲茹. 屠金城治疗风湿热痹经验浅析[J]. 湖北中医杂志，1993，15（04）：4-5.

【方解】本方为全国名老中医屠金城教授治疗骨关节炎的经验方。屠老根据风湿热痹的发作特点、症状、规律，自拟三妙桑防汤：桑枝、防风、苍术、黄柏、牛膝、忍冬藤、汉防己、丝瓜络、赤芍、大豆黄卷、桂枝尖、滑石、知母等。方中桑枝祛风湿、利关节，桂枝温通经脉，《本草撮要》云："桑枝，功专去风湿拘挛，得桂枝治肩臂痹痛；得槐枝、柳枝、桃枝洗遍身痒。"《本草汇言》亦云："凡藤蔓之属，藤枝攀绕，性能多变，皆可通经入络。"忍冬藤味甘性寒，善于清热疏风，通络止痛；川牛膝逐瘀通经、通利关节，桑枝行于上，川牛膝行于下，上下并治，祛全身上下之风湿；防风、汉防己祛风除湿、解痉止痛；生石膏、地骨皮、连翘、滑石清热凉血，消肿止痛；丝瓜络、延胡索（元胡）舒筋活络止痛；生薏苡仁、淡木通健脾除湿、通痹止痛。屠老临证见腰痛且酸加桑寄生、金毛狗脊、川楝子、玉蝴蝶、川续断；足踝部牵及足趾痛著者加槟榔、羊蹄筋等。

益肾壮痹汤

【药物组成】熟地黄 15g，肉苁蓉（大云）10g，骨碎补 15g，淫羊藿 15g，当归 10g，白芍 20g，生黄芪 10g，甘草 6g，牛膝 10g，三七粉 6g（冲服）。

【功能主治】调补肝肾，和营养血。适用于肝肾亏虚，气血痹阻型骨关节炎。

【用量用法】水煎服，日一剂，早晚分服。

【出处】刘德玉. 李堪印教授治疗骨性关节炎临床经验[J]. 陕西中医学院学报，1999，22（01）：19.

【方解】本方为全国老中医药专家学术经验继承工作指导老师李堪印教授治疗骨关节炎的经验方。李老认为骨关节炎的发病以肝肾亏虚为本，加之外感六淫邪气，痹阻经络，气血运行不畅，合而发病。李老自拟益肾壮痹汤治疗，方中熟地黄滋补肝肾、填精益髓；大云（肉苁蓉）、骨碎补、淫羊藿、牛膝补益肝肾、强筋健骨，牛膝兼能活血化瘀、引血下行；生黄芪益气健脾渗湿，当归补血和血，白芍养血敛营，二者相伍和营养血，与黄芪相伍气血同治，气能生血，气能行血，则经络自通；三七粉活血化瘀止痛；白芍、甘草合芍药甘草汤柔肝缓急止痛，现代药理研究表明，芍药甘草汤具有抗炎镇痛、缓解痉挛、调节免疫等作用；甘草调和诸药。

附子桂枝汤加味

【药物组成】白附片 50～100g^{（先煎）}，桂枝 20g，白芍 20g，苍术 20g，炙麻黄 10g，防风 10g，狗脊 10g，甘草 10g，威灵仙 15g，白术 15g，海桐皮 15g，海风藤 15g，独活 15g，细辛 8g，大枣 5 枚，生姜 30g。

【功能主治】散寒除湿，温经通络。适用于寒湿阻络型骨关节炎。

【用量用法】水煎服，日一剂，早晚分服。

【出处】罗世伟. 吴生元教授辨治骨痹的经验点滴[J]. 中国中医药现代远程教育，2013，11（19）：123-124.

【方解】本方为全国老中医药专家学术经验继承工作指导老师吴生元教授治疗骨关节炎的经验方。吴老认为骨关节炎是本虚标实证，以气血不足、肝肾亏虚为本，风寒湿邪、痰浊、瘀血阻滞为标，将骨关节炎的证型归结为肝肾亏虚型、气血亏虚型、寒湿阻络型、痰湿痹阻型。寒湿阻络型骨关节炎可见肢冷恶寒、得热则减，乃用附子桂枝汤加减治疗，出自《伤寒论》，原文："伤寒八九日，风湿相搏，身体疼烦，不能自转侧，不呕不渴，脉浮虚而涩者，桂枝附子汤主之。若其人大便硬，小便自利者，去桂加白术汤主之。"具有祛风温经、助阳化湿的功效，方中白附片温阳散寒、祛风除湿，桂枝温通经络，二药相伍加强祛风寒湿邪的目的；白芍、甘草（芍药甘草汤）柔肝缓急止痛，现代药理研究表明，芍药甘草汤具有抗炎镇痛、缓解痉挛、调节免疫等作用；防风、威灵仙、海桐皮、独活祛风除湿、通痹止痛，威灵仙走而不守，通行十二经络，善治骨痹。独活善祛下半身风寒湿邪；苍术燥湿健脾，白术益气健脾渗湿，二药相伍加强健脾燥湿之力；海风藤祛风除湿、通经活络，且善治络中之风所致游走性疼痛；炙麻黄、细辛解表散寒、除湿止痛；狗脊补肝肾、强腰膝以固本；桂枝、白芍相用，调和营卫，振奋阳气以祛寒湿，调理营卫气血是吴老治疗骨关节炎的一大特色；大枣、生姜、甘草顾护脾胃；甘草调和诸药。吴老临证见痛在上肢者加羌活、桑枝；痛在下肢者加木瓜；湿盛者加萆薢、薏苡仁；夹热者加黄柏、忍冬藤。

补中桂枝汤加减

【药物组成】柴胡 15g，白术 15g，怀牛膝 15g，威灵仙 15g，薏苡仁 15g，独活 15g，炙升麻 10g，甘草 10g，石菖蒲 10g，陈皮 10g，黄芪 30g，淫羊藿 30g，党参 30g，当归 20g，桂枝 20g，杭芍 20g，大枣 5 枚。

【功能主治】益气养血，调和营卫，舒筋活络。适用于气血两虚型骨关节炎。

【用量用法】水煎服，日一剂，早晚分服。

【出处】罗世伟. 吴生元教授辨治骨痹的经验点滴[J]. 中国中医药现代远程教育，2013，11（19）：123-124.

【方解】本方为全国老中医药专家学术经验继承工作指导老师吴生元教授治疗骨关节炎的经验方。气血两虚型骨关节炎可见患者劳则关节疼痛加重、气短乏力、神疲懒言、面色无华等，吴老精选补中益气汤合桂枝汤加补益肝肾、强筋健骨之品，命名为补中桂枝汤加减。方中黄芪、当归乃是当归补血汤方组成，益气生血，气血双补；党参、白术、黄芪、薏苡仁、大枣、陈皮益气健脾渗湿，脾气健运，则气血生化有源，薏苡仁除湿通痹止痛；杭芍、甘草（芍药甘草汤）柔肝缓急止痛，现代药理研究表明，芍药甘草汤具有抗炎镇痛、缓解痉挛、调节免疫等作用；桂枝、杭芍乃桂枝汤之意，调和营卫，是吴老治疗骨关节炎的特色；怀牛膝、淫羊藿温阳补肾、强筋健骨，怀牛膝兼能活血化瘀。独活、威灵仙祛风除湿、通痹止痛，独活善祛下半身风寒湿邪，威灵仙走而不守，通行十二经络，善治骨痹。石菖蒲化湿开胃；柴胡、炙升麻解表升阳，配伍黄芪、党参、白术等加强益气升阳之功；甘草调和诸药。吴老临证见关节痛甚者加鸡血藤、丹参；关节肌肉萎缩者加龟鹿二仙胶。

独活寄生汤方加减

【药物组成】独活 30g，桑寄生 30g，熟地黄 30g，鸡血藤 30g，淫羊藿 30g，秦艽 10g，防己 10g，川芎 10g，细辛 8g，桂枝 20g，白芍 20g，杜仲 20g，骨碎补 20g，牛膝 15g，茯苓 15g，当归 15g，党参 15g。

【功能主治】补益肝肾，强筋健骨。适用于肝肾亏虚型骨关节炎。

【用量用法】水煎服，日一剂，早晚分服。

【出处】罗世伟. 吴生元教授辨治骨痹的经验点滴[J]. 中国中医药现代远程教育，2013，11（19）：123-124.

【方解】本方为全国老中医药专家学术经验继承工作指导老师吴生元教授治疗

骨关节炎的经验方。肝肾亏虚型骨关节炎可见腰膝酸软、头晕耳鸣、关节疼痛日久难愈、关节变形等，方中独活、秦艽、防己祛风除湿、通痹止痛，独活善祛下半身风寒湿邪，秦艽为风中润剂，对于风湿痹痛无论新久均可应用。桑寄生、熟地黄、淫羊藿、杜仲、骨碎补、牛膝补益肝肾、强筋健骨，桑寄生兼能祛风除湿，牛膝兼能活血化瘀。鸡血藤、川芎、当归行气活血，鸡血藤兼能舒筋活络止痛；茯苓、党参益气健脾，配伍鸡血藤、当归益气养血，气血同治；桂枝、白芍调和营卫，是吴老治疗骨关节炎的特色；细辛散寒止痛。

桃红四物汤合二陈汤化裁

【药物组成】桃仁 10g，红花 10g，川芎 10g，土鳖虫 10g，陈皮 10g，甘草 10g，当归 15g，赤芍 15g，香附 15g，茯苓 15g，法半夏 15g，浙贝母 15g，怀牛膝 15g，丝瓜络 30g，黄芪 30g。

【功能主治】活血化瘀，化痰通络止痛。适用于痰湿痹阻型骨关节炎。

【用量用法】水煎服，日一剂，早晚分服。

【出处】罗世伟. 吴生元教授辨治骨痹的经验点滴[J]. 中国中医药现代远程教育，2013，11（19）：123-124.

【方解】本方为全国老中医药专家学术经验继承工作指导老师吴生元教授治疗骨关节炎的经验方。痰湿痹阻型骨关节炎可见痹病日久难愈、关节疼痛不可屈伸、僵硬变形等。方中桃仁、红花、土鳖虫、赤芍、怀牛膝、当归活血化瘀、通络止痛，当归兼能养血补血，配伍黄芪、川芎、香附益气健脾、行气活血；陈皮、法半夏、茯苓、甘草乃是二陈汤方组成以燥湿化痰、通络止痛；浙贝母化痰散结；丝瓜络舒筋活络止痛。

附子桂枝汤加味

【药物组成】附片 50g（先煎），桂枝 20g，细辛 5g，杭芍 15g，独活 15g，狗脊 20g，杜仲 15g，巴戟天 20g，千年健 15g，淫羊藿 15g，鹿衔草 15g，薏苡仁 15g，生姜 30g，大枣 5 枚，甘草 10g。

【功能主治】温通经络，散寒除湿，补肝肾，调气血。适用于寒湿痹痛型骨关节炎。

【用量用法】水煎服，日一剂，早晚分服。

【出处】张永信. 吴生元运用附子桂枝汤加味治疗寒湿痹痛的经验举隅[J]. 云南中医学院学报，2006，29（S1）：115+117.

【方解】本方为全国老中医药专家学术经验继承工作指导老师吴生元教授治疗

骨关节炎的经验方。寒湿痹痛多见于痹证中，病机主要是因为人体营卫气血失调，寒湿侵袭，流注关节经络，阻碍气血运行，不通则痛，寒为阴邪，其性凝滞，主收引，治以温经散寒、除湿通络，吴老自拟附子桂枝汤加味治疗寒湿痹证。方中附片温阳散寒除湿，补命门之火，但需宽水先煎 2h 去毒；桂枝温通经脉，细辛既能散表寒，又可配伍附片温阳散寒除湿；杭芍、甘草合芍药甘草汤柔肝缓急止痛；独活祛风除湿通络，善祛下半身风寒湿邪；狗脊、杜仲、巴戟天、千年健、淫羊藿、鹿衔草补益肝肾、强腰壮膝，并助肾中之阳；薏苡仁益气健脾渗湿；生姜、大枣、甘草顾护脾胃；甘草调和诸药。

髌骨软骨软化症

消增强骨丸

【药物组成】熟地黄45g，鸡血藤30g，骨碎补30g，续断15g，鹿蹄草30g，狗脊24g，独活24g，海桐皮15g，肉苁蓉12g，焦神曲15g，焦麦芽15g，焦山楂15g。

【功能主治】补益肝肾，强筋健骨。适用于肝脾肾虚型髌骨软骨软化症。

【用量用法】水煎服，日一剂，早晚分服。

【出处】路怀民. 张世明教授治疗髌骨软骨软化症的经验[J]. 中医正骨，2016，28（07）：72-74.

【方解】本方为全国老中医药专家学术经验继承工作指导老师张世明教授治疗髌骨软骨软化症的经验方。肝脾肾亏虚型髌骨软骨软化症临床症状多见膝关节酸痛乏力，肌肉萎缩，上下楼或半蹲痛，俗称"打软腿"，常以补肝肾、强筋骨为主，方中熟地黄滋阴补血、填精益髓。《本草汇言》云："凡藤蔓之属，藤枝攀绕，性能多变，皆可通经入络。"鸡血藤既可舒筋活络，引药直达病所，又助补血活血。骨碎补、狗脊、肉苁蓉补肾强筋骨；续断、鹿蹄草补肝肾、强筋骨、逐瘀痹；独活、海桐皮祛风寒湿痹；焦神曲、焦麦芽、焦山楂消食化积、助消化，使补益之品更易吸收，同时又可防补益脾肾类药物滋腻碍胃。同时对于髌骨软骨软化症患者强调主动进行股四头肌功能训练，是防治髌骨软骨软化症最常用、最有效的方法，并在平时日常生活中佩戴护膝，减少膝部剧烈运动，以达"未病先防，已病防变，瘥后防复"。

治疗髌骨软化症经验方（原方无方名）

【药物组成】熟地黄15g，川牛膝10g，丹参30g，乳香10g^{（包煎）}，没药10g^{（包煎）}，骨碎补30g，紫河车10g，血竭6g，黄芪20g，土鳖虫10g，儿茶6g，木瓜10g，茯苓15g。

【功能主治】滋补肝肾，益气活血。适用于肝肾亏虚型髌骨软化症。

【用量用法】水煎服，日一剂，早晚分服。

【出处】孙绍卫. 孙达武教授治病经验谈（1）——膝部疾患[J]. 中医药导报，

2010，16（10）：10-12.

【**方解**】本方为全国老中医药专家学术经验继承工作指导老师孙达武教授治疗髌骨软化症的经验方。孙老认为治疗髌骨软化症需使肾气充盈，骨质得到坚实、健壮为原则，"肾主骨""肾主生髓"结合"治肾亦即治骨"，提出了滋补肝肾、活血化瘀的治疗方法。方中熟地黄补肾填精；川牛膝、骨碎补、紫河车补肝肾、强健筋骨；丹参、乳香、没药、血竭、儿茶、土鳖虫行气活血、化瘀止痛；木瓜舒筋活络；黄芪、茯苓益气健脾。

反应性关节炎

四妙丸合五味消毒饮加减

【药物组成】苍术 15g，黄柏 12g，生薏苡仁 30g，川牛膝 15g，蒲公英 30g，金银花 30g，菊花 15g，紫花地丁 15g，天葵 15g，土茯苓 30g，赤小豆 30g，萆薢 20g，防己 15g，生甘草 10g。

【功能主治】清热解毒与清热化湿法并用。适用于湿邪趋下，流注关节，致气血郁阻型反应性关节炎。

【用量用法】水煎服，日一剂，早晚分服。

【出处】杜广振. 房定亚运用清热解毒法治疗风湿病经验[J]. 中医杂志，2004，45（09）：659-661.

【方解】本方为全国老中医药专家学术经验继承工作指导老师房定亚教授治疗反应性关节炎的经验方。房老认为反应性关节炎属于中医"风湿热痹"范畴，房老常用四妙丸合五味消毒饮加减治疗。方中苍术苦辛而温，其性燥烈，一则可健脾助运以治生湿之本，二则芳化苦燥以除湿阻之标，正如《寿世保元》所云："苍术妙于燥湿，黄柏妙于去热。"二药配伍可互制其苦寒或温燥之性以防败胃伤津之弊。蒲公英、金银花、菊花、紫花地丁、天葵清热解毒消肿；土茯苓解毒除湿、通利关节；生薏苡仁、赤小豆健脾祛湿、利水消肿；萆薢、防己祛风湿、利关节；川牛膝逐瘀通利关节；生甘草调和诸药。房老临证时见由肠道感染所致者加葛根芩连汤，以清胃肠湿热；由泌尿生殖系统感染所致者加栀子 12g、苦参 10g 以清下焦湿热。

银屑病关节炎

四妙勇安汤加减

【药物组成】金银花30g，玄参30g，当归30g，生甘草10g，蜈蚣1条，生地黄30g，白芍20g，水牛角20g，虎杖15g，苦参15g，龙胆10g，蒲公英20g。

【功能主治】清热解毒，滋阴凉血。适用于毒热痹型银屑病关节炎。

【用量用法】水煎服，日一剂，早晚分服。

【出处】祁玉军，王佳晶. 房定亚用四妙勇安汤加味治疗银屑病关节炎[J]. 北京中医，2002，21（02）：80-81.

【方解】本方为全国老中医药专家学术经验继承工作指导老师房定亚教授治疗银屑病关节炎的经验方。银屑病关节炎是银屑病的一个特殊类型，也称为关节病性银屑病，属于中医"痹证"范畴。房老认为银屑病病机多为风燥热瘀，蓄而不散，"燥久生热，热久生毒"，银屑病关节炎急性期多为热毒之邪胶着关节，使气机阻滞，导致关节热，痛如锥刺或如毒虫咬伤，且起病急骤，病情发展迅速，如《黄帝内经·灵枢·周痹》所述"……此各在其处，更发更止，更居更起，以右应左，以左应右，非能周也，更发更休也"。房老常选用四妙勇安汤加减治疗。方中金银花、水牛角、龙胆、蒲公英、虎杖、苦参清热解毒，消炎止痛，虎杖兼能化瘀；玄参、生地黄滋阴清热，配伍清热解毒类药物加强清热之功，配伍当归和营血；当归补血活血；白芍、生甘草合芍药甘草汤缓急止痛，当归、生甘草具有增强免疫作用；蜈蚣搜风通络止痛；生甘草调和诸药。房老临证若见关节疼痛明显，关节僵硬，可加蜈蚣、全蝎等虫类药穿筋透骨，逐瘀止痛；关节红肿明显，皮疹色红，脱屑多可加苦参、龙胆；瘙痒明显可加白蒺藜、白鲜皮。

膝关节滑膜炎

薏苡仁化瘀汤

【药物组成】薏苡仁 30g^(包煎)，王不留行 20g^(包煎)，穿山龙 20g，苍术 20g，丹参 15g，泽兰 15g，赤芍 15g，紫草 15g，黄柏 15g，川牛膝 15g，陈皮 15g。

【功能主治】活血化瘀，除湿消肿。适用于局部损伤出血，积瘀与水湿（渗出滑液）稽留型膝关节滑膜炎。

【用量用法】水煎服，日一剂，早晚分服。

【出处】李绍军，郭敏. 刘柏龄教授治疗膝关节滑膜炎经验[J]. 长春中医药大学学报，2009，25（06）：839.

【方解】本方为国医大师刘柏龄教授治疗膝关节滑膜炎的经验方。膝关节结构复杂，膝部周围有不少强固的肌腱（筋）附着，膝外侧下的"阳陵泉"又有"筋会"之称，中医认为本病卫气虚弱为本，气血痰湿凝滞为标，致经脉痹阻，湿浊瘀血留滞膝部而成。膝关节滑膜炎分急性、慢性，多数伴有外伤史引发。急性期一般在 1～2h 发生肿胀，疼痛明显，严重影响正常生活，局部皮肤肿胀，浮髌试验阳性，此方多治疗急性、亚急性膝关节滑膜炎。方中薏苡仁、苍术燥湿健脾、利水消肿，共为君药；王不留行、泽兰、丹参、川牛膝活血化瘀、通络止痛，穿山龙祛风除湿，活血通络，用治风湿痹痛、肌肤麻木、关节屈伸不利等，其味苦性微寒，以热痹多用，共为臣药；赤芍、紫草、黄柏、陈皮以清热凉血、除湿消肿、活血止痛为佐药。刘老用薏苡仁化瘀汤原方加三棱、莪术、皂角刺、山慈菇等活血破瘀、散结消肿药，对膝窝囊肿有良效。薏苡仁化瘀汤原方加水蛭 7.5g（入汤药水煎），三七粉 7.5g（分 3 次服），治疗下肢静脉炎效佳。

热痹方颗粒

【药物组成】炒羌活 12g，炒防风 12g，制苍术 12g，福泽泻 12g，粉葛根 12g，川牛膝 12g，绵茵陈 12g，汉防己 15g，炒白术 15g，生黄芪 15g，生地黄 15g，紫丹参 15g，淫羊藿（仙灵脾）15g，软柴胡 9g，肥知母 9g，生甘草 9g。

【功能主治】益气活血，清热利湿。适用于湿热痹阻型膝关节滑膜炎。

【用量用法】用150ml温开水对热痹方颗粒剂予以浸泡溶解，每天2次，于早晚餐后30min服用。

【出处】马迎辉，翟伟韬，林惠君，等. 施氏热痹方治疗湿热痹阻型膝骨关节炎滑膜炎的临床观察[J]. 中国药物与临床，2021，21（05）：839-840.

【方解】本方为国医大师施杞教授治疗膝关节滑膜炎的经验方。施老临证发现湿热痹阻型膝关节滑膜炎是临床最常见类型，起病急、疼痛程度重，常用治疗方剂当归拈痛汤，施老在继承石老的学术思想的基础上，对当归拈痛汤进一步改良，形成了施氏热痹方。方中炒羌活、炒防风、汉防己祛风除湿、通痹止痛；方中所用诸除湿药性多苦燥，易伤及气血阴津，制苍术、炒白术、生黄芪益气健脾燥湿，生地黄、肥知母、紫丹参滋阴清热养血；福泽泻、绵茵陈清热利湿、消肿止痛；川牛膝、淫羊藿（仙灵脾）补益肝肾、强健筋骨，川牛膝兼能逐瘀通经止痛；粉葛根解痉止痛；软柴胡舒解表里；生甘草调和诸药。

通经活利汤

【药物组成】黄芪30g，当归10g，川续断12g，柴胡10g，牡丹皮10g，姜黄12g，川萆薢15g，秦艽12g，桑寄生12g，川牛膝10g，甘草3g。

外用甘戟利节汤：苏木15g，红花10g，花椒15g，艾叶30g，大戟15g，甘遂15g，甘草15g，伸筋草30g，老鹤草30g，黄柏10g，荆芥10g，防风10g，米醋500g。

【功能主治】活血化瘀，化湿通络。适用于慢性膝关节滑膜炎。

【用量用法】水煎服，日一剂，早晚分服。外用药物水煎洗，每剂洗3日，每日早晚各1次，每次15~20min。

【出处】张梦环. 郭维淮治疗慢性膝关节滑膜炎经验[J]. 中医杂志，1994（05）：272.

【方解】本方为全国名老中医郭维淮教授治疗膝关节滑膜炎的经验方。郭老认为慢性膝关节滑膜炎的病理变化主要是气血瘀滞，经络不通，痰湿聚结，虚中有滞，属于痹证之着痹，郭老自拟通经活利汤治疗。方中黄芪益气健脾，当归养血补血，二者相伍气血同治，气血充足以祛邪；川续断、桑寄生、川牛膝补益肝肾、强筋健骨，桑寄生兼能祛风除湿，川牛膝兼能活血化瘀止痛；当归、牡丹皮、姜黄活血化瘀，祛除瘀滞，使气血通畅，凝滞得以消散；川萆薢利水祛除痰阻之邪，使胃气充足则水湿之气不致复聚；柴胡疏肝解郁、调理气机；秦艽祛风除湿、通痹止痛，秦艽为风中润剂，对于风湿痹痛无论新久均可应用；甘草调和诸药。同时郭老强调在中药内服治疗的基础上配合使用中药外用方，内外合治，郭老自拟甘戟利节汤治疗，方中大戟、甘遂、甘草相反之药激而成效，使湿邪留饮尽去，气机通畅、阳气复固；苏木、红花活血化瘀止痛；花椒、艾叶温经通络；伸筋草、老鹳草、黄柏清热解毒、舒筋活络；荆芥、防风祛风除湿；膝为筋之府，加用白醋 500g 以活血软坚、舒筋通脉，使气血条达。

在中药内服外用的基础上，配合功能锻炼，患者仰卧，患肢直伸足背屈抬高至80°左右后屈曲膝关节达 130° 左右（足不能着床）后再将小腿伸直放置床上。开始每次作 3～5 遍，每日起床和睡觉前各做 1 次，以后逐渐增加遍数，每次不得超过 20 遍。

治疗膝关节滑膜炎经验方（原方无方名）

【药物组成】川牛膝 10g，黄柏 12g，苍术 10g，土茯苓 12g，大腹皮 9g，萆薢9g，地龙 9g，当归 12g，车前子 9g，黄芪 15g，甘草 6g。

金黄膏外敷组成：白芷，天花粉，姜黄，苍术，黄柏，生天南星，厚朴，陈皮，樟脑。（原方无具体用量）

【功能主治】利湿清热。适用于湿热证型膝关节滑膜炎。

【用量用法】水煎服，日一剂，早晚分服。外敷药物取各等份，粉碎成细粉，过80 目筛，混匀。按药粉：凡士林 1：4 的比例调匀备用外敷。将金黄膏直接涂在肿胀膝关节上方，以髌骨上部为主，面积需超过肿胀边缘至少 1cm，外用纱布敷盖。每日换药 2 次。如膝部肿胀、浮髌试验阳性者，在严格无菌操作下，先于髌骨外上缘进行常规穿刺，抽净积液，加压包扎。注意患者病情早期必须制动、卧床休息。

【出处】张根印，袁海光，余红超，等. 李堪印运用利湿清热法治疗膝关节滑膜炎 86 例[J]. 广西中医药，2011，34（06）：34.

【方解】本方为全国老中医药专家学术经验继承工作指导老师李堪印教授治疗膝关节滑膜炎的经验方。膝关节滑膜炎病情缠绵难治，易复发，临床治疗在抽取关节腔积液后还会产生，李老采用利湿清热法进行综合治疗后，不仅缩短了疗程，且降低了复发率，方中川牛膝、黄柏、苍术乃是三妙丸方组成，主治湿热下注，足膝红肿疼痛，苍术苦辛而温，其性燥烈，一则可健脾助运以治生湿之本，二则芳化苦燥以除湿阻之标，《寿世保元》："苍术妙于燥湿，黄柏妙于去热。"二药配伍可互制其苦寒或温燥之性以防败胃伤津之弊。川牛膝活血化瘀，引血下行。萆薢利湿祛浊、祛风通痹；土茯苓解毒除湿、通利关节；车前子清热利尿，使热从小便而解。大腹皮能宣肺利水消肿，主治水湿外溢，皮肤水肿，《本草纲目》曰：善"消肌肤中水气浮肿"。黄芪益气健脾、利水消肿，泻中有补；当归补血活血；地龙搜风通络、活血止痛；甘草调和诸药。李老临证见有膝部损伤者加桃仁 12g、红花 10g、赤芍 10g；肝肾亏虚者加炒杜仲 15g、熟地黄 15g、炒狗脊 15g；气血亏虚者加黄芪 30g、当归 15g。同时配伍金黄膏外敷以清热解毒、消肿止痛。

痛风性关节炎

白虎加桂枝汤加味

【药物组成】生石膏 30g，知母 12g，桂枝 10g，粳米 15g，防己 12g，生薏苡仁 30g，土茯苓 20g，蚕沙 15g^(包煎)，制乳香 10g，制没药 10g，乌梢蛇 12g，全蝎 5g，忍冬藤 30g，甘草 10g。

【功能主治】清热通络，祛风除湿。适用于风湿痹阻、郁久化热型痛风性关节炎。

【用量用法】水煎服，日一剂，早晚分服。

【出处】高社光，刘建设. 路志正教授运用经方治疗风湿类病经验[J]. 世界中西医结合杂志，2006，1（03）：130-132.

【方解】本方为国医大师路志正教授治疗类风湿关节炎的经验方。《金匮要略·疟病脉证并治第四》云："温疟者，其脉如平，身无寒但热，骨节疼烦，时呕，白虎加桂枝汤主之。"方中生石膏、知母、桂枝清热通络，防己、蚕沙祛风除湿止痛；制乳香、制没药活血化瘀通络；乌梢蛇、全蝎通经活络；生薏苡仁、土茯苓除痹化湿；忍冬藤舒经活络；粳米健脾和胃；甘草调和诸药。

清络饮加味

【药物组成】苦参 9g，青风藤 15g，知母 15g，黄柏 9g，萆薢 15g，苍术 15g，威灵仙 15g，秦艽 15g，鸡血藤 15g，血藤 15g，络石藤 20g，海桐皮 12g，虎杖 15g。

【功能主治】泄热利湿，通络止痛。适用于体虚郁热型痛风。

【用量用法】水煎服，日一剂，早晚分服。

【出处】李艳，刘永坤. 李济仁教授辨治痹证经验集粹[J]. 北京中医药大学学报（中医临床版），2007，14（05）：21-23.

【方解】本方为国医大师李济仁教授治疗痛风的经验方。李老对于热痹，自拟清络饮，临床根据实际再进行加减，苦参、知母、黄柏、萆薢清热燥湿；青风藤、鸡血藤、血藤、络石藤等藤类药物祛风通络，青风藤侧重止痛，鸡血藤养血活血，消瘀散结，消关节肿胀，络石藤凉血消肿，通络中之滞；威灵仙、秦艽祛风除湿；海桐皮、虎杖祛风除湿、通络止痛。李老在治疗痹病时强调守法守方相当重要，此病非一朝一夕短时间可以治愈，切不可频繁更换处方。

牛蒡子汤加减

【药物组成】牛蒡子 15g，僵蚕 9g，白蒺藜 15g，潼蒺藜 15g，独活 12g，秦艽 9g，白芷 6g，姜半夏 9g，桑枝 12g，桂枝 15g，威灵仙 12g。

【功能主治】祛风豁痰，疏风散寒。适用于风寒湿型痛风性关节炎。

【用量用法】水煎服，日一剂，早晚分服。

【出处】高志欣，丁林宝，邱德华. 石氏伤科运用牛蒡子组方治疗痛风性关节炎[J]. 中医文献杂志，2018，36（03）：43-46.

【方解】本方为国医大师石仰山教授治疗痛风性关节炎的经验方。牛蒡子汤组方（牛蒡子、僵蚕、白蒺藜、独活、秦艽、白芷、姜半夏、桑枝），方中牛蒡子散结消瘀，通行十二经络，僵蚕祛风化痰，二药合用善搜筋肉络脉之顽浊，是为君药。威灵仙、独活、秦艽、白芷祛风湿、通经络止痛；白蒺藜、潼蒺藜归肝经，祛风除湿；桑枝舒筋活络、通利关节；桂枝温通经络；姜半夏散寒止痛。

白虎加桂枝汤加减

【药物组成】生石膏 30g，粳米 20g，知母 15g，桂枝 10g，甘草 6g，忍冬藤，徐长卿，益母草，炒桑枝。（原方无具体用量）

【功能主治】清热利湿，活血通络。适用于湿热痹阻型痛风性关节炎。

【用量用法】水煎服，日一剂，早晚分服。

【出处】汪元，徐经世，张国梁，等. 徐经世治疗痛风经验[J]. 安徽中医药大学学报，2016，35（04）：47-49.

【方解】本方为国医大师徐经世教授治疗痛风性关节炎的经验方。徐老将痛风的病因病机概括为"痛风非风，病在肝脾肾，责之湿痰瘀"，在治疗时根据分期分型的不同进行论治，此方是治疗急性活动期湿热痹阻型痛风性关节炎的经验方，此期可见足趾关节急性红肿热痛，疼痛明显，不可触碰，以夜间尤甚。方中生石膏、知母清热解毒、利湿通络；粳米健脾和胃、补中益气，以防清热类药物苦寒伤脾胃；桂枝，味辛、甘，性温，通经活络；忍冬藤清热解毒，舒风通络；徐长卿祛风湿、止痹痛；益母草化瘀消肿胀；炒桑枝通利关节止痛；甘草调和诸药。

血府逐瘀汤加减

【药物组成】生薏苡仁 30g，当归 15g，川芎 15g，桃仁 15g，红花 15g，地龙

15g，赤芍 12g，川牛膝 10g。

【功能主治】活血化瘀，化痰通络。适用于痰瘀互结型痛风性关节炎。

【用量用法】水煎服，日一剂，早晚分服。

【出处】汪元，徐经世，张国梁，等. 徐经世治疗痛风经验[J]. 安徽中医药大学学报，2016，35（04）：47-49.

【方解】本方为国医大师徐经世教授治疗痛风性关节炎的经验方。此方主要用于治疗痛风性关节炎慢性活动期，可见关节疼痛反复发作，日久不愈，时轻时重，关节肿痛固定，局部有皮下结节，关节畸形，活动不利，皮肤紫黯或有瘀斑。方中生薏苡仁在《本草经疏》谓："性燥能除湿，味甘能入脾补脾，兼淡能渗湿，故主筋急拘挛不可屈伸及风湿痹，除筋骨邪气不仁，利肠胃，消水肿令人能食。"可益气健脾除湿，脾气健运，则无生痰之源；当归养血活血；川芎"血中之气药"，以行气活血；桃仁、红花、赤芍活血化瘀止痛；地龙搜风通络止痛；川牛膝逐瘀通经、通利关节。

知柏地黄丸加减

【药物组成】山药 20g，生地黄 15g，泽泻 15g，萆薢 15g，牡丹皮 15g，土茯苓 15g，知母 10g，黄柏 10g。

【功能主治】滋肾益阴，活血通络。适用于肝肾亏虚型痛风性关节炎。

【用量用法】水煎服，日一剂，早晚分服。

【出处】汪元，徐经世，张国梁，等. 徐经世治疗痛风经验[J]. 安徽中医药大学学报，2016，35（04）：47-49.

【方解】本方为国医大师徐经世教授治疗痛风性关节炎的经验方。此方治疗痛风性关节炎缓解期肝肾亏虚型，可见关节肿大畸形，局部痛风结石坚硬，关节隐痛，屈伸不利，肌肉瘦削，双膝酸软无力，舌脉一派阴虚夹瘀象。方中山药补益脾肾；生地黄滋阴补肾、填精益髓；泽泻利水渗湿消肿；萆薢祛风湿、止痹痛，《本草纲目》谓："萆薢之功，长于祛风湿，所以能治缓弱顽痹、遗浊、恶疮诸病之属风湿者。"土茯苓解毒、除湿、通利关节；知母、黄柏清热解毒、消肿止痛；牡丹皮清热凉血、活血化瘀。

金匮肾气丸加减

【药物组成】山药 20g，泽泻 15g，萆薢 15g，牡丹皮 15g，土茯苓 15g，白术 15g，桂枝 10g，熟地黄 10g，附子 6g。

【功能主治】温肾健脾、利湿化浊。适用于脾肾阳虚型痛风性关节炎。

【用量用法】水煎服，日一剂，早晚分服。

【出处】汪元，徐经世，张国梁，等. 徐经世治疗痛风经验[J]. 安徽中医药大学学报，2016，35（04）：47-49.

【方解】本方为国医大师徐经世教授治疗痛风性关节炎的经验方。此方主要治疗痛风性关节炎缓解期脾肾阳虚型，可见关节冷痛，畏寒肢冷，面色无华，气短乏力，纳呆呕恶，腹胀便溏，面浮肢肿，兼一派阳虚舌脉。方中山药、白术益气健脾、燥湿除痹；泽泻利水渗湿消肿胀；萆薢祛风湿、止痹痛；土茯苓解毒、除湿、通利关节；牡丹皮清热凉血、活血化瘀；桂枝温通经络；熟地黄补益肝肾，附子温阳散寒。

丹溪痛风方合四藤二龙汤加减

【药物组成】黄柏 20g，苍术 20g，胆南星 15g，桂枝 15g，威灵仙 20g，龙胆 20g，神曲 20g，虎杖 25g，厚朴 30g，川芎 40g，桃仁 20g，红花 10g，地龙 10g，络石藤 15g，忍冬藤 15g。

【功能主治】清热利湿，祛痰化瘀。适用于湿热蕴结，痰瘀互阻型痛风性关节炎。

【用量用法】水煎服，日一剂，早晚分服。

【出处】朴勇洙，张京，任慧，等. 国医大师卢芳运用丹溪痛风方治疗痛风经验[J]. 浙江中医药大学学报，2020，44（08）：715-718.

【方解】本方为国医大师卢芳教授治疗痛风性关节炎的经验方。卢老认为湿热是肢体关节红肿热痛、痛风发作的主要原因，但痰瘀是根本原因。在痛风发作期，卢老选用丹溪痛风方，出自《丹溪心法·卷四·痛风》，《医方集解》对此方评价为"此治痛风之通剂也"。卢老治疗痛风时常用丹溪痛风方合四藤二龙汤加减治疗。方中黄柏、苍术、虎杖清热燥湿，龙胆助黄柏增强清热燥湿之力；胆南星、神曲、厚朴行气消食、燥湿化痰；川芎、桃仁、红花、地龙行气活血化瘀；威灵仙、络石藤、忍冬藤祛风除湿、通经活络；桂枝温通经络。卢老在临证时，对于痛风无症状期、急性关节炎期及间歇期，均可运用丹溪痛风方加减治疗；常结合经典方剂三石汤治疗汗出多、口渴、身热、小便短赤、大便稀溏臭秽等湿热症状突出的痛风患者；结合身痛逐瘀汤治疗关节刺痛明显，且夜间疼痛较重，痛处皮温不高，瘀血较明显的痛风患者；自创四藤二龙汤联合丹溪痛风方治疗病程日久又处于急性发作期、关节痛甚的痛风患者，取四藤二龙汤舒筋活络之效，而避免单纯运用活血化瘀之品伤血动血之弊，为中医药治疗痛风带来宝贵经验。

千金苇茎汤、四妙散合二陈汤加减

【药物组成】生薏苡仁 30g，冬瓜子 30g，桃仁 10g，白茅根 30g，炒苍术 12g，盐黄柏 12g，茯苓 20g，法半夏 10g，陈皮 10g，土茯苓 30g，苦参 12g，茵陈 30g，猪苓 15g，泽泻 20g，石膏 30g，连翘 10g，地龙 10g，山慈菇 15g，延胡索 10g，甘草 10g。

【功能主治】清热解毒，通络止痛。适用于急性期痛风性关节炎。

【用量用法】水煎服，日一剂，早晚分服。

【出处】周淑娟，罗珊珊，卢海松. 张磊教授诊治痛风经验[J]. 中医学报，2016，31（11）：1699-1702.

【方解】本方为国医大师张磊教授治疗痛风性关节炎的经验方。张老认为痛风急性发作期是湿浊郁闭化生热毒所致"湿热痹"，张老根据多年临床经验创立涤浊法：从"上、中、下三焦，肺、脾、肾三脏"调节津液代谢紊乱，用二陈汤、千金苇茎汤、四妙散加减治疗痛风得到良好疗效，不仅较快缓解疼痛，而且在降低血尿酸的同时，改善血糖、血脂等代谢综合征。张老用白茅根替代苇茎。千金苇茎汤方中生薏苡仁健脾渗湿、清肺热，白茅根清热利尿；冬瓜子清热化痰，清上彻下，肃降肺气，桃仁活血化瘀，用此方开通肺气，助脾胃运化、肾与膀胱气化之力，肺与大肠相表里，使湿浊之邪从下焦二便排泄而出。二陈汤中陈皮、法半夏、茯苓益气健脾、燥湿化痰，加猪苓、茵陈、苦参、土茯苓加强化湿，使湿无可生之源；四妙散中炒苍术、盐黄柏清热利湿，加用泽泻、猪苓增强排泄下焦湿浊之邪，石膏、连翘、地龙清热解毒、通筋活络，山慈菇、延胡索行气活血、散结止痛，亦可降尿酸；甘草调和诸药。此方张老治疗急性期痛风者，5 剂便可见效。

二陈汤、四妙散合千金苇茎汤加减

【药物组成】茯苓 20g，法半夏 10g，陈皮 10g，炒苍术 10g，黄柏 12g，生薏苡仁 30g，冬瓜子 30g，桃仁 10g，茵陈 30g，砂仁 10g[后下]，山楂 30g，泽泻 18g，土茯苓 15g，山慈菇 15g，丹参 30g，当归 10g，桂枝 10g，甘草 10g。

【功能主治】健脾化湿泄浊，补血活血通络。适用于间歇期、慢性期痛风性关节炎。

【用量用法】水煎服，日一剂，早晚分服。

【出处】周淑娟，罗珊珊，卢海松. 张磊教授诊治痛风经验[J]. 中医学报，2016，31（11）：1699-1702.

【方解】本方为国医大师张磊教授治疗痛风性关节炎的经验方。张老认为痛风间歇期水湿代谢障碍，湿痰浊瘀痹阻经脉；慢性期久病损伤脏腑气血，脾肾亏虚，治疗应缓而图之，方中二陈汤（茯苓、法半夏、陈皮、甘草）燥湿化痰、理气和中，加砂仁、山楂行气消滞，桂枝温通经络；四妙散（炒苍术、黄柏、生薏苡仁）清利下焦湿热，加泽泻、土茯苓加强利湿泄浊，千金苇茎汤去苇根（冬瓜子、薏苡仁、桃仁）利湿散瘀；丹参、当归补血活血化瘀，使补血而不留瘀；茵陈清利湿热；砂仁、山楂行气化瘀消食；山慈菇散结止痛；甘草调和诸药。同时痛风患者需清淡饮食。

加味二妙散

【药物组成】苍术 6g，黄柏 10g，薏苡仁 15g，红花 3g，萆薢 15g，防己 6g，秦艽 10g，川牛膝 15g，当归 10g，海桐皮 10g，龙胆 6g，赤小豆 20g，甘草 6g。

【功能主治】清热除湿止痹。适用于湿热痹阻型痛风性关节炎。

【用量用法】水煎服，日一剂，早晚分服。

【出处】李点，周兴，何清湖. 熊继柏辨治痹证经验[J]. 中华中医药杂志，2016，31（04）：1272-1275.

【方解】本方为国医大师熊继柏教授治疗痛风性关节炎的经验方。朱丹溪在《丹溪心法》曰："二妙散……治筋骨疼痛因湿热者。"熊老常用二妙散加减治疗湿热型痹证。方中苍术健脾燥湿，黄柏清热燥湿，薏苡仁健脾除湿止痹痛；红花、川牛膝活血化瘀、通经止痛；萆薢、防己、秦艽祛风除湿；当归补血活血，寓"治风先治血，血行风自灭"；海桐皮祛风湿、舒经活络；龙胆、赤小豆清热除湿；甘草调和诸药。

三妙丸合六味地黄丸加减

【药物组成】黄柏 10g，苍术 10g，木瓜 10g，茯苓 10g，泽泻 10g，生地黄 10g，牡丹皮 10g，川牛膝 15g，山茱萸 20g，淮山药 20g。

【功能主治】清热利湿。适用于湿热蕴结型急性期痛风性关节炎。

【用量用法】水煎服，日一剂，早晚分服。

【出处】从晓云，张建华，丁锷. 痛风性关节炎的分期论治[J]. 中国中医骨伤科，1996，4（01）：32-33.

【方解】本方为全国名中医丁锷教授治疗痛风性关节炎的经验方。《类证治裁·痛风历节风论治》认为痛风"寒湿风郁痹阴分，久则化热攻痛"。《证治准绳·痛痹》认为"风湿客于肾经，血脉瘀滞"所致。《张氏医通·痛风》认为"肥人肢节痛，多见风湿痰饮流注"。丁老在长期的辨证过程中发现，急性痛风期多因湿热蕴结所致，多以清热利湿为主。方中黄柏清热燥湿，苍术健脾燥湿，木瓜舒筋活络、化湿消肿，川牛膝活血化瘀；茯苓、泽泻利水消肿，生地黄、牡丹皮、山茱萸、淮山药合六味地黄丸方，以滋补肝肾，而达标本兼治。

六味地黄丸加减

【药物组成】生地黄 10g，熟地黄 10g，牡丹皮 10g，茯苓 10g，泽泻 10g，山茱萸 20g，淮山药 20g，黄精 30g。

【功能主治】滋补肝肾。适用于恢复期痛风性关节炎。

【用量用法】水煎服，日一剂，早晚分服。

【出处】从晓云，张建华，丁锷. 痛风性关节炎的分期论治[J]. 中国中医骨伤科，1996，4（01）：32-33.

【方解】本方为全国名中医丁锷教授治疗痛风性关节炎的经验方。恢复期痛风性关节炎湿热已去，治疗以治本为主。方中乃用生地黄、熟地黄、山茱萸、淮山药、泽泻、茯苓、牡丹皮六味地黄丸原方组成以滋补肝肾，再加黄精更加增强滋补肝肾之力，使肾气充足，水液代谢正常，尿酸排除增加，降低复发率，但在治疗同时，饮食方面需格外注意，禁食刺激性饮料，如酒 （尤其是啤酒）、咖啡及辛辣食品；以低嘌呤食物如米、面、奶、蛋、水果、蔬菜等为主要食源；少食高嘌呤食物如动物内脏、鱼卵、浓鸡汤、沙丁鱼等；适量摄入植物油，切忌暴饮暴食。禁用能诱发痛风发作的药物，如噻嗪类利尿剂、维生素 B_1、磺胺类、吡嗪酰胺、小剂量阿司匹林药物。

穿藤通痹汤合四妙散加味

【药物组成】黄柏 15g，苍术 20g，防己 15g，生石膏 40g，桂枝 15g，威灵仙 15g，知母 10g，牛膝 15g，炒薏苡仁 30g，忍冬藤 30g，穿山龙 30g，土茯苓 40g，淫羊藿 10g，泽泻 12g，茵陈 30g，羌活 10g。

【功能主治】清热祛湿，通络止痛。适用于湿热痹阻型痛风性关节炎急性发作期。

【用量用法】水煎服，日一剂，早晚分服。

【出处】雷超芳，翟昌明，马重阳，等. 王庆国教授治疗痛风急性发作期验案举隅[J]. 环球中医药，2018，11（11）：1704-1706.

【方解】本方为国医大师王庆国教授治疗痛风性关节炎的经验方。王老认为痛风急性发作期，红、肿、热、痛明显，病机以湿热之邪多见，日久损及肝肾，以清热祛湿、通络止痛、补益肝肾为主要治疗原则，并重视湿热之邪为患，同时不忘正气亏虚之征。王老根据桂枝芍药知母汤、白虎加桂枝汤加减化裁后，自拟穿藤通痹汤治疗湿热痹阻型关节疼痛，包括痛风性关节炎、类风湿关节炎、风湿性关节炎、强直性脊柱炎等，具有清热祛湿、通络止痛之效。《金匮要略》记载"诸肢节疼痛，身体尪羸，脚肿如脱，头眩短气，温温欲吐，桂枝芍药知母汤主之""其脉如平，身无寒但热，骨节疼烦，时呕，白虎加桂枝汤主之"。方中黄柏清热燥湿除痹痛，苍术燥湿健脾，防己、威灵仙、羌活祛风除湿止痹，生石膏、知母、泽泻、茵陈清热祛湿；桂枝温通经络止痛；炒薏苡仁利水除湿、健脾止痹。《本草便读》云："凡藤蔓类之属，皆可通经入络。"王老善用藤类药物（如忍冬藤）通经活络止痛。穿山龙祛风除湿，活血通络，用治风湿痹痛、肌肤麻木、关节屈伸不利等。土茯苓解毒除湿、通利关节；泽泻利水渗湿；淫羊藿补肾温阳以治本；牛膝补肝肾、强筋骨、引药下行。

二仙汤合当归拈痛汤加味

【药物组成】生黄芪 30g，当归 15g，淫羊藿 20g，巴戟天 20g，茵陈 20g，猪苓 12g，土茯苓 30g，羌活 10g，防风 10g，炒白术 30g，穿山龙 30g，凤尾草 20g，蚤休 15g，生甘草 20g，苍术 10g，干姜 10g。

【功能主治】补气除湿。适用于气虚湿阻型痛风性关节炎急性发作期。

【用量用法】水煎服，日一剂，早晚分服。

【出处】雷超芳，翟昌明，马重阳，等. 王庆国教授治疗痛风急性发作期验案举隅[J]. 环球中医药，2018，11（11）：1704-1706.

【方解】本方为国医大师王庆国教授治疗痛风性关节炎的经验方。二仙汤是由张伯纳教授针对肾火不足、相火偏旺所致更年期综合征而研制的方子，当归拈痛汤在《医学启源》载："湿热为病，肢节烦痛，肩背沉重，胸膈不利，遍身酸疼，下注于胫，肿痛不可忍。"多用来治疗风湿性关节炎、类风湿关节炎等关节肿痛，王老常用二仙汤合当归拈痛汤加味治疗气虚湿阻型痹病，方中生黄芪、炒白术益气健脾、利水除湿，增强脾胃运化水湿之力；当归养血补血，生黄芪补益脾气，气血双补。淫羊藿、巴戟天补肾温阳，《本草纲目》记载："淫羊藿……性温不寒，能益精气，真阳不足者，宜之。"《本草求真》记载巴戟天为"补肾要剂，能治五痨七伤"，王老常谓巴戟天性温而不热，可益元阳、补阴水，获效明显，常用量 10～20g。茵陈、猪苓、凤尾草、蚤休清热利湿止痛；羌活、防风祛风除湿止痹；穿山龙搜风通络、除痹止痛；土茯苓解毒除湿、通利关节；苍术燥湿健脾；生甘草调和诸药；干姜温胃止痛。

身痛逐瘀汤合二陈汤

【药物组成】陈皮，法半夏，茯苓，秦艽，川芎，桃仁，红花，羌活，没药，当归，香附，牛膝，地龙，甘草。（原方无具体用量）

【功能主治】活血化瘀，化痰散结。适用于痹久不愈、痰瘀互结、疼痛不已型痛风性关节炎慢性缓解期。

【用量用法】水煎服，日一剂，早晚分服。

【出处】闫军堂，王雪茜，刘敏，等. 王庆国教授治疗痛风经验撷菁[J]. 中华中医药学刊，2012，30（04）：774-776.

【方解】本方为国医大师王庆国教授治疗痛风性关节炎的经验方。王老认为日久不愈，"久病入络""久病必瘀，湿凝为痰"，症见关节疼痛反复发作，时轻时重，或呈刺痛、固定不移，关节肿大，甚至强直畸形，屈伸不利，皮下结节，或皮色不变，或皮色紫黯，或溃破成瘘管，舌紫黯苔白腻，脉弦或沉涩等。方中桃仁、红花活血化瘀，当归养血补血，川芎行气活血止痛，相伍以化瘀止痛；没药、地龙、香附化瘀通络、理气活血；秦艽、羌活祛风除湿、除痹止痛；牛膝补益肝肾、强健筋骨，兼能活血通络、引药下行；陈皮、法半夏、茯苓、甘草合二陈汤燥湿化痰、散结通络止痛。

当归拈痛汤加味

【药物组成】生黄芪 10g，生晒参 15g，茵陈 30g，凤尾草 30g，猪苓 12g，茯苓 12g，知母 10g，苦参 20g，泽泻 12g，黄柏 10g，萆薢 15g，当归 15g，升麻 6g，黄芩 10g，葛根 15g，苍术 15g，忍冬藤 30g，草河车 10g。

【功能主治】清热利湿，疏风止痛，补虚扶正。适用于气虚湿热，痹阻关节型痛风性关节炎。

【用量用法】水煎服，日一剂，早晚分服。

【出处】闫军堂，王雪茜，刘敏，等. 王庆国教授治疗痛风经验撷菁[J]. 中华中医药学刊，2012，30（04）：774-776.

【方解】本方为国医大师王庆国教授治疗痛风性关节炎的经验方。当归拈痛汤出自《医学启源》，原书记载："湿热为病，肢节烦痛……胸膈不利，遍身酸疼，下注于胫，肿痛不可忍。"王老创新性地将此方运用于痛风治疗，效果甚好。方中生黄芪、生晒参益气健脾，补虚扶正；茵陈、凤尾草、黄柏、苦参、萆薢、黄芩、草河车（又名七叶一枝花）相伍加强清热利湿；猪苓、茯苓、泽泻利水渗湿；升麻、葛根解表疏风；苍术燥湿健脾，以运化水湿邪气；忍冬藤善于清热疏风，通络止痛；方中所用除湿药性多苦燥，易伤及气血阴津，故加当归、生黄芪、生晒参益气养血；知母养阴清热，亦防苦燥伤阴。

痛风方 1

【药物组成】黄柏 12g，川牛膝 12g，地龙 12g，威灵仙 12g，忍冬藤 12g，山慈菇 12g，苍术 10g，秦艽 10g，没药 10g，土茯苓 10g，甘草 6g。

【功能主治】清利湿热，活血通络，化痰散结。适用于痰瘀互结型痛风性关节炎急性发作期。

【用量用法】水煎服，日一剂，早晚分服。

【出处】史圣华，金星，张志芳，等. 米子良治疗痛风急性期经验介绍[J]. 新中医，2020，52（16）：205-207.

【方解】本方为全国名中医米子良教授治疗痛风性关节炎的经验方。米老发现痛风多处于急性发作期，见于下肢关节，尤其是蹞趾及第一跖趾关节。因湿性趋下，故痛风易发生在下肢、脚趾、脚踝、膝盖等部位，疼痛剧烈，呈进行性加重，12h 疼痛达到高峰，米老认为现代人饮食习惯的改变，使得痛风的病机主要以脾虚为本，湿、热、痰、瘀互结为标，合而为病，米老在三妙丸基础上自拟痛风方，方中黄柏清热燥湿，苍术健脾燥湿，正如《寿世保元》所云："苍术妙于燥湿，黄柏妙于去热。"二者相伍加强燥湿之力，又可防伤津之弊。川牛膝补肝肾、强筋骨，兼能活血化瘀、通利关节，同时引药下行，米老常将苍术、黄柏、牛膝合用治疗痛风急性发作期的红肿热痛。痛风之症乃日久而发，非一日而成，单纯运用草木之品难以奏效，常选用虫类药物地龙搜剔病邪、通络止痛，且地龙具有镇痛作用；秦艽、威灵仙祛风除湿，威灵仙通行十二经络，善治骨痹，是治疗风湿痹痛之要药。忍冬藤清热通络，二者相伍祛风湿、通络止痛。山慈菇清热解毒、化痰散结，现代药理研究证实山慈菇内含有秋水仙碱等多种生物碱，而秋水仙碱是西医治疗痛风的要药。土茯苓解毒除湿、通利关节，土茯苓已证实可促进尿酸代谢，米老常将山慈菇、土茯苓合用治疗痛风。没药活血止痛；甘草调和诸药。米老临证时疼痛甚者方中加白芍，与甘草合用缓急止痛；病久或痛甚加全蝎解毒散结，搜剔经络之顽疾毒瘀而止痛，红肿热痛明显者加白花蛇舌草清热解毒；湿邪盛者加薏苡仁、泽泻渗利湿邪。

痛风方 2

【**药物组成**】葛根，马齿苋，海金沙，金钱草，土茯苓，滑石，威灵仙，萆薢，山慈菇，车前子。（原方无具体用量）

【**功能主治**】清热利湿。适用于湿热内蕴型痛风性关节炎。

【**用量用法**】水煎服，日一剂，早晚分服。

【**出处**】韩淑花，杜丽妍，周彩云，等. 房定亚分期论治痛风性关节炎浅谈[J]. 中国中医基础医学杂志，2018，24（03）：320-321.

【**方解**】本方为全国老中医药专家学术经验继承工作指导老师房定亚教授治疗痛风性关节炎的经验方。房老自拟痛风方治疗急性期痛风期关节炎，临床疗效显著，方中葛根《神农本草经》谓其主治"诸痹"，且能解肌止痛，现代药理研究证实葛根中含有的葛根素，不仅可抑制尿酸合成，并且有助于尿酸排泄，对于高尿酸血症导致的肾损害也有未病先防、既病防变之效；马齿苋清热解毒，可降低小鼠血尿酸；海金沙、金钱草、滑石、车前子清热利尿通淋，可增加尿酸排泄，对于痛风患者无论初病、久病、有无泌尿系结石均可选用，寓有"未病先防、既病防变"之意；土茯苓解毒除湿、通利关节，含有秋水仙碱样物质可降低血尿酸；威灵仙祛风湿、通痹止痛，现代药理研究证实可溶解尿酸结晶并解除尿酸疼痛；山慈菇清热解毒、消痈散结，山慈菇鳞茎中含秋水仙碱等可降低血尿酸；萆薢祛湿除痹。同时，房老还自拟痛风贴敷方（生大黄、芒硝、乳香等）敷于膝关节，配合口服药物内外并治，加强消肿止痛之功。

痛风方加减

【药物组成】牛膝 10g，地龙 10g，秦艽 12g，炙甘草 10g，当归 10g，苍术 10g，没药 10g，威灵仙 15g，土茯苓 15g，黄柏 10g，车前子 20g$^{（包煎）}$，木瓜 10g，薏苡仁 20g，泽泻 10g，白芍 15g。

【功能主治】清热利湿，祛风通络。适用于湿热瘀阻型痛风性关节炎急性发作期。

【用量用法】水煎服，日一剂，早晚分服。

【出处】师建平，张志芳. 米子良运用治未病思想论治痛风经验[J]. 中华中医药杂志，2020，35（10）：5042-5045.

【方解】本方为全国名中医米子良教授治疗痛风性关节炎的经验方。米老认为痛风治疗应分期分阶段治疗，分为无症状期、急性发作期、缓解期、慢性期，急性发作期主张清化湿热瘀毒，米老自拟痛风方治疗。方中牛膝补肝肾、强筋骨，兼能活血化瘀，引药下行；地龙搜风通络止痛，现代药理研究表明可增加尿酸排泄；秦艽、威灵仙祛风除湿，威灵仙通行十二经络，善治骨痹，研究表明可溶解尿酸结晶并解除尿酸疼痛；当归、白芍养血和血，意"治风先治血，血行风自灭"，同时白芍配伍炙甘草合芍药甘草汤缓急止痛；苍术燥湿健脾，黄柏清热燥湿，二者相伍加强燥湿之力；薏苡仁、泽泻、车前子渗利湿邪，有助于尿酸排泄；木瓜舒筋活络、化湿除痹；没药活血止痛；土茯苓解毒除湿，通利关节，除痹止痛，并有助于痛风石的消散，现代药理研究表明土茯苓具有降尿酸作用，治疗痛风多选用此药；炙甘草调和诸药。同时米老强调内外合治，将口服药物煎煮三次，前两次口服，第三次的药液温洗浴患处，并嘱其饮食疗法基本原则应为"减少尿酸来源，增加尿酸去路，增强脾胃功能"。

清热利湿方加减

【药物组成】生黄柏 9g，炒苍术 15g，片姜黄 9g，车前草 12g，土茯苓 40g，山慈菇 15g，生泽泻 30g，独活 12g，薏苡仁 10g，川牛膝 10g，蕲蛇 9g，生丹参 30g，佛手 9g。

【功能主治】清热利湿通利。适用于湿热郁阻型痛风性关节炎。

【用量用法】水煎服，日一剂，早晚分服。

【出处】黄继勇，谢冠群，张艳，等. 范永升运用"痛随利减"理论治疗急性痛风经验[J]. 中华中医药杂志，2020，35（01）：235-237.

【方解】本方为全国名中医范永升教授治疗痛风性关节炎的经验方。范老认为痛风急性发作所致疼痛是湿热阻滞，与《黄帝内经》中的痛则不通相符合，而西医治疗痛风的特效药物秋水仙碱服用后若出现大便通利，关节疼痛症状则有明显的缓解，也与"痛随利减"的思想相对应。广义的"痛随利减"泛指运用一切能够通经活络的方法疏通经络，经络通利则疼痛去矣。狭义的"痛随利减"是指通过"攻下"的方法止痛。方中苍术苦辛而温，其性燥烈，一则可健脾助运以治生湿之本，二则芳化苦燥以除湿阻之标，正如《寿世保元》所云："苍术妙于燥湿，黄柏妙于去热。"二药配伍可互制其苦寒或温燥之性以防败胃伤津之弊，范老常将苍术 12g、黄柏 9g 作为基础方。车前草、生泽泻利水渗湿，缓解疼痛肿胀，现代药理研究证实二药具有降尿酸的作用；土茯苓解毒除湿，通利关节，可降低血尿酸，山慈菇是范老治疗急性痛风的常用药物，研究证实山慈菇鳞茎中含秋水仙碱，常用量 9～12g，也是"通下治痛"的体现。范老常将二药联用，常用土茯苓 30g 以上，山慈菇 15g，一者可清热解毒，二者缓解关节疼痛，三者有助于消散痛风石。《名医别录》"上品"中云："独活，味甘，微温，无毒。主治诸贼风，百节痛风无久新者。"独活可祛风除湿、通痹止痛；片姜黄入脾经，独活入肾经，山慈菇入肝经，分别属肝脾肾三阴经，乃足大趾经脉所在之处，三药相伍合用去肝脾肾三经湿热瘀血积聚，有利于缓解急性痛风症状；佛手疏肝理气、和胃止痛，有利于顾护胃气；痹病日久，久病入络，需加用虫类血肉有情之品搜剔病邪，蕲蛇也是这一治疗方法的体现；薏苡仁健脾利湿、通痹止痛；川牛膝、生丹参活血化瘀、通经止痛，川牛膝兼能引药下行，通利关节。

四妙散加减

【药物组成】炒黄柏 6g，炒苍术 12g，川牛膝 10g，片姜黄 9g，车前草 10g，山慈菇 20g，土茯苓 30g，炒泽泻 30g，乌梢蛇 9g，独活 12g，炒川芎 12g，佛手 9g，生甘草 12g，炒薏苡仁 30g。

【功能主治】清热利湿，活血通络。适用于痰瘀痹阻，湿热内蕴型痛风性关节炎。

【用量用法】水煎服，日一剂，早晚分服。

【出处】卢舒浩，赵婷，张喜召，等. 范永升应用四妙散治疗痛风性关节炎经验举隅[J]. 浙江中医药大学学报，2017，41（10）：806-809.

【方解】本方为全国名中医范永升教授治疗痛风性关节炎的经验方。范老认为痛风主要与肝脾肾三脏津液代谢输布异常相关，痛风急性发作期主要是湿热邪气，日久湿热痰瘀互结，治疗应以清热利湿为主，多用四妙散加减，兼以祛风、通络、活血、解毒。炒黄柏、炒苍术、川牛膝、炒薏苡仁乃四妙散方组成，炒苍术燥湿健脾，炒黄柏清热燥湿，二者相伍加强燥湿之功；川牛膝补益肝肾，兼可"引诸药下行"，清利下焦湿热；炒薏苡仁甘淡渗利，具有健脾利湿、通痹止痛之功；土茯苓解毒除湿、通利关节，车前草、炒泽泻导湿热从小便而出，现代药理研究表明，车前草、土茯苓具有促进尿酸排泄作用，范老认为重用泽泻有利水渗湿泄热之功，常用量 30g，研究表明高、中、低剂量的泽泻对高尿酸血症具有显著的降血尿酸作用，且不同剂量之间具有显著差异。山慈菇是范老治疗急性痛风的常用药物，研究证实山慈菇鳞茎中含秋水仙碱，可降低血尿酸。片姜黄、独活祛风除湿、通痹止痛，治疗上下关节痹着疼痛；范老仍善用虫类药物乌梢蛇搜风通络，药理研究显示乌梢蛇具有抗炎镇痛作用；佛手疏肝理气，取气行则血行，范老常用量9g；炒川芎行气活血化瘀；生甘草调和诸药。

清热利湿方

【药物组成】忍冬藤30g，威灵仙15g，延胡索10g，土茯苓30g，绵萆薢15g，白术12g，车前草15g，虎杖15g，秦艽9g，萹草15g。

【功能主治】清热利湿。适用于湿热瘀阻型痛风性关节炎急性期。

【用量用法】水煎服，日一剂，早晚分服。

【出处】黄继勇，张艳. 范永升运用"清热利湿方"治疗急性痛风经验[J]. 中华中医药杂志，2016，31（01）：135-137.

【方解】本方为全国名中医范永升教授治疗痛风性关节炎的经验方。范老认为急性痛风致病因素中最主要的是湿邪、热邪，治疗以清热利湿为主，临证根据症状加用活血化瘀、舒筋活络之品，范老据此自拟清热利湿方治疗痛风急性期。方中忍冬藤味甘性寒，善于清热疏风，通络止痛；土茯苓、绵萆薢、白术、车前草增强利湿，现代药理研究表明，土茯苓、绵萆薢可以降低血尿酸，车前草可增加尿酸排泄；威灵仙祛风除湿、通痹止痛，通行十二经络，善治骨痹；虎杖、秦艽、萹草加强清热之力，虎杖清热化瘀，现代药理研究证实了虎杖对急性痛风的治疗作用。萹草、秦艽清热利尿；延胡索"能行血中气滞，气中血滞，故专治一身上下诸痛"，气行则血行，为止痛良药。范老临证时，湿重、血尿酸增高明显加苍术、薏苡仁、泽泻；热重、血沉、C反应蛋白增高明显加黄柏、石膏之类；湿热并重者可再加茵陈、积雪草、六月雪等。关节肿甚者重用虎杖，可加络石藤、山慈菇通络散结消肿，使湿热从肠腑而泄。痛甚者重用忍冬藤，痛甚伴阳虚者加制川乌、炮附子。局部紫暗伴瘀血者可加赤芍、桃仁、红花。皮下结节或关节肿大畸形可加天南星；久病或关节痛反复发作者可加蕲蛇、乌梢蛇；累及上肢关节者可加姜黄、桑枝；下肢为主加川牛膝、独活。大便稀可加干姜、骨碎补等，伴结石者加车前子、金钱草、鸡内金。同时范老强调痛风急性期不宜急用补药，以免助湿化热，反复发作。

四妙丸加减1

【药物组成】黄柏9g，苍术10g，川牛膝10g，薏苡仁10g，片姜黄9g，车前草12g，土茯苓40g，山慈菇15g，泽泻30g，蕲蛇9g，独活15g，炒川芎20g，炒白芍30g，炙甘草12g，佛手片10g，桃仁10g。

【功能主治】清热利湿，祛瘀通络。适用于风湿热痹型痛风性关节炎。

【用量用法】水煎服，日一剂，早晚分服。

【出处】陈秀芳，范永升. 范永升教授辨治痹证验案举隅[J]. 浙江中西医结合杂志，2011，21（07）：450-451+455.

【方解】本方为全国名中医范永升教授治疗痛风性关节炎的经验方。黄柏、苍术、川牛膝、薏苡仁乃四妙散方组成，苍术燥湿健脾，黄柏清热燥湿，二者相伍加强燥湿之功；川牛膝补益肝肾，兼可"引诸药下行"，清利下焦湿热；薏苡仁甘淡渗利，具有健脾利湿、通痹止痛之功；土茯苓解毒除湿、通利关节，车前草、泽泻导湿热从小便而出，现代药理研究表明，车前草、土茯苓具有促进尿酸排泄作用，范老认为重用泽泻有利水渗湿泄热之功，常用量 30g，研究表明高、中、低剂量的泽泻对高尿酸血症具有显著的降血尿酸作用，且不同剂量之间具有显著差异；山慈菇是范老治疗急性痛风的常用药物，研究证实山慈菇鳞茎中含秋水仙碱具有减轻炎性反应而止痛作用；片姜黄、独活祛风除湿、通痹止痛，治疗上下关节痹着疼痛；对于久痛、顽痛，常加虫类药物蕲蛇透骨搜风、通络止痛；炒白芍、炙甘草合芍药甘草汤缓急止痛；佛手片疏肝理气，取气行则血行，范老常用量 9g；炒川芎、桃仁行气活血化瘀；炙甘草调和诸药。

四妙丸加减 2

【药物组成】苍术，黄柏，怀牛膝，生薏苡仁，茯苓，车前子，甘草，全蝎，僵蚕，芥子，当归，土茯苓，石菖蒲。（原方无具体用量）

【功能主治】利湿泄浊，化瘀散结。适用于痰湿浊毒滞于筋骨型痛风性关节炎间歇发作期。

【用量用法】水煎服，日一剂，早晚分服。

【出处】王佳佳，周杰，段延萍，等. 张炳厚教授治疗难治性痛风的临床经验[J]. 中国医药导报，2018，15（03）：142-144+149.

【方解】本方为全国名中医张炳厚教授治疗痛风性关节炎的经验方。痛风间歇发作期的临床表现为关节疼痛、肿胀、僵硬、活动受限，手指、腕、肘、踝、跖趾等关节处可见痛风石，舌质暗或红，苔薄黄，脉弦滑或沉。张老常用四妙丸加减治疗，方中苍术苦辛而温，其性燥烈，一则可健脾助运以治生湿之本，二则芳化苦燥以除湿阻之标，《寿世保元》云："苍术妙于燥湿，黄柏妙于去热。"二药配伍可互制其苦寒或温燥之性以防败胃伤津之弊。黄柏、苍术乃二妙散方组成，现代药理研究证实二妙散具有显著降低高尿酸血症大鼠尿酸水平、促进肾脏尿酸排泄、减轻炎性反应、改善肾功能、调节血脂水平的作用；生薏苡仁、茯苓、车前子健脾利水渗湿，能增加尿酸排泄，抑制和清除尿酸盐结晶，从而预防痛风石形成；土茯苓解毒除湿、通利关节，有助于降低血尿酸；全蝎、芥子、石菖蒲通络化痰、散结止痛，虫类血肉有情之品的应用，以搜剔筋骨病邪；当归补血活血，可抑制尿酸合成；怀牛膝强筋健骨，又可逐瘀通经、化瘀止痛；甘草调和诸药。

消渴痛风汤

【药物组成】

消渴痛风汤：猫爪草 10g，山慈菇 10g，蜂房 5g，全蝎 5g，地龙 10g，土茯苓 60g，人参 10g，枸杞子 20g，秦艽 10g，秦皮 10g，车前子 10g，茯苓 15g，泽泻 5g，薏苡仁 30g，甘草 5g。

外治法：防风 10g，金银花 20g，威灵仙 20g，伸筋草 10g，透骨草 10g，土茯苓 60g，苏木 10g，木瓜 15g。

【功能主治】解毒通络，清热利湿。适用于热毒滞络型消渴痛风。

【用量用法】

汤剂：水煎取汁 400ml，每次 100ml，分 4 次（三餐后及睡前 20min）口服。

外治法：水煎取汁 2000～3000ml，睡前浴足。

【出处】韩笑，朴春丽，南征. 南征教授诊治消渴痛风经验探讨[J]. 国医论坛，2015，30（02）：31-32.

【方解】本方为国医大师南征教授治疗痛风性关节炎的经验方。南老在诊治糖尿病的过程中发现常合并痛风，结合古今对痛风的认识，创造性地提出了"消渴痛风"，并指出消渴痛风是消渴合并嘌呤代谢紊乱和尿酸排泄障碍所致血尿酸增高，甚者出现痛风石的一类疾病。南老自拟消渴痛风汤治疗热毒滞络型消渴痛风。方中山慈菇消痰散结，《本草新编》曰："山慈菇正消痰之圣药，治痰而怪病自可除也。"现代药理研究已表明，山慈菇鳞茎中含秋水仙碱等，是治疗痛风良药；猫爪草清热利湿解毒；虫类药物蜂房、全蝎、地龙搜风通络、通痹止痛，善治疗顽痹、久痹；土茯苓解毒除湿、通利关节，研究证实可降低血尿酸；人参补气生津，以防辛苦类药物伤阴；枸杞子补益肝肾；秦艽祛风除湿、通痹止痛；秦皮清热燥湿；车前子、茯苓、泽泻、薏苡仁健脾利水渗湿，使邪从小便而解；甘草调和诸药。同时南老强调内外同治，以便更好地消除症状。

祛痹痛风饮加减

【药物组成】北柴胡 10g，盐知母 10g，天花粉 10g，甘草片 10g，葛根 15g，薏苡仁 15g，麦冬 15g，两头尖 12g，山慈菇 9g，木贼 3g，大黄 5g，黄芩片 6g。

【功能主治】清热化湿。适用于湿热型痛风性关节炎。

【用量用法】水煎服，日一剂，早晚分服。

【出处】王坤，崔炎，董建，等. 崔公让辨证治疗痛风验案 2 例[J]. 中国民间疗法，2020，28（05）：90-91.

【方解】本方为全国名中医崔公让教授治疗痛风性关节炎的经验方。崔老认为痛风乃本虚标实，痰湿、血瘀是其标，脾气虚、肾阳虚是其本，故治疗时须标本兼治，崔老自拟祛痹痛风饮治疗痛风，急性期主要清热毒、化湿利浊，慢性期补益脾肾。此方中北柴胡、葛根升举脾胃清阳；盐知母、天花粉、麦冬滋阴清热，防止燥湿伤阴；薏苡仁、两头尖、山慈菇、木贼、大黄、黄芩清热燥湿、健脾通痹止痛；山慈菇鳞茎中含秋水仙碱等，是治疗痛风的良药；甘草调和诸药。

祛痹痛风饮

【药物组成】柴胡 9g，黄芩 15g，葛根 30g，山慈菇 12g，金果榄 12g，两头尖 12g，木贼 15g，大黄 6g，薏苡仁 30g，甘草 10g。

【功能主治】清热利湿。适用于痛风急性发作期。

【用量用法】水煎服，日一剂，早晚分服。

【出处】王永志，刘阳，崔炎. 崔公让运用祛痹痛风饮治疗痛风性关节炎经验[J]. 河南中医，2019，39（10）：1493-1496.

【方解】本方为全国名中医崔公让教授治疗痛风性关节炎的经验方。崔老将痛风性关节炎大致分为湿热瘀滞型、血脉瘀阻型、脾肾不足型，都可根据祛痹痛风饮加减治疗。方中柴胡、黄芩清热泻火；葛根解肌清热，葛根是治疗急慢性痛风性关节炎及预防痛风发作的良药，共奏清热解肌通络。山慈菇清热解毒、消痈散结；金果榄可清热解毒、消肿止痛，二者相伍对于痛风急性期关节红肿热痛症状缓解有奇效，山慈菇鳞茎中含秋水仙碱等，具有减轻炎性反应而止痛作用，金果榄有抗炎功效。两头尖味辛，可祛风湿、消痈肿。崔老常将此三药联合运用，取寒热并用，两头尖又可防山慈菇、金果榄寒凉过甚，起到"执两"作用。木贼、薏苡仁温阳健脾渗湿，现代药理研究表明，薏苡仁可增加尿酸排泄；大黄，走而不守，清热泻火、凉血解毒，"开鬼门，洁净府"使湿热浊毒从二便而解，以排泄尿酸；甘草调和诸药。崔老临证时，对于湿热瘀滞型常在痛风饮原方基础上重用大黄、石膏，剧痛不能忍受者，可加延胡索；血脉瘀阻型常在原方中去金果榄、黄芩加赤芍、桃仁等。若痰瘀之象较重者，可加陈皮、浙贝母、槟榔等行气化痰、散结导滞之品；脾肾不足型常在原方基础上加用黄芪、党参、茯苓、白术、熟地黄等健脾益肾之品。

血府逐瘀汤加减

【药物组成】北柴胡 10g，赤芍 15g，桃仁 10g，红花 10g，生地黄 15g，川牛膝

15g，川芎 10g，枳壳 10g，葛根 30g，土茯苓 30g，金钱草 20g，豨莶草 30g，茵陈 10g。

【功能主治】清热利湿、泄浊，活血化瘀通络。适用于湿热、浊毒内蕴，瘀血阻络型痛风性关节炎。

【用量用法】水煎服，日一剂，早晚分服。

【出处】王鑫，唐今扬，周彩云，等. 房定亚运用"治未病"思想防治痛风性关节炎经验[J]. 中医杂志，2017，58（15）：1274-1277.

【方解】本方为全国老中医药专家学术经验继承工作指导老师房定亚教授治疗痛风性关节炎的经验方。房老认为痛风性关节炎日久严重者可致残，在间歇期和缓解期常见关节肿痛、变形、反复发作、皮肤发暗、舌下静脉曲张、脉细涩等常见的瘀血阻络表现，同时认为血瘀是痛风性关节炎发病的关键，注重活血化瘀、通络止痛，常选用血府逐瘀汤加减治疗。方中北柴胡疏肝解郁；赤芍、桃仁、红花、川芎行气活血、化瘀止痛；枳壳理气宽中；生地黄滋阴补肾；川牛膝逐瘀通经、通利关节；葛根解肌止痛，葛根中含有的葛根素，不仅可抑制尿酸合成，并且有助于尿酸排泄，对于高尿酸血症导致的肾损害也有未病先防、既病防变之效；土茯苓解毒除湿、通利关节，可降低血尿酸；金钱草、茵陈清热利尿通淋，可促进尿酸排泄；豨莶草祛风湿、清热解毒。同时后期配合服用清宫寿桃丸补益脾肾，预防复发。

自拟痛风方

【药物组成】金钱草 30g，海金沙 20g，萆薢 20g，赤小豆 30g，马齿苋 30g，土茯苓 20g，豨莶草 20g，防己 15g，威灵仙 20g，车前草 12g，甘草 10g。

【功能主治】清热解毒，利尿排石。适用于热毒郁化型痛风性关节炎。

【用量用法】水煎服，日一剂，早晚分服。

【出处】杜广振. 房定亚运用清热解毒法治疗风湿病经验[J]. 中医杂志，2004，45（09）：659-661.

【方解】本方为全国老中医药专家学术经验继承工作指导老师房定亚教授治疗痛风性关节炎的经验方。房老认为痛风性关节炎主要病机是先天禀赋不足，肾气亏虚，膀胱气化功能下降，湿浊排泄力缓，加之平素多食膏粱厚味，湿热内生，流注经络，舍于关节，郁而化毒，阻塞气血，日久热毒煎熬结成砂石。同时认为尿酸结晶为痛风石之渐，痛风石乃尿酸盐结晶之甚，对于痛风性关节炎急性期、慢性期利尿排石、清热解毒之法不可废。房老据此自拟痛风方治疗，方中金钱草、海金沙、车前草取"三金排石汤"，以清热利湿、利尿排石，促进尿酸排泄，抑制和清除尿酸盐结晶，从而预防痛风石形成；萆薢、豨莶草、防己、威灵仙祛风湿、利湿除痹止痛，现代药理研究证实萆薢可降低血尿酸，威灵仙溶解尿酸结晶并解除尿酸疼痛；土茯苓解毒除湿、通利关节，可降低血尿酸；马齿苋、赤小豆清热解毒、利水消肿；甘草调和诸药。房老临证时对于间歇期及慢性期以本方改汤为丸，并与济生肾气丸同服，以增强化气行水之功。

当归拈痛汤加减

【药物组成】羌活，甘草，茵陈^(酒炒)，防风，苍术，当归身，知母^(酒洗)，猪苓，泽泻，升麻，白术，黄芩^(炒)，葛根，人参，土茯苓。（原方无具体用量）

【功能主治】清热疏风止痛。适用于湿热相搏，外受风邪型难治性痛风性关节炎急性发作期。

【用量用法】水煎服，日一剂，早晚分服。

【出处】王佳佳，周杰，段延萍，等. 张炳厚教授治疗难治性痛风的临床经验[J]. 中国医药导报，2018，15（03）：142-144+149.

【方解】本方为全国名中医张炳厚教授治疗痛风性关节炎的经验方。张老治疗难治性痛风性关节炎有独到见解，认为主要是饮食不节和外邪侵袭，发病过程中涉及湿热、热毒、血瘀、浊毒等病理因素，病位主要在肌表经络，深及筋骨、关节，涉及脏腑主要有脾、胃、肾，发病的根本原因是脾肾亏虚，张老注重在辨证论治的前提下，按照疾病发展阶段的不同将痛风分为急性发作期、间歇发作期、慢性稳定器、痛风晚期四个阶段进行治疗，急性发作期临床多症见关节红、肿、热、痛明显，活动受限等，张老常用当归拈痛汤加减治疗。方中羌活、防风祛风除湿、通络止痛；苍术、白术、黄芩、人参健脾燥湿；葛根解痉止痛，葛根素具有双重作用，既可通过抑制黄嘌呤氧化酶的活性抑制体内尿酸生成，还促进尿酸排泄，降低高尿酸血症机体血尿酸水平，并对高尿酸血症所致肾损害具有一定的预防和缓解作用；当归身补血活血，现代药理研究证实当归可抑制尿酸合成；升麻、茵陈、猪苓、泽泻清热利水渗湿，增加尿酸排泄，抑制和清除尿酸盐结晶，从而预防痛风石形成；知母滋阴清热，以防苦寒类药物苦燥伤阴；土茯苓解毒除湿、通利关节，可降低血尿酸；甘草调和诸药。张老临证时若见寒战热炽，骨节烦痛，面色萎黄，舌胖，苔灰腻，辨证为湿热痹者，治宜清热祛湿、通络止痛，常用宣痹汤加减，方用防己、杏仁、滑石、薏苡仁、连翘、栀子、半夏（醋炒）、晚蚕沙、赤小豆、土茯苓、络石藤。若见身无寒但热，骨节烦痛，关节肿痛，壮热汗出，气粗烦躁，口渴欲饮，舌红苔白，脉弦数，辨证为热痹突出者，治宜清热通络、疏风胜湿，常用白虎加桂枝汤加减。若见诸肢节疼痛、身体尪羸、脚肿如脱、头眩短气、温温欲吐等寒痹迁延日久化热者，治宜温通经脉，兼散郁热，常用桂枝芍药知母汤加减。

薏苡仁汤加减

【药物组成】炒薏苡仁，苍术，桂枝，甘草，川芎，当归，鸡血藤，泽泻，赤芍，生地黄。（原方无具体用量）

【功能主治】健脾利湿，解毒消肿，活血化瘀。适用于脾虚湿蕴、气血郁滞型痛风性关节炎慢性稳定期。

【用量用法】水煎服，日一剂，早晚分服。

【出处】王佳佳，周杰，段延萍，等. 张炳厚教授治疗难治性痛风的临床经验[J]. 中国医药导报，2018，15（03）：142-144+149.

【方解】本方为全国名中医张炳厚教授治疗痛风性关节炎的经验方。痛风慢性稳定期关节症状缓解，偶有关节隐痛，病情稳定，舌质淡红，苔白或薄黄，脉弦滑或细滑，张老常用薏苡仁汤加减治疗，薏苡仁汤出自《奇效良方》。方中炒薏苡仁、泽泻健脾利湿，能增加尿酸排泄，抑制和清除尿酸盐结晶，从而预防痛风石形成；川芎、鸡血藤、赤芍、当归行气活血化瘀，可抑制尿酸合成，《本草汇言》云："凡藤蔓之属，藤枝攀绕，性能多变，皆可通经入络。"鸡血藤兼能舒筋止痛，是治疗风湿痹证的要药；苍术健脾燥湿；桂枝温通经脉；顽痹，非一般药物所能及，唯穿透力强，善搜风剔络的虫类药物可达，张老常选用虫类药物治疗用药即是如此；生地黄滋阴清热；甘草调和诸药。

独活寄生汤加减

【药物组成】独活，党参，茯苓，当归，熟地黄，杜仲，牛膝，肉桂，秦艽，土茯苓，萆薢，全蝎。（原方无具体用量）

【功能主治】补益肝肾，益气养血。适用于肝肾不足、气血亏虚型痛风性关节炎晚期。

【用量用法】水煎服，日一剂，早晚分服。

【出处】王佳佳，周杰，段延萍，等. 张炳厚教授治疗难治性痛风的临床经验[J]. 中国医药导报，2018，15（03）：142-144+149.

【方解】本方为全国名中医张炳厚教授治疗痛风性关节炎的经验方。痛风晚期病情迁延日久，反复发作，临床表现常见关节变形，屈伸不利，腰膝酸软，足跟疼痛，神疲乏力，头晕心悸，脉细数或脉沉细无力。张老常选用独活寄生汤加减治疗。方中独活、秦艽祛风除湿、通络止痛，秦艽能溶解尿酸结晶并解除尿酸疼痛；党参、茯苓、当归益气健脾、利水渗湿、补血活血，使"气行则血行，血行风自灭"，当归可抑制尿酸合成，茯苓能增加尿酸排泄，抑制和清除尿酸盐结晶，从而预防痛风石形成；熟地黄、杜仲、牛膝、肉桂补益肝肾、强筋健骨，现代药理研究证实牛膝具有镇痛、抗炎、稳定炎性细胞作用；土茯苓、萆薢清热解毒除湿、通利关节，可降低血尿酸；久痹、顽痹，非一般药物所能及，唯穿透力强，善搜风剔络的虫类药物可达，选用全蝎以化瘀解痉止痛。同时，张老强调在药物治疗的同时，要注重生活调理，预防复发。

脾肾固本汤加减

【药物组成】淮山药 15g，熟地黄 30g，白术 12g，金钱草 15g，茯苓 12g，桃仁 12g，泽泻 12g，车前草 30g，牡丹皮 9g，鳖甲 12g，川牛膝 18g，黄柏 9g，土鳖虫 9g，黄芩 9g，薏苡仁 15g。

【功能主治】清热利湿，活血通络，补益脾肾。适用于脾肾亏虚，痰浊湿热阻滞型痛风性关节炎。

【用量用法】水煎服，日一剂，早晚分服。

【出处】赵志国，曹烨民，赵诚. 奚九一辨治痛风学术经验[J]. 中医文献杂志，2020，38（03）：62-65.

【方解】本方为全国老中医药专家学术经验继承工作指导老师奚九一教授治疗痛风性关节炎的经验方。奚老经过 60 余年的临床实践率先提出了"脾肾两虚，内湿致痹"脾肾相关的发病学说，痛风乃本虚标实之症，根据临床症状表现的不同，将痛风分为急性期、迁延活动期、缓解期，在痛风缓解期，多为脾肾不足，乃用健脾补肾、扶正固本法，用脾肾固本方加减治疗。方中淮山药、熟地黄、白术、茯苓、薏苡仁益气健脾、补肾固本，痛风本由脾肾亏虚，水湿运化不利所致。脾肾气旺，则水道通畅，湿热无从生之；金钱草、泽泻、车前草、薏苡仁、茯苓健脾利水渗湿，湿热从小便而解，现代研究证实利水渗湿类药物能增加尿酸排泄，抑制和清除尿酸盐结晶，从而预防痛风石形成；桃仁、牡丹皮、川牛膝凉血活血、逐瘀通经，牛膝具有镇痛、抗炎、稳定炎性细胞作用。奚老在治疗痛风时，强调将活血化瘀法贯穿全过程，认为虽然痛风石肉眼可见，但仍应将其归类为湿热瘀毒所致；黄柏、黄芩清热燥湿，治疗过程中利湿降浊治标，奚老强调，无论是痛风急性期、缓解期均要清热解毒、利湿降浊；鳖甲、土鳖虫活血化瘀、祛瘀散结止痛。奚老依据"脾肾两虚，内湿致痹"的理念，临床疗效显著，治疗率达 86.33%，且该法长期使用，无明显不良反应。

萆薢分清饮加减

【药物组成】川萆薢 15g，石菖蒲 9g，白术 15g，泽泻 9g，茯苓 15g，山茱萸 15g，车前子 20g^{（包煎）}，女贞子 15g，丹参 15g，黄柏 9g。

【功能主治】清热利湿，通络止痛。适用于湿热痹阻型痛风性关节炎间歇期。

【用量用法】水煎服，日一剂，早晚分服。

【出处】何东仪. 秦亮甫教授辨治痛风经验撷英[J]. 上海中医药大学学报，2011，

25（06）：1-2.

【方解】本方为上海市名中医秦亮甫教授治疗痛风性关节炎的经验方。秦老认为痛风间歇期热毒虽解，但湿浊邪气仍缠绵难解，治疗主要以清热利湿，通络止痛为主。方中川草薢利湿祛浊，祛风除痹，现代药理研究证实川草薢可降低血尿酸。配伍黄柏加强清热燥湿之力；白术、泽泻、茯苓、车前子健脾益气、利水渗湿，能增加尿酸排泄，抑制和清除尿酸盐结晶，从而预防痛风石形成；山茱萸、女贞子补益肝肾；丹参补血活血、化瘀止痛；石菖蒲化湿豁痰。秦老临证时若见关节痛甚者加乳香、没药、延胡索；关节肿甚者加防己、土茯苓、滑石；关节久痛者加全蝎、乌梢蛇等；久病体虚者加黄芪、党参。

四妙散加减

【药物组成】苍术 9g，黄柏 9g，葫芦壳 15g，茯苓皮 15g，防己 9g，秦艽 9g，牛膝 15g，桑寄生 9g，泽泻 9g，炒车前子 15g，延胡索 9g，川楝子 9g，豨莶草 15g，三棱 9g，莪术 9g，槟榔 9g，猪苓 9g。

【功能主治】清热利湿解毒，消肿止痛。适用于湿热瘀毒，痹阻经络型痛风性关节炎。

【用量用法】水煎服，日一剂，早晚分服。

【出处】何东仪. 秦亮甫教授辨治痛风经验撷英[J]. 上海中医药大学学报，2011，25（06）：1-2.

【方解】本方为上海市名中医秦亮甫教授治疗痛风性关节炎的经验方。方中苍术苦辛而温，其性燥烈，一则可健脾助运以治生湿之本，二则芳化苦燥以除湿阻之标，正如《寿世保元》所云："苍术妙于燥湿，黄柏妙于去热。"二药配伍可互制其苦寒或温燥之性以防败胃伤津之弊。黄柏、苍术相伍乃二妙散方组成，现代药理研究证实二妙散具有显著降低高尿酸血症大鼠尿酸水平、促进肾脏尿酸排泄、减轻炎性反应、改善肾功能、调节血脂水平的作用；葫芦壳、茯苓皮、泽泻、炒车前子、猪苓清热利水渗湿，能增加尿酸排泄，抑制和清除尿酸盐结晶，从而预防痛风石形成；防己、秦艽、豨莶草祛风湿、通痹止痛、通利关节，秦艽为风中润剂，对于风湿痹痛无论新久均可应用，且现代药理研究证实秦艽能溶解尿酸结晶并解除尿酸疼痛；牛膝、延胡索、川楝子、三棱、莪术、槟榔行气活血、化瘀止痛，可抑制尿酸合成；桑寄生、牛膝补益肝肾、强筋健骨以固本。

痛风定痛汤

【药物组成】金钱草 30g，泽泻 10g，车前子 10g，防己 10g，生石膏 30g，知母

10g，黄柏 10g，地龙 10g，生地黄 15g，赤芍 15g，生甘草 5g。

【功能主治】清热利湿，利尿排石。适用于湿热痹阻型痛风性关节炎。

【用量用法】水煎服，日一剂，早晚分服。

【出处】陈青松，刘再朋. 痛风定痛汤治疗痛风 60 例[J]. 甘肃中医，1998，11（03）：24.

【方解】本方为全国老中医药专家学术经验继承工作指导老师刘再朋教授治疗痛风性关节炎的经验方。刘老认为此病多是由平素喜厚腻肥味之品，致脾胃运化功能紊乱，致生湿、生热，湿热下注，蕴于肌肉关节，煎灼津液，日久形成尿酸结晶及痛风石，阻碍气血运行，不通则痛，刘老提出了清热利湿、利尿排石的治疗原则，自拟痛风定痛汤治疗。方中金钱草清热利尿排石，配伍泽泻、车前子、防己加强清热除湿、利尿通淋之力，现代药理研究证实利尿类药物能增加尿酸排泄，抑制和清除尿酸盐结晶，从而预防痛风石形成；生石膏、知母、黄柏、生地黄滋阴清热、解毒消肿，一方面可加强清热，二者可防苦寒类药物伤阴，可清热消炎抑菌，有利于痛风石的溶解；赤芍活血化瘀止痛；地龙通络散结止痛，现代研究证实地龙可抑制尿酸合成；生甘草调和诸药。刘老临证时若见瘀热阻滞、皮肤暗紫、刺痛者加淮牛膝、伸筋草、泽兰；若痰浊阻滞，关节出现结节，加化痰散结药如山慈菇、姜南星、僵蚕、苍术之类，去主方中生地黄、生石膏、知母等；脾气虚弱者，加党参、白术、茯苓、薏苡仁等。同时，诸老认为对于痛风急性期，在中药内服治疗的同时，应积极配合外用药物，如如意金黄散或青敷散用蜜水调敷于局部，对于症状重、面积大者用三黄汤（生大黄、黄柏、黄芩）煎汤冷敷。对于长期经常反复发作性痛风患者，平素可服用金钱草或车前草代茶泡服。

四妙丸加味

【药物组成】黄柏 10g，炒白术 15g，怀牛膝 15g，薏苡仁 30g，金银花 20g，连翘 15g，皂角刺 15g，晚蚕沙 6g，当归 6g，紫苏叶 6g，蒲公英 30g，海桐皮 15g，木瓜 10g，生甘草 6g。

【功能主治】清热化湿，解毒消肿。适用于湿热瘀毒型痛风急性发作期。

【用量用法】水煎服，日一剂，早晚分服。

【出处】杨佳. 田玉美教授治疗痛风经验[J]. 光明中医，2011，26（11）：2198-2199.

【方解】本方为全国老中医药专家学术经验继承工作指导老师田玉美教授治疗痛风性关节炎的经验方。田老认为痛风发作主要是由于脾气虚弱、饮食不节、感受外邪所致，将痛风分为急性发作期和缓解期，分别予以清热化湿解毒、健脾化湿益肾法治疗。对于痛风急性发作期，多是湿热瘀毒所致，田老常用四妙丸加减治疗，方中黄柏清热燥湿，善清下焦湿热；苍术辛散苦燥，恐辛温太过助邪，乃用炒白术易之，可健脾燥湿，标本兼治；怀牛膝补益肝肾、强筋健骨，亦能活血化瘀；薏苡仁健脾除湿、通痹止痛；金银花、连翘相伍加强清热解毒、消肿止痛之力；蒲公英清热解毒、消肿散结；当归活血化瘀、通络止痛；紫苏叶消滞散结，《本草逢原》："能散血脉之邪"。皂角刺消肿胀，止疼痛，《本草汇言》"皂荚刺，拔毒祛风。凡痈疽未成者，能引之以消散，将破者，能引之以出头，已溃者能引之以行脓。于疡毒药中为第一要剂。又泄血中风热风毒，故厉风药中亦推此药为开导前锋也"。晚蚕沙祛风除湿；木瓜舒筋活络、化湿和胃，又可引药下行；海桐皮，活络止痛，祛风湿，《海药本草》"主腰脚不遂，顽痹，腿膝疼痛"；生甘草清热解毒、调和诸药。田老临证时见皮肤瘀紫，入夜痛甚者，则加牡丹皮、乳香、没药；若疼痛剧烈者，则加制川乌、制草乌；热象偏重者，则加忍冬藤、栀子、知母；若肿胀显著，湿邪偏盛者，则加茯苓片（皮）、车前子；若湿热交阻，毒入骨骱，症见关节僵硬变形者，则加僵蚕、蜈蚣等破结开郁，消痰软坚。

薏苡仁汤合四物汤加减

【药物组成】薏苡仁 30g，炒白术 20g，防风 10g，当归 15g，川芎 6g，赤芍 15g，白芍 15g，生地黄 15g，怀牛膝 15g，威灵仙 15g，五加皮 15g，海桐皮 15g，伸筋草 10g，鸡血藤 30g，甘草 6g。

【功能主治】祛风化湿止痛，补益肝脾肾三脏。适用于邪退正虚，气血不畅型痛风缓解期。

【用量用法】水煎服，日一剂，早晚分服。

【出处】杨佳. 田玉美教授治疗痛风经验[J]. 光明中医，2011，26（11）：2198-2199.

【方解】本方为全国老中医药专家学术经验继承工作指导老师田玉美教授治疗痛风性关节炎的经验方。薏苡仁汤出自清•《类证治裁》，功在祛风除湿，散寒通络，治疗湿痹。方中薏苡仁益气健脾、利水通痹止痛；苍术辛散苦燥，恐辛温太过助邪，乃用炒白术易之，可健脾燥湿，标本兼治；防风祛风除湿、通痹止痛，防风乃"风药之润剂"，性微温而不峻烈；当归、川芎、赤芍、白芍、生地黄乃四物汤方组成，取"治风先治血，血行风自灭"之意；怀牛膝、五加皮补益肝肾、强筋健骨，怀牛膝兼能活血化瘀，引药下行，五加皮兼能祛风除湿；威灵仙、海桐皮、伸筋草祛风除湿、舒筋活络、寒热并调，威灵仙走而不守，通行十二经络，善治骨痹；鸡血藤舒筋活络，养血活血，兼能引药直达病所；白芍、甘草即芍药甘草汤，缓急止痛，现代药理研究表明，芍药甘草汤具有抗炎镇痛、缓解痉挛、调节免疫等作用；甘草调和诸药。同时强调三低一多饮食习惯，即低嘌呤、低盐、低脂、多饮水，同时保持适量运动，禁海鲜、禁啤酒、禁豆制品类等。

清热三妙汤

【药物组成】水牛角，生石膏，苍术，黄柏，知母，土茯苓，重楼，防风，川牛膝，炒谷芽，生甘草。（原方无具体用量）

【功能主治】祛风除湿，清热通痹。适用于湿热内蕴，痹阻经脉型急性期痛风性关节炎。

【用量用法】水煎服，日一剂，早晚分服。

【出处】周丹庆，叶海. 叶海治疗痛风性关节炎经验介绍[J]. 新中医，2020，52（01）：188-189.

【方解】本方为全国老中医药专家学术经验继承工作指导老师叶海教授治疗痛风性关节炎的经验方。叶老认为痛风性关节炎是以脾肾亏虚为本，痰浊瘀阻经络，不通则痛所致，内因以素体血热，为饮食、寒湿等外邪诱发，与热邪相搏，阻滞经络，急则治其标，以祛邪为主，重在祛风通络，清热化湿，活血消肿，选用清热三妙汤治疗。方中水牛角、生石膏清热利湿、凉血解毒；苍术苦辛而温，其性燥烈，一则可健脾助运以治生湿之本，二则芳化苦燥以除湿阻之标，《寿世保元》云："苍术妙于燥湿，黄柏妙于去热。"二药配伍可互制其苦寒或温燥之性以防败胃伤津之弊，乃二妙散方组成，现代药理研究证实二妙散具有显著降低高尿酸血症大鼠尿酸水平、促进肾脏尿酸排泄、减轻炎性反应、改善肾功能、调节血脂水平的作用；知母滋阴清热，可助水牛角、生石膏、黄柏等加强清热之力，又可防此类药物苦燥伤阴；土茯苓解毒除湿、通利关节，现代药理研究证实土茯苓可降低血尿酸；重楼清热解毒、消肿止痛；防风祛风止痛、解表散邪；川牛膝补益肝肾，强筋健骨，兼能活血化瘀，引药下行；炒谷芽、生甘草消食健脾、顾护脾胃；生甘草调和诸药。叶老临证见红肿疼痛明显者，加用红藤等；疼痛部位较多、痛剧者加用制川乌、蜂房、僵蚕等。中药内服治疗至第3剂后加用药渣外洗法，内外结合，快速缓解症状，同时对于疼痛难以忍受者，可加用四黄散外敷患处。

清热蠲痹汤

【药物组成】金银花30g，黄芩10g，黄柏15g，木瓜20g，防己20g，萆薢20g，土茯苓20g，薏苡仁20g，车前草15g，没药15g，天南星15g，鸡血藤25g，乌梢蛇15g，鹿角霜20g。

【功能主治】清热利湿。适用于湿热痹阻型痛风性关节炎。

【用量用法】水煎服，日一剂，早晚空腹温服。

【出处】洪桂敏，魏红. 洪郁文治疗痛风性关节炎 60 例[J]. 辽宁中医杂志，2000，27（03）：78.

【方解】本方为辽宁省名中医洪郁文教授治疗痛风性关节炎的经验方。方中金银花、黄芩、黄柏清热燥湿解毒；薏苡仁、车前草益气健脾、利水渗湿，现代药理研究证实能增加尿酸排泄，抑制和清除尿酸盐结晶，从而预防痛风石形成；木瓜、鸡血藤舒筋活络，木瓜兼能化湿和胃，鸡血藤兼能养血活血，引药直达病所；防己、萆薢、土茯苓清利湿热、通痹止痛，土茯苓、萆薢可降低血尿酸；没药、天南星、乌梢蛇通络化痰、消瘀散结；鹿角霜温肾助阳。洪老临证若见关节红肿明显者，加生石膏、知母、猪苓等；关节疼痛剧烈，难以忍受者，加用全蝎、地龙等；气血亏虚加黄芪、当归等；关节疼痛缓解加牛膝、杜仲、党参、续断等。

清热和血汤加减

【药物组成】桃仁，红花，生地黄，当归，川芎，赤芍，萆薢，雷公藤，丹参，茯苓，猪苓，木通，土鳖虫，莪术。（原方无具体用量）

【功能主治】清热利湿，活血化瘀，消肿止痛。适用于湿热夹瘀型痛风性关节炎。

【用量用法】水煎服，日一剂，早晚分服。

【出处】许东云，舒尚义. 舒尚义教授治疗痛风经验[J]. 云南中医学院学报，1998，21（01）：55-56.

【方解】本方为全国老中医药专家学术经验继承工作指导老师舒尚义教授治疗痛风性关节炎的经验方。方中桃仁、红花、当归、赤芍、丹参、土鳖虫、莪术活血化瘀、通经止痛，当归、丹参亦可补血，使祛瘀而又不伤正，泻中有补。川芎行气活血，为血中之气药，气能行血，气行则血行。桃仁、当归可抑制尿酸合成；生地黄滋阴补肾、填精益髓；《本草汇言》云："凡藤蔓之属，藤枝攀绕，性能多变，皆可通经入络。"雷公藤祛风除湿、活血止痛，萆薢温中散寒止痛；茯苓、猪苓、木通清热利湿、益气健脾，脾气健运，则水湿之邪自除，茯苓、猪苓可增加尿酸排泄，抑制和清除尿酸盐结晶，从而预防痛风石形成。

竹叶石膏汤加减

【药物组成】淡竹叶 12g，白术 12g，生石膏 30g，北沙参 30g，麦冬 15g，法半夏 15g，薏苡仁 15g，大枣 15g，知母 10g，甘草 10g。

【功能主治】健脾渗湿，清热养阴。适用于湿热内蕴型急性痛风性关节炎。

【用量用法】水煎服，日一剂，早晚分服。

【出处】徐翔峰，彭江云，肖泓，等. 吴生元教授辨治急性痛风性关节炎经验介绍[J]. 新中医，2012，44（04）：161-162.

【方解】本方为全国老中医药专家学术经验继承工作指导老师吴生元教授治疗

痛风性关节炎的经验方。临床对于急性痛风性关节炎的治疗多以清热利湿为主，但是部分临床效果不甚满意，吴老认为急性痛风性关节炎关节红肿热痛明显等湿热蕴盛仅是表象，其根本在于先天脾胃虚弱或者饮食不节、过食肥甘厚味之品，致脾胃虚弱，运化失常，升降失调，水液代谢障碍出现痰、湿，久蕴化热，热盛化毒，流注于关节经络，阻碍气血运行，不通则痛，故脾虚湿盛是急性痛风性关节炎的基本病机。根据临床经验，吴老将急性痛风性关节炎分为湿热内蕴型与内寒外热型，吴老常用竹叶石膏汤加减治疗湿热内蕴型急性痛风性关节炎。方中淡竹叶、生石膏清热泻火除烦，吴老常用大剂量的生石膏以清热，常用量30g，若此剂量热势不退者，可增至60g，吴老曾用60g治疗时见1剂热退，且关节红肿随之消退。但是也需注意因人而异，中病即止。白术、法半夏、薏苡仁、大枣益气健脾渗湿，脾气健运则水湿自除，亦是顾护脾胃之意。吴老善用白术一药，《本草求真》谓之"既能燥湿实脾，复能缓脾生津，且其性最温，服则能以健食消谷，为脾脏补气第一要药也"；北沙参、麦冬、知母养阴清热，既可加强清热之力，又防清热类药物苦寒伤阴；甘草调和诸药。吴老临证见湿热甚者加土茯苓30g，萆薢、金银花各12g；肿痛甚者加威灵仙15g，秦艽、赤芍各12g；下肢痛甚者加牛膝、木瓜各15g；上肢痛甚者加羌活12g。

防己黄芪汤加味

【药物组成】生黄芪30g，土茯苓30g，白术15g，威灵仙15g，萆薢15g，薏苡仁15g，生姜15g，秦艽12g，黄柏10g，大枣10g，防己10g，桂枝6g，甘草6g。

【功能主治】健脾渗湿，寒热分消。适用于内热外寒型急性痛风性关节炎。

【用量用法】水煎服，日一剂，早晚分服。

【出处】徐翔峰，彭江云，肖泓，等. 吴生元教授辨治急性痛风性关节炎经验介绍[J]. 新中医，2012，44（04）：161-162.

【方解】本方为全国老中医药专家学术经验继承工作指导老师吴生元教授治疗痛风性关节炎的经验方。内热外寒型急性痛风性关节炎可见关节红肿疼痛，但自觉畏寒、全身热象不明显等，吴老常用防己黄芪汤加减治疗，方中生黄芪益气健脾、利水消肿；土茯苓、萆薢清热利湿除湿、通利关节，《本草正义》谓："土茯苓，利湿去热，能入络，搜剔湿热之蕴毒。"现代药理研究证实二药可降低血尿酸。此二药是吴老常用治疗急性痛风性关节炎药对，认为该配伍可使急性期的抗炎消肿与促进尿酸排泄得到统一。防己祛风湿、利水。威灵仙、秦艽、桂枝祛风除湿、通痹止痛，威灵仙走而不守，通行十二经络，善治骨痹。秦艽为风中润剂，对于风湿痹痛无论新久均可应用。威灵仙、秦艽能溶解尿酸结晶并解除尿酸疼痛。威灵仙、秦艽是治疗此证的另一药对，两药相伍，对急性痛风性关节炎肿痛效佳。白术、薏苡仁、黄柏清热利湿、健脾利水；生姜、大枣、甘草补中益气、调和营卫，生姜、大枣是吴老常用药对，认为不仅能解表除湿，亦可调和营卫、顾护脾胃；甘草调和诸药。吴老临证见肿痛较甚者加鸡血藤 30g；关节屈伸不利者加伸筋草 30g。

痛风清洗剂

【药物组成】大黄 30g，黄柏 30g，生草乌 9g^{（先煎）}，生川乌 9g^{（先煎）}，赤芍 15g，怀牛膝 15g，独活 15g，乳香 15g，没药 15g，桃仁 15g，红花 15g，冰片 6g。

【功能主治】清热燥湿，活血通络。适用于急性痛风性关节炎。

【用量用法】水煎外用。

【出处】徐翔峰，彭江云，肖泓，等. 吴生元教授辨治急性痛风性关节炎经验介绍[J]. 新中医，2012，44（04）：161-162.

【方解】本方为全国老中医药专家学术经验继承工作指导老师吴生元教授治疗痛风性关节炎的经验方。吴老认为此病虽临床分两型，且均见关节红肿热痛等邪热壅盛之象，急则治其标，在中药内服治疗的同时，吴老据吴师机在其《理瀹骈文》中所讲"外治与内治并行，而能补内治之不及"之理，外洗治疗。清热解毒、消肿散结，以内外合治。方中大黄、黄柏清热解毒、消肿止痛，且能制约生草乌、生川乌的辛热之性，以防加重热势；生草乌、生川乌祛风除湿、温经止痛，有毒，需先煎降毒；赤芍、乳香、没药、桃仁、红花活血化瘀、消肿止痛；怀牛膝补益肝肾、强筋健骨，兼能活血化瘀止痛；独活祛风除湿、通痹止痛，善祛下半身风寒湿邪；冰片消肿止痛。

治疗痛风性关节炎经验方 1（原方无方名）

【药物组成】土茯苓 120g，生薏苡仁 30g，威灵仙 30g，萆草 30g，虎杖 30g，寒水石 30g，萆薢 20g，泽兰 15g，泽泻 15g，赤芍 15g，桃仁 15g，蚕沙 15g，地龙 15g，土鳖虫 12g，三妙丸 10g^{（包煎）}，炙露蜂房 10g，全蝎末 3g^{（冲服）}。

【功能主治】泄化浊瘀，蠲痹通络。适用于浊瘀痹（痛风性关节炎）。

【用量用法】水煎服，日一剂，早晚分服。

【出处】田华，顾冬梅. 朱良春教授治疗痛风性关节炎经验介绍[J]. 新中医，2010，42（09）：132-133.

【方解】本方是国医大师朱良春教授治疗痛风性关节炎的经验方。痛风性关节炎系指嘌呤代谢紊乱引起的高尿酸血症，由于尿酸盐结晶在关节附近的软组织中沉积并与软组织摩擦，造成局部组织的损伤，出现红肿疼痛等关节炎症，临床症见以中老年人、形体丰腴、或有饮酒史、喜进膏粱肥甘之人为多。方中土茯苓是治疗此证的专用药，每日用量达 60～120g，多与萆薢相伍使用泄降浊毒，通利关节，激浊扬清，宣通气化，降低血尿酸指标；萆草、虎杖、寒水石清热通络，朱老治疗痹病时喜用寒水石而鲜用石膏，两药清热泻火、除烦止渴之功相似，然寒水石味咸，入肾走血，不但能解肌肤之热，又可清（血）络中之热，较石膏功效各异。地龙、土鳖虫、全蝎末通经活络除痹，朱老治疗痛风，常加入虫类药物，增强搜风通络之力，往往效果甚好；赤芍、桃仁、泽兰活血化瘀；炙露蜂房祛风攻毒、软坚化瘀；三妙丸（黄柏、牛膝、苍术）清热燥湿；蚕沙祛风止痛；泽泻利水渗湿化浊，生薏苡仁调益脾胃；威灵仙祛风湿，通经络。

治疗痛风性关节炎经验方 2（原方无方名）

【药物组成】生石膏 30g，生薏苡仁 30g，知母 15g，徐长卿 15g，益母草 15g，炒桑枝 15g，枳壳 15g，桂枝 10g，姜竹茹 10g，陈皮 10g，土鳖虫 10g。

【功能主治】清热利湿，调和中州，通络除痹。适用于中州失衡，肝脾不调，湿热内生，痹阻经脉型痛风性关节炎。

【用量用法】水煎服，日一剂，早晚分服。

【出处】汪元，徐经世，张国梁，等. 徐经世治疗痛风经验[J]. 安徽中医药大学学报，2016，35（04）：47-49.

【方解】本方为国医大师徐经世教授治疗痛风性关节炎的经验方。方中生石膏、知母清热利湿；生薏苡仁益气健脾、除湿止痹痛；徐长卿祛风湿止痛；益母草清热活血、利水消肿；炒桑枝通利关节；桂枝辛温，温通经络；虫类药物土鳖虫，搜风通络止痛，但本品有毒，用量不可过大，不可久服；枳壳、陈皮理气调中；姜竹茹清热化痰。徐老在治疗痛风兼合并症时，如合并高血压病引起的眩晕，常配伍泽泻、葛根。泽泻味甘性寒，肝肾阴虚者用之可利水泄热，引热下行，起到降低血压的作用，且无伤阴之虑。葛根味甘性凉，具醒脾和胃、除烦止呕、蠲痹止痛、平衡升降之效。两者合用一升一降，升清降浊，乃治疗眩晕的有效药对；若合并高脂血症，多配伍绞股蓝、生山楂、苦丁茶等以消积降脂；若合并冠心病，可配伍三七、丹参、檀香等活血化瘀通络；若合并肾结石，可配伍鸡内金、金钱草、车前草等利湿通淋排石。

治疗痛风性关节炎经验方 3（原方无方名）

【药物组成】土茯苓 50g，萆薢 20g，牛膝 20g，当归 20g，赤芍 20g，杜仲 20g，刺五加 20g，泽泻 20g，威灵仙 30g，生薏苡仁 30g，黄柏 10g，苍术 10g，桃仁 10g，红花 10g，独活 10g，秦艽 10g，甘草 6g。

中药外洗方：大黄 30g，苏木 30g，金银花 30g，薄荷 30g，透骨草 30g，黄柏 20g，两面针 20g。

【功能主治】化瘀泄浊，清热解毒，通络止痛。适用于湿热痹阻型痛风性关节炎急性发作期。

【用量用法】水煎服，日一剂，早晚分服。外洗方用法：水煎倒入洗浴盆内，待药液温度降至 30～32℃时洗浴患处，上下午各 1 次，每次 20min。

【出处】邱晓堂，张永杰. 张永杰教授治疗痛风病验案 3 则[J]. 新中医，2015，47（11）：251-252.

【方解】本方为全国老中医药专家学术经验继承工作指导老师张永杰教授治疗痛风性关节炎的经验方。张老认为痛风性关节炎发生病因是脾肾清浊功能失调为本，关节局部病变为标，临证审清标本轻重缓急，标本分期辨证论治。急性发作期以标急为主，多见下肢中小关节红肿热痛，治疗以化瘀泄浊、清热解毒、通络止痛为主。方中土茯苓、萆薢、威灵仙、秦艽、独活祛风除湿、通利关节，其中土茯苓、萆薢、威灵仙是张老治疗痛风的必用之药，现代药理研究表明，土茯苓、萆薢可以降低血尿酸，威灵仙、秦艽能溶解尿酸结晶并缓解尿酸疼痛；当归、赤芍、桃仁、红花补血活血，化瘀止痛，桃仁、当归可抑制尿酸合成；牛膝、杜仲、刺五加补肾健脾；泽泻、生薏苡仁健脾利湿、清热消肿，增加尿酸排泄量，缓解疼痛；黄柏清热燥湿，苍术健脾燥湿，二者相伍加强燥湿之功；甘草调和诸药。同时，张老自拟的外治方多联合汤药同用，临床效果佳。

治疗痛风性关节炎经验方 4（原方无方名）

【药物组成】土茯苓 30g，威灵仙 30g，萆薢 20g，木瓜 20g，川牛膝 20g，鸡血藤 20g，海风藤 20g，当归 20g，三棱 10g，昆布 10g，土鳖虫 10g，桃仁 10g，红花 10g，秦艽 10g，黄柏 10g，苍术 10g，甘草 5g。

【功能主治】祛湿化痰，活血通络，佐以软坚。适用于痰瘀痹阻型慢性痛风性关节炎见皮下痛风结节。

【用量用法】水煎服，日一剂，早晚分服。

【出处】邱晓堂，张永杰. 张永杰教授治疗痛风病验案 3 则[J]. 新中医，2015，47（11）：251-252.

【方解】本方为全国老中医药专家学术经验继承工作指导老师张永杰教授治疗痛风性关节炎的经验方。张老认为此期患者主要以缓解疼痛，改善关节的灵活性，减少急性痛风性关节炎的发作为主。方中土茯苓、威灵仙、萆薢、秦艽祛风除湿、通利关节、通痹止痛，其中土茯苓、威灵仙、萆薢是张老治疗痛风的常用药物，现代药理研究表明，土茯苓、萆薢可以降低血尿酸，威灵仙、秦艽能溶解尿酸结晶并缓解尿酸疼痛；木瓜、鸡血藤、海风藤舒筋活络止痛，鸡血藤兼能补血活血，配伍川牛膝、当归、桃仁、红花、土鳖虫、三棱活血化瘀、散结止痛；黄柏清热燥湿，苍术燥湿健脾，二者相伍加强燥湿之功；昆布消痰软坚散结、利水消肿；甘草调和诸药。

治疗痛风性关节炎经验方 5（原方无方名）

【**药物组成**】黄芪 20g，当归 20g，地龙 20g，茯苓 20g，车前子 20g，薏苡仁 20g，泽泻 20g，蚕沙 10g，萆薢 10g，木瓜 10g，防己 10g，陈皮 10g，白术 10g，刺五加 15g，甘草 5g。

【**功能主治**】益气健脾，化湿泄浊。适用于脾失健运，湿浊中阻型痛风性关节炎缓解期。

【**用量用法**】水煎服，日一剂，早晚分服。

【**出处**】邱晓堂，张永杰. 张永杰教授治疗痛风病验案 3 则[J]. 新中医，2015，47（11）：251-252.

【**方解**】本方为全国老中医药专家学术经验继承工作指导老师张永杰教授治疗痛风性关节炎的经验方。痛风性关节炎缓解期常无明显症状，又称为无症状期，多由于脾失健运，湿浊中阻所致。方中黄芪、茯苓、薏苡仁、白术、陈皮益气健脾、利水渗湿，增加尿酸排泄，当归养血活血，气血同治，当归可抑制尿酸合成；车前子、泽泻助尿酸排泄；地龙搜风通络止痛，现代药理研究表明可抑制尿酸合成；蚕沙、萆薢、木瓜化石通络，蚕沙、萆薢可降低血尿酸；防己、刺五加祛风除湿、通痹止痛；甘草调和诸药。

治疗痛风性关节炎经验方 6（原方无方名）

【**药物组成**】金银花 20g，红藤 20g，虎杖 20g，白术 20g，黄柏 20g，田基黄 20g，土茯苓 20g，猪苓 15g，独活 20g，鬼箭羽 15g，红花 10g，荜澄茄 12g。

【**功能主治**】清热解毒，活血化瘀，健脾祛湿。适用于热毒炽盛型痛风性关节炎。

【**用量用法**】水煎服，日一剂，早晚分服。

【**出处**】王溪，张立亭. 张鸣鹤治疗痛风经验[J]. 湖南中医杂志，2015，31（11）：30-32.

【**方解**】本方为全国老中医药专家学术经验继承工作指导老师张鸣鹤教授治疗痛风性关节炎的经验方。张老认为湿、热、毒、瘀是痛风基本病理因素，脾失健运，湿毒内蕴是根本病机，运脾利湿解毒法应贯穿本病的治疗全过程。方中金银花、虎杖、红藤、田基黄（又名地耳草）清热解毒、活血化瘀，红藤又可通经活络止痛，张老在治疗痛风运用清热解毒药物时，常配伍凉血活血药，以热除瘀无所生；白术益气健脾除湿，黄柏清热燥湿，二者相伍加强燥湿之力；土茯苓解毒除湿，通利关节，可降低血尿酸；猪苓利水消肿，消除关节肿胀，增加尿酸排泄；鬼箭羽、红花活血化瘀，通经止痛。独活在《名医别录》"上品"中云："独活，味甘，微温，无毒。主治诸贼风，百节痛风无久新者。"荜澄茄温中散寒，顾护脾胃，以防清热解毒类药物寒凉伤及脾胃。张老临证时，如急性期关节疼痛、肿胀明显者重用猪苓、泽泻、车前草利水消肿，芍药、甘草缓急止痛，同时减少活血药的使用；慢性缓解期出现结石、尿痛者，加鸡内金、海金沙、金钱草以排石通淋；病在上肢者多选用羌活、威灵仙、川芎以通经达络，胜湿止痛；病在下肢者则可选用独活、川牛膝、木瓜等引药下行；累及颈项，出现颈部僵痛者，加葛根、伸筋草、桂枝以舒筋通络止痛；肘膝关节肿胀，或有积液者，可用土茯苓、薏苡仁、泽泻、川牛膝、猫爪草以清热利湿、消肿止痛；四肢小关节疼痛、肿胀、灼热者，可选用土贝母、猫眼草、露蜂房、漏芦、细辛等以解毒散结、消肿止痛。

治疗痛风性关节炎经验方 7（原方无方名）

【药物组成】金钱草20g，冬葵子15g，泽泻15g，车前子15g^(包煎)，川续断15g，狗脊15g，浮萍15g，老鹳草15g，透骨草15g，丹参20g，薏苡仁20g，甘草10g。

外洗药物：乳香10g，没药10g，五倍子10g，羌活10g，苏木15g，透骨草30g，老鹳草30g，桂枝15g。

【功能主治】清热利湿通淋，活血通络止痛。适用于湿热瘀阻型痛风性关节炎急性发作局部痛风石形成。

【用量用法】水煎服，日一剂，早晚分服。外洗泡脚药物，2日1剂。

【出处】张菁华，陈宝贵. 陈宝贵教授正本清流治疗痛风[J]. 实用中医内科杂志，2013，27（01）：20-21.

【方解】本方为全国老中医药专家学术经验继承工作指导老师陈宝贵教授治疗痛风性关节炎的经验方。陈老认为，现代痛风与传统痹证不完全相合，辨治较为困难。认为其发病与正气不足和风、寒、湿、热邪气相关，乃本虚标实之证，应遵循急则治其标，缓则治其本，正本清流，祛其邪，绝其根的原则。方中泽泻、车前子清热利湿通淋，金钱草、冬葵子清热利尿排石；川续断、狗脊补益肝肾，增加脾肾运化，防止复发；老鹳草、透骨草、浮萍祛风湿，舒筋活络；丹参补血活血，通络止痛；薏苡仁利水除湿、除痹止痛；甘草调和诸药。陈老常配合外洗药物治疗，乳香、没药活血止痛，消肿生肌；羌活祛风除湿、散寒止痛；五倍子敛汗，以防发散太过；苏木活血化瘀止痛；老鹳草、透骨草祛风湿，舒筋活络；桂枝温通经脉，散寒止痛。

治疗痛风性关节炎经验方 8（原方无方名）

【药物组成】葛根30g，土茯苓30g，威灵仙20g，汉防己20g，苍术12g，黄柏10g，马齿苋30g，生石膏40g，知母10g，桂枝10g，生甘草10g。

【功能主治】清热解毒，利湿泄浊，化瘀通络。适用于湿热、痰瘀、浊毒闭阻经脉、流注关节型急性期痛风性关节炎。

【用量用法】水煎服，日一剂，早晚分服。

【出处】曹玉璋，杨怡坤. 房定亚教授治疗痛风性关节炎经验[J]. 北京中医药大学学报（中医临床版），2009，16（06）：34-35.

【方解】本方为全国老中医药专家学术经验继承工作指导老师房定亚教授治疗痛风性关节炎的经验方。房老认为本病主因脾肾虚弱，又平素嗜食膏粱厚味，或饮酒、劳欲过度，日久湿毒内停而发病。脾失健运则升清降浊无权，肾失气化则分清泌浊失司，人体水液不能正常运化，导致痰浊热毒内生，阻于骨骼、经络、关节，致血行不畅，血滞为瘀，痰瘀互结而成。本病以脾肾亏虚为本，湿热痰瘀浊毒瘀阻经脉、骨节为标，本虚标实。脾肾虚弱、浊毒内蕴、痰瘀互结贯穿了整个疾病的始终。治疗当以利湿泄浊、活血通络为主。房老将痛风性关节炎分急性期、缓解期以分期论治，急性期主要以清热利湿为主。方中葛根解肌退热，同时可解酒毒，对于因饮酒诱发的痛风更适宜，现代药理研究证实，葛根中含有的葛根素，不仅可抑制尿酸合成，并且有助于尿酸排泄，对于高尿酸血症导致的肾损害也有未病先防、既病防变之效；土茯苓解毒除湿、通利关节，可降低血尿酸；威灵仙、汉防己祛风除湿、通痹止痛，威灵仙可溶解尿酸结晶并解除尿酸疼痛；方中苍术苦辛而温，其性燥烈，一则可健脾助运以治生湿之本，二则芳化苦燥以除湿阻之标，正如《寿世保元》所云："苍术妙于燥湿，黄柏妙于去热。"二药配伍可互制其苦寒或温燥之性以防败胃伤津之弊。马齿苋清热解毒凉血，研究证实可降低小鼠血尿酸；生石膏、知母清热泻火、滋阴润燥，配伍桂枝凉血解毒通络；生甘草调和诸药。

治疗痛风性关节炎经验方 9（原方无方名）

【药物组成】葛根 30g，土茯苓 30g，石韦 10g，滑石 10g，威灵仙 20g，汉防己 20g，苍术 12g，黄柏 10g，马齿苋 30g，川牛膝 15g，茯苓 20g，山慈菇 10g，百合 30g，萆薢 20g。

【功能主治】补益肺脾肾，兼清热利湿。适用于脾虚湿盛、肾虚、痰瘀互阻型缓解期痛风性关节炎。

【用量用法】水煎服，日一剂，早晚分服。

【出处】曹玉璋，杨怡坤. 房定亚教授治疗痛风性关节炎经验[J]. 北京中医药大学学报（中医临床版），2009，16（06）：34-35.

【方解】本方为全国老中医药专家学术经验继承工作指导老师房定亚教授治疗痛风性关节炎的经验方。房老治疗痛风性关节炎缓解期主要以治本为主，补益肺脾肾。方中葛根解痉止痛，可改善微循环，葛根中含有的葛根素，不仅可抑制尿酸合成，并且有助于尿酸排泄，对于高尿酸血症导致的肾损害也有未病先防、既病防变之效；土茯苓、萆薢解毒除湿、通利关节，均可降低血尿酸；石韦、滑石、茯苓清热健脾利湿、利尿通淋，可增加尿酸排泄；威灵仙、汉防己祛风除湿、通痹止痛，威灵仙可溶解尿酸结晶并解除尿酸疼痛；苍术苦辛而温，其性燥烈，一则可健脾助运以治生湿之本，二则芳化苦燥以除湿阻之标，正如《寿世保元》所云："苍术妙于燥湿，黄柏妙于去热。"二药配伍可互制其苦寒或温燥之性以防败胃伤津之弊，黄柏具有抗炎作用；马齿苋清热解毒凉血，研究证实可降低小鼠血尿酸；川牛膝逐瘀通经、通利关节；山慈菇清热解毒、消痈散结，百合清心安神，研究证实山慈菇、百合均含秋水仙碱等，具有减轻炎性反应而止痛作用。房老常在缓解期治疗后期配用清宫寿桃丸补脾肾以固本，防止复发。同时房老对于病情进展合并肾功能不全伴有尿蛋白者，擅用《岳美中医案集》中的芡实合剂补肾健脾，改善肾脏微循环。

治疗痛风性关节炎经验方 10（原方无方名）

【药物组成】葛根 30g，土茯苓 30g，马齿苋 20g，山慈菇 9g，金钱草 30g，海金沙 12g，川牛膝 15g，川萆薢 20g，陈皮 10g，生牡蛎 30g，汉防己 20g，车前子 30g^(包煎)，石膏 40g，知母 12g。

【功能主治】清热解毒，利湿泄浊，通络止痛。适用于湿热毒邪型急性痛风性关节炎。

【用量用法】水煎服，日一剂，早晚分服。

【出处】马秀琴，王晓玲. 房定亚治疗风湿病之经验[J]. 中医药临床杂志，2006，18（04）：353-354.

【方解】本方为全国老中医药专家学术经验继承工作指导老师房定亚教授治疗痛风性关节炎的经验方。房教授认为痛风性关节炎乃因暴食膏粱厚味而致湿热内生，热灼阴液，炼液为痰，兼见外感风邪客入经络，与湿热痰浊互结，闭阻经络，气血运行受阻而致。根据疾病发生的急骤、疼痛剧烈，认为湿热毒邪是其主要病理因素，房老常用此方加减治疗。方中葛根解痉止痛，葛根素具有双重作用，既可通过抑制黄嘌呤氧化酶的活性抑制体内尿酸生成，又可促进尿酸排泄，降低高尿酸血症机体血尿酸水平，并对高尿酸血症所致肾损害具有一定的预防和缓解作用；土茯苓解毒除湿、通利关节，现代药理研究证实可土茯苓可降低血尿酸；马齿苋、山慈菇清热解毒，山慈菇鳞茎中含秋水仙碱等，具有减轻炎性反应而止痛作用。金钱草、海金沙、车前子清热利湿、通淋化浊，有利于尿酸排泄；川萆薢、汉防己祛风湿、通痹止痛，药理研究证实川萆薢具有抗炎镇痛作用；川牛膝逐瘀通经、通利关节；陈皮、生牡蛎化痰祛浊，二者相伍成碱性，也有降尿酸作用；石膏清热泻火，知母滋阴清热，以防苦寒类药物伤阴。

治疗痛风性关节炎经验方 11（原方无方名）

【药物组成】姜黄 10g，苍术 10g，木通 10g，海桐皮 10g，萆薢 10g，防己 15g，海金沙 15g，桑枝 15g，黄柏 15g，牛膝 15g，五加皮 50g，车前子（前仁）30g。

【功能主治】清热利湿。适用于湿热痹阻型痛风性关节炎急性发作期。

【用量用法】水煎服，日一剂，早晚分服。

【出处】谢席胜. 冯志荣治疗痛风经验[J]. 四川中医，2001，5（05）：3-4.

【方解】本方为全国老中医药专家学术经验继承工作指导老师冯志荣教授治疗痛风性关节炎的经验方。冯老治疗痛风性关节炎立足于清热利湿、活血通痹，恢复肺脾肾气化功能，采用分期辨证论治进行治疗，痛风性关节炎急性发作期多见关节红肿热痛明显，屈伸受限，好发于下肢负重关节，尤以第一跖趾关节和趾间关节居多。冯老多用清热利湿法治疗，方中姜黄、桑枝祛风通络、祛瘀通经止痛，《医林纂要》曰姜黄善治四肢之风寒湿痹。苍术苦辛而温，其性燥烈，一则可健脾助运以治生湿之本，二则芳化苦燥以除湿阻之标，《寿世保元》云："苍术妙于燥湿，黄柏妙于去热。"二药配伍可互制其苦寒或温燥之性以防败胃伤津之弊。黄柏、苍术乃二妙散方组成，现代药理研究证实二妙散具有显著降低高尿酸血症大鼠尿酸水平、促进肾脏尿酸排泄、减轻炎性反应、改善肾功能、调节血脂水平的作用。萆薢、防己、五加皮、海桐皮祛风除湿、通痹止痛。萆薢可降低血尿酸。冯老认为五加皮使用剂量须大，才能发挥良好的止痛作用。木通、海金沙、车前子（前仁）清热利湿通淋，有利于尿酸排泄，抑制和清除尿酸盐结晶，从而预防痛风石形成；牛膝逐瘀通经、通痹止痛，牛膝具有镇痛、抗炎、稳定炎性细胞作用。冯老临证时见热甚加忍冬藤、红藤各 30g；湿盛，加大苍术、萆薢用量；痛甚加蜈蚣 2 条，全蝎 10g，或加用活血化瘀之品如乳香、没药等。同时痛风乃是内分泌代谢系统疾病，常伴发高血压、糖尿病、高脂血症等，冯老见血脂高者，配用山楂 30g，泽泻、姜黄各 15g；血压高者，配用草决明、葛根各 30g；糖尿病者，配用淮山药 15g，黄芪、玄参、天花粉、葛根各 30g。

治疗痛风性关节炎经验方 12（原方无方名）

【药物组成】土茯苓 50g，萆薢 20g，马鞭草 20g，虎杖 20g，薏苡仁 30g，豨莶草 15g，秦皮 15g，威灵仙 15g，益母草 30g，延胡索（元胡）10g，川牛膝 10g。

【功能主治】利湿化瘀泄浊，通络止痛。适用于湿热浊瘀之邪痹阻关节型痛风性关节炎急性期。

【用量用法】水煎服，日一剂，早晚分服。

【出处】王娟，李进龙. 奚九一主任医师治疗痛风特色经验[J]. 四川中医，2007，25（06）：6-7.

【方解】本方为全国老中医药专家学术经验继承工作指导老师奚九一教授治疗痛风性关节炎的经验方。奚老治疗痛风根据疾病轻重缓急，将其分期论治，在急性期关节红肿热痛症状明显，局部功能受限等，以标急为主，治疗急则治其标。方中土茯苓解毒除湿、通利关节。现代药理研究证实土茯苓可降低血尿酸。萆薢、豨莶草、威灵仙祛风除湿、通痹止痛；萆薢可降低血尿酸，威灵仙可溶解尿酸结晶并解除尿酸疼痛。马鞭草、秦皮、虎杖清热解毒、利湿降浊，奚老强调，无论是痛风急性期、缓解期均要清热解毒、利湿降浊；益母草、延胡索（元胡）、川牛膝活血化瘀、通经止痛，奚老治疗痛风，注重将活血化瘀贯穿治疗的全过程。薏苡仁利水渗湿除痹，可增加尿酸排泄，抑制和清除尿酸盐结晶，从而预防痛风石形成。奚老在中药内服的基础上，又联合应用《医宗金鉴》的金黄散加三黄膏适量调成糊状，外敷，内外合治，一般2～3次即可见效。

治疗痛风性关节炎经验方 13（原方无方名）

【药物组成】生黄芪20g，苍术12g，白术12g，生薏苡仁30g，熟地黄10g，积雪草15g，金钱草30g，丹参30g，红花10g，半夏10g，玉米须30g，萆薢15g。

【功能主治】健脾护肾化瘀降浊治其本。适用于痰瘀湿交阻，脾肾两虚型痛风性关节炎间歇期。

【用量用法】水煎服，日一剂，早晚分服。

【出处】王娟，李进龙. 奚九一主任医师治疗痛风特色经验[J]. 四川中医，2007，25（06）：6-7.

【方解】本方为全国老中医药专家学术经验继承工作指导老师奚九一教授治疗痛风性关节炎的经验方。痛风急性期经中药内服治疗后，各种急性期症状得以缓解，奚老认为此期热邪已退，痰瘀胶结未除，以及湿邪黏滞不能骤祛，形成的痰瘀湿交阻、脾肾两虚之证。方中生黄芪、苍术、白术、生薏苡仁、熟地黄健脾固肾、利水渗湿，脾胃健运，则水湿之邪无可生；积雪草、金钱草、玉米须、萆薢利湿降浊，能增加尿酸排泄，抑制和清除尿酸盐结晶，从而预防痛风石形成，萆薢也可降低血尿酸；丹参、红花活血化瘀，通痹止痛，奚老治疗痛风强调将活血化瘀贯穿治疗全过程；半夏化痰散结止痛。奚老在临证时总结出如果痛风间歇期不积极治疗，则会出现痛风反复发作，日久难愈。

治疗痛风性关节炎经验方 14（原方无方名）

【药物组成】土茯苓50g，萆薢20g，马鞭草20g，虎杖20g，薏苡仁30g，豨莶草15g，秦皮15g，威灵仙20g，益母草30g，牡丹皮10g，延胡索（元胡）10g，丝瓜络 12g，川牛膝 12g。

【功能主治】清热利湿，化瘀泄浊，通络止痛。适用于湿热浊瘀之邪痹阻关节型痛风性关节炎。

【用量用法】水煎服，日一剂，早晚分服。

【出处】王娟，李进龙. 奚九一主任医师治疗痛风特色经验[J]. 四川中医，2007，25（06）：6-7.

【方解】本方为全国老中医药专家学术经验继承工作指导老师奚九一教授治疗痛风性关节炎的经验方。方中土茯苓解毒除湿、通利关节，现代药理研究证实土茯苓可降低血尿酸。萆薢、豨莶草、威灵仙、丝瓜络祛风湿、除痹通络；威灵仙走而不守，通行十二经络，善治骨痹，能溶解尿酸结晶并解除尿酸疼痛；萆薢可降低血尿酸。马鞭草、虎杖、秦皮清热解毒、利湿降浊，奚老强调，无论是痛风急性期、缓解期均要清热解毒、利湿降浊。益母草、牡丹皮、延胡索（元胡）、川牛膝活血化瘀、通经止痛，奚老治疗痛风，注重将活血化瘀贯穿治疗的全过程。薏苡仁利水渗湿除痹，可增加尿酸排泄，抑制和清除尿酸盐结晶，从而预防痛风石形成。

治疗痛风性关节炎经验方 15（原方无方名）

【药物组成】苍术 9g，厚朴 9g，陈皮 9g，熟地黄 9g，山茱萸 9g，淮山药 9g，牡丹皮 9g，黄柏 9g，泽泻 9g，茯苓 15g，薏苡仁 30g，丹参 15g，车前子 20g，牛膝 9g，甘草 3g。

【功能主治】益肾健脾，活血祛痰。适用于脾肾亏虚，痰瘀痹阻型痛风性关节炎缓解期。

【用量用法】水煎服，日一剂，早晚分服。

【出处】何东仪. 秦亮甫教授辨治痛风经验撷英[J]. 上海中医药大学学报，2011，25（06）：1-2.

【方解】本方为上海市名中医秦亮甫教授治疗痛风性关节炎的经验方。秦老临证过程中发现痛风缓解期多见脾肾亏虚、痰瘀痹阻证型，日久难愈，反复发作，见关节肿胀、变形、活动受限、痛风结节等，多予以益肾健脾、活血祛瘀。方中苍术苦辛而温，其性燥烈，一则可健脾助运以治生湿之本，二则芳化苦燥以除湿阻之标，正如《寿世保元》所云："苍术妙于燥湿，黄柏妙于去热。"二药配伍可互制其苦寒或温燥之性以防败胃伤津之弊。黄柏、苍术相伍乃二妙散方组成，现代药理研究证实二妙散具有显著降低高尿酸血症大鼠尿酸水平、促进肾脏尿酸排泄、减轻炎性反应、改善肾功能、调节血脂水平的作用。熟地黄、山茱萸、淮山药、泽泻、茯苓、牡丹皮乃六味地黄丸组成，以补益肝肾固本；茯苓、泽泻、薏苡仁、车前子利水渗湿，能增加尿酸排泄，抑制和清除尿酸盐结晶，从而预防痛风石形成；厚朴、陈皮化痰和胃；丹参、牛膝补血活血、逐瘀通经，牛膝具有镇痛、抗炎、稳定炎性细胞作用；甘草调和诸药。秦老临证若见腰膝酸痛明显者加补骨脂、骨碎补、续断；冷痛甚者加制川乌、制附子、桂枝；关节痛者加防己。

治疗高尿酸血症经验方（原方无方名）

【药物组成】荆芥穗 15g，防风 15g，苍术 20g，黄芪 30g，薏苡仁 15g，桑枝 20g，当归 15g，赤芍 10g，熟地黄 15g，芥子 10g，桑寄生 15g，桃仁 10g，醋莪术 10g。

【功能主治】健脾利湿，化痰行瘀。适用于脾肾亏虚，痰湿瘀阻型高尿酸血症。

【用量用法】水煎服，日一剂，早晚分服。

【出处】陈宇阳，黄静瑶，赵恒侠，等. 王孟庸从风论治高尿酸血症临证经验[J]. 西部中医药，2021，34（03）：50-53.

【方解】本方为全国老中医药专家学术经验继承工作指导老师王孟庸教授治疗高尿酸血症的经验方。高尿酸血症是现代医学名词，中医古籍中尚无明确病名，根据症状的临床特点，归属于"痹证""痛风"等范畴。王老认为高尿酸血症是本虚标实之证，以脾虚失运、三焦气化不利而致水道失调为本，肺脾肾气虚、津液输布失调、湿浊内生、湿滞成痰、痰瘀互生致机体代谢障碍为标。王老依据急则治其标，缓则治其本。方中荆芥穗、防风以疏风散结，风能胜湿，王老注重风药的祛湿之力，善用荆芥穗、防风、紫苏叶、路路通等治疗痰湿相关类疾病。《黄帝内经》曰："诸湿肿满，皆属于脾。"脾不运化，水湿不流，或为诸湿肿满，诸痉项强。方中苍术、黄芪、薏苡仁健脾益气、利水渗湿，脾气健运，则水湿邪气自除；王老认为高尿酸血症不仅存在水液代谢障碍、气机不畅等问题，而且有血液运行不畅的因素，用当归、赤芍、醋莪术、桃仁补血活血、化瘀通痹止痛；熟地黄、桑寄生补益肝肾；芥子温肺化痰、通络散结；桑枝祛风湿、通利关节。同时给予患者健康宣教、合理膳食、适量运动的生活理念。

治疗痛风性关节炎经验方 16（原方无方名）

【药物组成】忍冬藤 15g，当归 15g，玄参 15g，甘草 8g，牛膝 10g，木瓜 10g，苍术 10g，黄柏 10g，薏苡仁 30g，细辛 3g，独活 10g，秦艽 10g。

【功能主治】清利湿热，通络止痛。适用于湿热下注，痹阻经络型痛风性关节炎。

【用量用法】水煎服，日一剂，早晚分服。

【出处】刘惠武. 章真如治疗痛风经验[J]. 甘肃中医，2000，13（04）：12-13.

【方解】本方为全国老中医药专家学术经验继承工作指导老师章真如教授治疗痛风性关节炎的经验方。章老治疗痛风，紧扣湿热阻滞、经络不通病机，强调以清利湿热为治疗大法，常选用二妙散、三妙散、四妙勇安汤以立方。方中忍冬藤味甘性寒，善于清热疏风，通络止痛，忍冬藤兼能引药直达病所；当归活血化瘀；玄参泻火解毒；牛膝活血化瘀，兼能引血下行。苍术苦辛而温，其性燥烈，一则可健脾助运以治生湿之本，二则芳化苦燥以除湿阻之标，正如《寿世保元》所云："苍术妙于燥湿，黄柏妙于去热。"二药配伍可互制其苦寒或温燥之性以防败胃伤津之弊。同时黄柏、苍术乃二妙散方组成，现代药理研究证实二妙散具有显著降低高尿酸血症大鼠尿酸水平、促进肾脏尿酸排泄、减轻炎性反应、改善肾功能、调节血脂水平的作用。薏苡仁健脾利水、通痹止痛，薏苡仁可增加尿酸排泄，抑制和清除尿酸盐结晶，从而预防痛风石形成。木瓜舒筋活络、化湿和胃；独活、秦艽祛风除湿、通痹止痛，独活善祛下半身风寒湿邪。秦艽为风中润剂，对于风湿痹痛无论新久均可应用。细辛祛风止痛；甘草调和诸药。

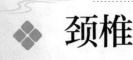

❖ 颈椎病

桂枝加芍药汤加味

【药物组成】桂枝 15g，赤芍 25g，白芍 25g，生姜 20g，炙甘草 15g，大枣 12 枚，黄芪 30g，鸡血藤 30g，桃仁 15g，红花 15g，细辛 5g。

【功能主治】通经络，调和营卫。适用于风寒痹阻，气血失和型颈椎病。

【用量用法】水煎服，日一剂，早晚分服。

【出处】刘丹，李小童，陈洪琳，等. 张琪应用桂枝加芍药汤治疗筋痹经验[J]. 山东中医杂志，2019，38（10）：961-964.

【方解】本方为国医大师张琪教授治疗类风湿关节炎的经验方。颈椎病属于中医痹病中的"筋痹"范畴，筋痹病因责之于外感风、寒、湿等邪气，闭阻在肌肉、筋脉致经络气血虚弱、筋脉失养，导致筋痹的发生。张老认为对于"筋痹"，调营卫、益气血是主要治疗原则，同时注重温通经络。桂枝加芍药汤乃桂枝汤（桂枝、芍药、生姜、大枣、甘草）作为基础方调和营卫之气，倍用芍药加强缓急止痛、调和气血的功效，张老在治疗多种痛痹时，善增加芍药的剂量以缓急止痛，张老对于桂枝的使用，也是颇有心得，将桂枝作为治疗上臂拘挛要药，桂枝、芍药相伍调营卫、和气血、解痹痛，疗效甚佳；黄芪益气健脾补血；鸡血藤养血活血、通经活络；桃仁、红花活血化瘀；细辛温通经络、散寒止痹痛。

椎脉回春汤加减

【药物组成】炙黄芪 30g，白芍 12g，独活 12g，羌活 12g，桂枝 9g，当归 9g，牛蒡子 9g，僵蚕 9g，桑枝 15g，葛根 15g，川芎 6g，甘草 6g。

【功能主治】益气化痰，活血通络。适用于气血不足椎动脉型颈椎病。

【用量用法】水煎服，日一剂，早晚分服。

【出处】苏海涛，林定坤. 石仰山教授从痰湿论治骨伤科疾患经验[J]. 中医药导报，2005，11（02）：8-22.

【方解】本方为国医大师石仰山教授治疗颈椎病的经验方。石老认为项背乃诸脉汇通之处，颈椎病多发生于中老年人，气血亏虚为本，长期不良生活、工作习惯为标，致气血经络痹阻于颈背，而成颈椎病。该方以石氏牛蒡子汤加减演化而来，方中炙黄芪、当归、川芎益气健脾、补血活血；白芍、甘草（芍药甘草汤）缓急止痛；羌活、独活通督脉膀胱之气，桑枝祛风通络、通利关节；牛蒡子、僵蚕化痰通络、散结止痛。《本草经疏》中谓："葛根，解散阳明温病热邪主要药也，故主消渴，身大热，热壅胸膈作呕吐。发散而升，风药之性也，故主诸痹。""伤寒头痛，兼项强腰脊痛，及遍身骨疼者，足太阳也，邪犹未入阳明，故无渴证，不宜服。"以解项背强几几之苦。桂枝温通经络，合白芍调和营卫以通利太阳经脉；甘草调和诸药。

清肝舒颈汤

【药物组成】天麻 15g，钩藤 20g，石决明 25g，法半夏 15g，茯苓 20g，葛根 20g，陈皮 15g，旋覆花 15g^{（包煎）}，竹茹 15g，黄芩 15g，丹参 15g，僵蚕 15g，泽兰 15g，全蝎 5g，白芍 20g，甘草 10g。

【功能主治】通脉化痰，平肝息风，清眩舒颈。适用于痰凝血瘀，经脉受阻，髓海失充，肝风内动，风火上扰所致椎动脉型颈椎病。

【用量用法】水煎服，日一剂，早晚分服。

【出处】李成刚，尹红兵，朱琦. 刘柏龄医案选粹[J]. 中医正骨，2007，19（09）：86-87.

【方解】本方为国医大师刘柏龄教授治疗颈椎病的经验方。刘老认为此病是本虚标实之证，脏腑气血功能虚衰为本，脑部已有失荣的状态，加之经脉气血阻滞为标，进而产生痰浊、瘀血等阻滞经络影响精血上荣于脑，进一步加重眩晕，此为本病的病理机制。方中天麻、钩藤、石决明乃天麻钩藤饮中的主药，以平肝息风通络；法半夏、茯苓、葛根、僵蚕、全蝎燥湿化痰、解痉通络；陈皮、旋覆花、竹茹和胃降逆止呕；黄芩清热；丹参、泽兰活血化瘀、通经止痛；白芍、甘草（芍药甘草汤）柔肝缓急止痛。

痛安汤

【药物组成】丹参 30g，三七 9g，龙骨 30g，降香 12g，白芍 15g，甘草 5g，两面针 12g。

【功能主治】行气活血，通络止痛。适用于气滞血瘀型颈椎病。

【用量用法】水煎服，日一剂，早晚分服。

【出处】童基伟，尹绍锴，周幅一，等. 国医大师韦贵康应用痛安汤治疗颈椎病经验[J]. 2020，29（09）：76-78+81.

【方解】本方为国医大师韦贵康教授治疗颈椎病的经验方。韦老认为颈椎病是本虚标实之证,自拟痛安汤作为治疗颈椎病的基础方,根据证型及临床表现的不同,再加以化裁。方中丹参、三七相伍加强活血化瘀止痛之力;韦老认为龙骨、降香相伍有潜阳降气之功,对于因颈椎病引起的血压异常有改善作用,且龙骨善利痰,在张锡纯《医学衷中参西录》记载的从龙汤、龙蚝理痰汤等名方,都是利用龙骨利痰作用,降香又可理气、活血化瘀,使气行则血行。白芍、甘草(芍药甘草汤)柔肝养阴、缓急止痛,现代药理研究也证实,芍药甘草汤具有明显的抗炎、止痛作用,对于改善肌肉痉挛有良效。《全国中草药汇编》中记载两面针"祛风活血,麻醉止痛,解毒消肿",镇痛、抗炎疗效显著。韦老在临证时,瘀肿者加红花、白花蛇舌草;眩晕者加钩藤、天麻;血压高加牛膝、泽泻;血压低加升麻、黄芪;手臂麻木不仁加姜黄、苏木、桃仁;四肢无力者加鹿角胶。

桂枝加葛根汤加减

【药物组成】桂枝 10g,白芍 10g,细辛 5g,当归 10g,川芎 10g,黄芪 30g,土鳖虫 10g,红花 10g,水蛭 6g,鸡血藤 30g,忍冬藤 30g,丹参 30g,王不留行 20g,芥子 10g。

【功能主治】温散寒邪,活血化瘀,调和营卫。适用于营卫不和、寒凝血瘀型颈椎病。

【用量用法】水煎服,日一剂,早晚分服。

【出处】梅杰,梅国强. 国医大师梅国强辨治颈椎病经验初探[J]. 中华中医药杂志,2020,35(02):706-708.

【方解】本方为国医大师梅国强教授治疗颈椎病的经验方。梅老《增损桂枝加葛汤临证思辨录》(手稿)云:"若老年体弱之人,选用桂枝加葛根汤为妥。"梅老常用此方治疗老年人颈椎病,方中桂枝、白芍合桂枝汤调和营卫;细辛温散寒邪,并助桂枝温通经脉;当归、川芎、黄芪、红花、丹参、王不留行等行气化瘀、补血养血,使活血而不伤血;土鳖虫、水蛭活血化瘀、通行经络;鸡血藤、忍冬藤舒筋活络止痛,鸡血藤兼能补血活血;芥子温肺化痰、散寒通络。

柴胡温胆汤加减

【药物组成】柴胡 10g,黄芩 10g,法半夏 10g,陈皮 10g,茯苓 30g,枳实 20g,黄连 10g,石菖蒲 10g,远志 10g,郁金 10g,当归 10g,川芎 10g,土鳖虫 10g,苏木 10g,全蝎 10g,蜈蚣 2 条,炒栀子 10g,淡豆豉 10g,酸枣仁 50g。

【功能主治】和解枢机,清热化湿,活血祛瘀。适用于枢机不利,湿热阻滞,兼有瘀血型颈椎病。

【用量用法】水煎服，日一剂，早晚分服。

【出处】梅杰，梅国强. 国医大师梅国强辨治颈椎病经验初探[J]. 中华中医药杂志，2020，35（02）：706-708.

【方解】本方为国医大师梅国强教授治疗颈椎病的经验方。方中柴胡入肝胆经，疏达经气，黄芩清泄邪热；陈皮、法半夏、茯苓合二陈汤燥湿健脾、理气和中；梅老常用炒枳实25g，用于痰湿、肝郁、气滞、胸闷之证，起效快捷，未见破气之弊；黄连、炒栀子清热解毒；石菖蒲、远志、郁金化痰解郁安神；当归、川芎行气活血化瘀，苏木化瘀止痛；土鳖虫、全蝎、蜈蚣搜风通络、活血化瘀；酸枣仁安五脏、养血安神，淡豆豉解郁除烦，助酸枣仁增强安神之力。

柴胡陷胸汤加味

【药物组成】柴胡10g，黄芩10g，法半夏15g，全瓜蒌10g，黄连10g，炒枳实25g，吴茱萸6g，海螵蛸（乌贼骨）15g，延胡索15g，茯苓50g，酸枣仁50g，炒栀子10g，淡豆豉10g，片姜黄10g，蔓荆子10g，木贼草10g，密蒙花10g，谷精草10g。

【功能主治】和解枢机，清热化痰。适用于枢机不利，痰热内阻，颈胃同病型颈椎病。

【用量用法】水煎服，日一剂，早晚分服。

【出处】梅杰，梅国强. 国医大师梅国强辨治颈椎病经验初探[J]. 中华中医药杂志，2020，35（02）：706-708.

【方解】本方为国医大师梅国强教授治疗颈椎病的经验方。柴胡、黄芩和解少阳枢机不利；法半夏、全瓜蒌化痰宽胸；黄连、炒栀子、淡豆豉助法半夏、全瓜蒌清热化痰；梅老常用炒枳实25g，用于痰湿、肝郁、气滞、胸闷之证，起效快捷，未见破气之弊；吴茱萸、海螵蛸（乌贼骨）散寒、制酸止痛，增强延胡索止痛之力；酸枣仁归心、脾二经，大补心血，安神助眠，茯苓宁心安神，取酸枣仁汤之意；片姜黄通经止痛，解颈项不适；蔓荆子清利头目，缓解头痛；木贼骨、密蒙花、谷精草三药联合养肝明目。

半夏白术汤加味

【药物组成】法半夏10g，白术10g，天麻10g，陈皮10g，藿香10g，佩兰10g，生姜10g，土鳖虫10g，红花10g，全蝎10g，火麻仁10g，钩藤30g，茯苓30g，忍冬藤30g，虎杖30g，枳实25g，蜈蚣2条，莱菔子15g。

【功能主治】化痰通络，平肝降逆。适用于痰湿中阻，兼肝阳上亢，经络不通型颈椎病。

【用量用法】水煎服，日一剂，早晚分服。

【出处】张仕玉，刘松林，梅国强. 梅国强治疗颈椎病经验[J]. 中国中医药信息杂志，2012，19（04）：90+100.

【方解】本方为国医大师梅国强教授治疗颈椎病的经验方。方中法半夏、白术、陈皮、生姜、茯苓健脾燥湿、化痰助运，枳实、莱菔子行气导滞，使水饮得化，头晕症状减轻；天麻、钩藤平肝息风通络；藿香、佩兰醒脾化湿；土鳖虫、红花、全蝎、蜈蚣活血化瘀，通经活络；火麻仁、虎杖清热润肠通便，使腑气以通为顺；忍冬藤舒筋通络。

黄芪生脉饮加味

【药物组成】黄芪 30g，白参 10g，麦冬 10g，五味子 10g，当归 10g，川芎 10g，桂枝 10g，赤芍 10g，生地黄 10g，阿胶 10g，陈皮 10g，法半夏 10g，天麻 10g，钩藤 30g，茯苓 30g，刘寄奴 25g，徐长卿 25g。

【功能主治】补气养阴，养血活血通络，潜阳息风。适用于气阴两虚，瘀阻脉络型颈椎病。

【用量用法】水煎服，日一剂，早晚分服。

【出处】张仕玉，刘松林，梅国强. 梅国强治疗颈椎病经验[J]. 中国中医药信息杂志，2012，19（04）：90+100.

【方解】本方为国医大师梅国强教授治疗颈椎病的经验方。方中黄芪、白参益气健脾，当归、阿胶补血活血，气血同治；麦冬、五味子、生地黄益气养阴以复脉；川芎、赤芍行气活血；桂枝温经通络；陈皮、法半夏、茯苓健脾燥湿化痰；天麻、钩藤平肝息风通络；徐长卿祛风湿，除痹痛，刘寄奴化瘀止痛，改善供血，减轻头晕，为梅老治疗各种痹证、痛证之常用药对，具有活血祛瘀、祛风除湿之功，常用量为 25g。此类阴血不足，舌苔薄白或少苔之人，梅老有时也用小柴胡合四物汤加减，名曰"柴胡四物汤"，可加红花、土鳖虫、刘寄奴、徐长卿、老鹳草、忍冬藤等活血通络、息风之品。

桂枝加葛根汤加减 1

【药物组成】桂枝，生姜，芍药，葛根，大枣，当归，川芎，水蛭。（原方无具体用量）

【功能主治】温经通络。适用于风寒束络，气血运行不畅型颈椎病。

【用量用法】水煎服，日一剂，早晚分服。

【出处】周正新，刘安平，王峰，等. 丁锷教授论治颈椎病的学术特点[J]. 安徽中医学院学报，2008，27（05）：26-27.

【方解】本方为全国名中医丁锷教授治疗颈椎病的经验方。此方由桂枝汤加减而来，方中桂枝、芍药调和营卫，解肌发表，生姜、大枣和胃安中，葛根解肌祛风，解颈项疼痛，当归补血活血，川芎行气活血，气血同治，水蛭通经消瘀。丁老临证见剧痛者，常加全蝎、蜈蚣、蜂房、珍珠母和血竭；麻木者加苍术、天麻；阴雨天重者，加川乌、草乌、细辛和威灵仙。

桂枝加葛根汤加减 2

【药物组成】葛根 20g，桂枝 10g，白芍 15g，甘草 10g，生姜 10g，大枣 10 枚，羌活 12g，当归 15g，川芎 10g。

【功能主治】解肌发表，充养脑海。适用于寒客筋脉、脑海失养型颈椎病。

【用量用法】水煎取汁，分 3 次服，日一剂。

【出处】刘渝松. 郭剑华应用经方治疗筋伤疾病举隅[A]. 重庆市针灸学会. 重庆市针灸学会 2010 年学术年会论文集[C]. 重庆市针灸学会：重庆市科学技术协会，2010：5.

【方解】本方为全国名中医郭剑华教授治疗颈椎病的经验方。《伤寒论》曰："太阳病，项背强几几，反汗出恶风者，桂枝加葛根汤主之。"方中葛根在《本草经疏》谓："葛根，发散而升，风药之性也，故主诸痹。"《本草汇言》谓："葛根之发散，亦入太阳，亦散风寒。"驱散太阳经风寒邪气，解肌止痛。现代药理研究表明，葛根中含有葛根黄酮苷，可缓解肌肉痉挛、扩张血管、促进微循环，增加脑血流量，对于改善头晕、头痛、项强等具有良效；桂枝发汗解肌、温通经络，白芍敛阴养血，二者相伍合桂枝汤之意，调和营卫；当归、川芎养血通经活络，川芎"血中之气药"；羌活善祛上半身风寒，除湿，通痹止痛；生姜、大枣、甘草顾护脾胃，同时增强脾胃生化之源，以防复发。

桂枝加葛根汤加减 3

【药物组成】桂枝 12g，葛根 12g，鸡血藤 30g，白芍 12g，桑枝 12g，姜黄 12g，防风 12g，当归 12g，川芎 10g，黄芪 30g，炙甘草 10g。

【功能主治】解肌发表，生津和营。适用于颈型颈椎病。

【用量用法】水煎服，日一剂，早晚分服。

【出处】陈松，袁普卫，李堪印，等. 李堪印教授治疗痹病经验[J]. 吉林中医药，2019，39（12）：1563-1565.

【方解】本方为全国老中医药专家学术经验继承工作指导老师李堪印教授治疗颈椎病的经验方。方中桂枝发汗解肌、温通经脉；葛根解痉止痛，善治项背强几几；李老善用藤类药物治疗痹证，《本草汇言》云："凡藤蔓之属，藤枝攀绕，性能多变，皆可通经入络。"现代药理研究证实藤类中药具有镇痛、消炎、促进周围血液循环的作用。方中鸡血藤养血补血，兼能舒筋活络，引药直达病所。李老认为在众多藤类药物中，鸡血藤兼养血、活血、祛风、消肿、止痛等多种作用，且无论虚实、寒热均可应用，同时强调在运用通经活络药物的基础上应加用养血、活血类药物，因此在治疗痹病日久时，鸡血藤常作为首选药物；白芍、炙甘草（芍药甘草汤）柔肝缓急止痛，现代药理研究表明，芍药甘草汤具有抗炎镇痛、缓解痉挛、调节免疫等作用；当归、鸡血藤、川芎、姜黄活血化瘀、通经止痛；桑枝祛风湿、通利关节；防风祛风除湿、通痹止痛；黄芪益气固表；炙甘草调和诸药。

补中益气汤加减

【药物组成】黄芪，白术，陈皮，升麻，柴胡，人参，甘草，当归，川芎，枳壳。（原方无具体用量）

【功能主治】益气升阳。适用于中气虚陷型颈椎病。

【用量用法】水煎服，日一剂，早晚分服。

【出处】周正新，刘安平，王峰，等. 丁锷教授论治颈椎病的学术特点[J]. 安徽中医学院学报，2008，27（05）：26-27.

【方解】本方为全国名中医丁锷教授治疗颈椎病的经验方。《黄帝内经·灵枢·口问第二十八》曰："故上气不足，脑为之不满，耳为之苦鸣，头为之苦倾，目为之眩。"《景岳全书·眩运》指出："眩运一证，虚者居其八九，而兼火、兼痰者，不过十中一二耳。"强调了中气虚陷可致眩晕，眩晕的本质以虚为主，治疗以益气升阳为主。方中黄芪补中益气，人参、甘草、白术补气健脾；当归补血活血，助黄芪、人参补益气血；陈皮、枳壳理气和胃，补而不滞；升麻、柴胡升阳举陷；川芎行气活血；甘草调和诸药。

温胆汤加减

【药物组成】陈皮，半夏，竹茹，枳实，茯苓，甘草，天麻，白术，僵蚕，川芎。（原方无具体用量）

【功能主治】涤痰化浊通络。适用于痰浊中阻型颈椎病。

【用量用法】水煎服，日一剂，早晚分服。

【出处】周正新，刘安平，王峰，等. 丁锷教授论治颈椎病的学术特点[J]. 安徽中医学院学报，2008，27（05）：26-27.

【方解】本方为全国名中医丁锷教授治疗颈椎病的经验方。《丹溪心法·头眩六十七》说："头眩，痰挟气虚并火，治痰为主。"并提出"无痰不作眩"的主张。方中半夏燥湿化痰；竹茹清热化痰，除烦止呕，半夏、竹茹相伍化痰和胃；陈皮理气行滞、燥湿化痰，枳实降气化痰，相伍增强化痰之功；茯苓、白术健脾渗湿，以绝生痰之源。《本草汇言》谓天麻"主头风，头痛，头晕虚旋，癫痫强痉，四肢挛急，语言不顺，一切中风，风痰"。僵蚕祛风化痰解痉；天麻息风通络；川芎行气活血；甘草调和诸药。

镇肝息风汤加减

【药物组成】赭石，旋覆花，石决明，地龙，当归，川芎，丹参，葛根，泽泻，钩藤，茯苓。（原方无具体用量）

【功能主治】镇肝息风，活血通络。适用于肝风上扰型颈椎病。

【用量用法】水煎服，日一剂，早晚分服。

【出处】周正新，刘安平，王峰，等. 丁锷教授论治颈椎病的学术特点[J]. 安徽中医学院学报，2008，27（05）：26-27.

【方解】本方为全国名中医丁锷教授治疗颈椎病的经验方。"诸风掉眩，皆属于肝"，《证治汇补·眩晕》曰："以肝上连目系而应于风，故眩为肝风，然亦有因火、因痰、因虚、因暑、因湿者。"临床主要表现为烦躁易怒、血压偏高、面目红赤等。方中赭石质重沉降，镇肝降逆；石决明平肝潜阳，解眩晕；旋覆花降气化痰；钩藤清热平肝、息风定惊；地龙搜风通络止痛；当归、丹参补血活血，川芎行气活血，气血同治；葛根解痉止痛，对颈项强痛严重者，丁老常用剂量30～50g；泽泻、茯苓利水渗湿。

补阳还五汤加减

【药物组成】蜈蚣，全蝎，冰片，水蛭，桃仁，红花，三棱，莪术。（原方无具体用量）

【功能主治】破瘀通络。适用于瘀浊阻络型颈椎病。

【用量用法】水煎服，日一剂，早晚分服。

【出处】周正新，刘安平，王峰，等. 丁锷教授论治颈椎病的学术特点[J]. 安徽中医学院学报，2008，27（05）：26-27.

【方解】本方为全国名中医丁锷教授治疗颈椎病的经验方。方中虫类药物蜈蚣、全蝎、水蛭搜风通络止痛，叶天士曾说虫类药物"飞者升，走者降，灵动迅速，追拔沉混气血之邪"（《临证指南医案·疟》），以使"血无凝著，气可宣通"（《临证指南医案·积聚》），强调了虫类药物能深入筋骨络脉，有攻剔痼结瘀痰之功效。丁老治疗此种证型的颈椎病，善用虫类药物治疗；桃仁、红花、三棱、莪术破血逐瘀、通络止痛；冰片开窍止痛。

颈椎Ⅱ号方

【药物组成】三七，川芎，延胡索，白芍，威灵仙，葛根，羌活。（原方无具体用量）

【功能主治】行气活血化瘀。适用于气滞血瘀型神经根型颈椎病。

【用量用法】水煎服，日一剂，早晚分服。

【出处】唐东昕，张军，张淳，等. 孙树椿治疗颈椎病经验介绍[J]. 新中医，2007，39（06）：6-7.

【方解】本方为全国名中医孙树椿教授治疗颈椎病的经验方。孙老认为神经根型颈椎病的神经根周围组织的充血、水肿、炎性发硬等均是气滞血瘀所致，进而形成异物肉芽肿，压迫神经根，治疗以活血化瘀为主，孙老据此自拟颈椎Ⅱ号方。方中川芎、延胡索行气活血止痛，白芍养血敛阴、缓急止痛，三七活血化瘀、止痛，祛除在经之瘀血；威灵仙、羌活祛风除湿，威灵仙通行十二经络，善治骨痹，为治风湿痹病之要药；葛根发表解肌。同时孙老将手法与药物治疗相结合缓解肌肉痉挛，松解小关节粘连，消除炎症，缓解疼痛。

颈椎Ⅲ号方

【药物组成】天麻，钩藤，川芎，延胡索，白芷，细辛，葛根，黄芩。（原方无具体用量）

【功能主治】平肝潜阳，化瘀止痛。适用于肝阳上亢、瘀血阻络型椎动脉型颈椎病。

【用量用法】水煎服，日一剂，早晚分服。

【出处】唐东昕，张军，张淳，等. 孙树椿治疗颈椎病经验介绍[J]. 新中医，2007，39（06）：6-7.

【方解】本方为全国名中医孙树椿教授治疗颈椎病的经验方。方中天麻、钩藤平抑肝阳，祛风通络；川芎行气活血，延胡索活血止痛，二者相伍行气活血止痛；葛根、黄芩解肌清热；白芷、细辛祛风散寒、除湿止痛。

颈舒汤

【药物组成】 葛根，桂枝，白芍，炙甘草，全蝎，黄芪，当归，炒白术，茯苓，狗脊。（原方无具体用量）

【功能主治】 解肌舒筋，调和营卫。适用于太阳经气不舒，津液不能敷布，经脉失于濡养型神经根型颈椎病。

【用量用法】 水煎服，日一剂，早晚分服。

【出处】 吴春宝. 郭剑华治疗颈椎病经验[J]. 实用中医药杂志，2015，31（08）：765-766.

【方解】 本方为全国名中医郭剑华教授治疗颈椎病的经验方。郭老治疗颈椎病多从太阳经论治，自拟颈舒汤乃桂枝加葛根汤加减化裁而来，方中葛根在《本草经疏》谓："葛根，发散而升，风药之性也，故主诸痹。"《本草汇言》谓："葛根之发散，亦入太阳，亦散风寒。"驱散太阳经风寒邪气，解肌止痛。桂枝发汗解肌，温通经络，白芍敛阴养血，二者相伍合桂枝汤之意，调和营卫；全蝎搜风通络止痛，善走窜；黄芪、炒白术、茯苓、当归益气健脾、养血补血，气血同治，气血充足，则经脉得以濡养；狗脊补肝肾、强筋骨以固本；炙甘草调和诸药。郭老临证时，对于寒湿痹阻型常加汉防己、羌活；痰瘀阻络型加法半夏、石菖蒲；气血不足加熟地黄、党参；肝肾不足加山茱萸、山药；偏于阴虚者加女贞子、菟丝子；偏于阳虚者加鹿角胶、肉苁蓉。

补中益气汤加减

【药物组成】 黄芪 30g，党参 15g，炒白术 12g，陈皮 12g，当归 10g，葛根 10g，升麻 10g，柴胡 10g，丹参 10g，川芎 10g，茯神 20g，首乌藤（夜交藤）12g，炙甘草 6g。

【功能主治】 健脾养胃，益气升阳。适用于脾胃气虚，中气不足型椎动脉型颈椎病。

【用量用法】 水煎取汁，分 3 次服，日 1 剂。

【出处】 刘渝松，马善治. 郭剑华治疗椎动脉型颈椎病验案[J]. 实用中医药杂志，2014，30（10）：971.

【方解】 本方为全国名中医郭剑华教授治疗颈椎病的经验方。补中益气汤出自李东垣的《脾胃论》，方中黄芪补益中气，升阳固表，现代药理研究表明具有扩张血管，增加血流量，改善循环功效；党参、炒白术、炙甘草益气健脾，脾为气血生化之源，气血充足，则经脉得养；陈皮调理气机；当归养血补血；葛根舒筋解痉止痛，专治"项背强几几"；升麻、柴胡引药上行，升举清阳；丹参、川芎行气活血化瘀；茯神、首乌藤（夜交藤）养心安神；炙甘草调和诸药。郭老强调"病急用汤剂，病缓用丸药"，故在颈痛、头晕诸症缓解后，改用补中益气丸缓缓图治，再坚持颈肩部适宜功能锻炼，以巩固疗效。

颈舒汤加减

【**药物组成**】葛根 18g，桂枝 9g，白芍 15g，炙甘草 10g，当归 12g，黄芪 30g，羌活 12g，茯苓 20g，炒白术 15g，狗脊 20g，全蝎 10g^{（研末装胶囊吞服）}。

【**功能主治**】祛风散寒，通痹止痛。适用于风寒痹阻型神经根型颈椎病。

【**用量用法**】水煎服，日一剂，3 次分服。

【**出处**】刘渝松，马善治. 郭剑华治疗筋伤案——项痹病[J]. 实用中医药杂志，2013，29（08）：680.

【**方解**】本方为全国名中医郭剑华教授治疗颈椎病的经验方。此方乃是葛根汤加减化裁而来，方中葛根在《本草经疏》谓："葛根，发散而升，风药之性也，故主诸痹。"《本草汇言》谓："葛根之发散，亦入太阳，亦散风寒。"驱散太阳经风寒邪气，解肌止痛；桂枝发汗解肌，温通经络，白芍敛阴养血，二者相伍合桂枝汤之意，调和营卫；黄芪、炒白术、茯苓、当归益气健脾、养血补血，气血同治，气血充足，则经脉得以濡养；全蝎善走窜，搜风通络止痛，活血化瘀；狗脊补肝肾、强筋骨以固本；羌活善祛上半身风寒湿邪；炙甘草调和诸药。

身痛逐瘀汤加减

【**药物组成**】炙黄芪 18g，全当归 9g，大川芎 9g，赤芍 12g，白芍 12g，桃仁 9g，杜红花 9g，羌活 9g，独活 9g，制乳香 9g，秦艽 9g，制香附 12g，川牛膝 12g，广地龙 9g，补骨脂 12g，香谷芽 12g，炙甘草 3g。

【**功能主治**】祛瘀通络，蠲痹止痛。适用于气血痹阻，经络不遂型颈椎病。

【**用量用法**】水煎服，日一剂，早晚分服。

【**出处**】黄敏，莫文，周勤，等. 施杞运用温经祛风散寒法治疗颈椎病经验[J]. 中医文献杂志，2007，16（04）：45-46.

【**方解**】本方为国医大师施杞教授治疗颈椎病的经验方。施老在临证过程中总结出用温经祛风散寒法治疗颈椎病，对于颈椎病日久不愈，气血凝滞型，施老常用身痛逐瘀汤加减治疗，方中炙黄芪、全当归、大川芎益气养血、行气活血，使补血而不留瘀，活血而不伤正。赤芍、桃仁、杜红花、制乳香行气活血、化瘀止痛。白芍、炙甘草（芍药甘草汤）缓急止痛。羌活、独活、秦艽祛风散寒、除湿通痹，羌活、独活相伍祛一身上下风寒湿邪。秦艽为风中润剂，对于风湿痹痛无论新久均可应用。川牛膝、广地龙逐瘀通经、通利关节；补骨脂补肾固本；制香附、香谷芽行气消食和胃；炙甘草调和诸药。

温肾宣痹汤加葛根

【**药物组成**】淡附片 10g ^{（先煎）}，制狗脊 10g，北细辛 6g，川桂枝 10g，广木香 10g，明天麻 10g，泽泻 10g，白茯苓 12g，生薏苡仁 15g，炒白术 10g，生甘草 10g，葛根 15g。

【**功能主治**】温补肾阳，散寒通络。适用于风寒入络型。

【**用量用法**】水煎服，日一剂，早晚分服。

【**出处**】魏成建. 诸方受教授治疗颈椎病的经验[J]. 中国中医骨伤科杂志，2005，13（06）：73-74.

【**方解**】本方为全国老中医药专家学术经验继承工作指导老师诸方受教授治疗颈椎病的经验方。诸老认为颈椎病风寒入络型因正气不足，卫外不固，风寒湿邪趁虚而入，阻滞经络气血而发病。方中淡附片温阳散寒止痛，配伍北细辛、川桂枝散表里寒邪之气，取麻黄附子细辛汤之意，诸老认为附子能引补气药行十二经，以恢复失散之元阳。同时淡附片配伍炒白术温寒祛湿，张元素称：附子与白术为伍，乃除寒湿之圣药。制狗脊补肝肾、强筋健骨；泽泻、白茯苓、生薏苡仁、炒白术益气健脾、利水渗湿、通痹止痛；葛根解痉止痛，善解项背强几几；广木香疏通气机；明天麻祛风通络；生甘草调和诸药。

黄芪桂枝五物汤加减

【**药物组成**】黄芪 20g，桂枝 10g，当归 15g，川芎 10g，赤芍 10g，白芍 10g，熟地黄 15g，葛根 15g。

【**功能主治**】疏风通络，和营养血。适用于经脉痹阻型颈椎病。

【**用量用法**】水煎服，日一剂，早晚分服。

【**出处**】李敏，许鸿照. 许鸿照辨证治疗颈椎病 300 例[J]. 江西中医药，2013，44（12）：20-21.

【**方解**】本方为全国老中医药专家学术经验继承工作指导老师许鸿照教授治疗颈椎病的经验方。许老将颈椎病大体分为筋脉痹阻型、气滞血瘀型、肝阳上亢型三个证型。筋脉痹阻型颈椎病可见以颈部僵硬疼痛、项背强几几为主，或伴一侧上肢肢体麻木，舌苔多薄白，脉弦。许老常选用黄芪桂枝五物汤加减治疗，方中黄芪甘温益气，补在表之卫气；桂枝温经散寒、通痹止痛，配伍黄芪益气温阳、通经活络；当归、熟地黄、川芎、白芍、赤芍乃四物汤方组成，以和营养血；葛根解痉止痛，善解项背强几几。许老临证若见颈肩背肌肉僵痛加三棱、莪术；头面麻木加白芷、白附子；上肢拘挛者加桑枝；气虚血弱乏力者加姜黄、黄精；痛剧难耐者加羌活、延胡索；恶风怕冷畏寒者加防风、肉桂。

活络效灵丹加减

【**药物组成**】当归15g，丹参15g，制乳香10g，制没药10g。

【**功能主治**】祛瘀通络，蠲痹止痛。适用于气滞血瘀型颈椎病。

【**用量用法**】水煎服，日一剂，早晚分服。

【**出处**】李敏，许鸿照. 许鸿照辨证治疗颈椎病300例[J]. 江西中医药，2013，44（12）：20-21.

【**方解**】本方为全国老中医药专家学术经验继承工作指导老师许鸿照教授治疗颈椎病的经验方。许老临床总结得出气血瘀滞型颈椎病多见于颈型、混合型颈椎病，活络效灵丹出自张锡纯《医学衷中参西录》，适用于气血瘀滞、经络受阻型心腹疼痛、腿臂疼痛、跌打瘀肿、内外疮疡以及癥瘕积聚等。现用于冠心病心绞痛、宫外孕、脑血栓形成、坐骨神经痛等。方中当归、丹参补血养血、活血化瘀、通络止痛，攻补兼得，使祛瘀而不伤正；制乳香、制没药加强化瘀消肿止痛之功。许老临证见肢体麻木者加紫荆皮、千年健；酸困重者加蔓荆子、防风；痛剧者加制川乌、延胡索；肢体乏力发沉者加川芎、赤芍、白芍；舌质色暗有瘀斑者加桃仁、红花；脚如棉者加青风藤、络石藤等。

天麻钩藤饮化裁（自拟经验方）

【**药物组成**】明天麻15g，珍珠母15g，青葙子10g，蔓荆子10g，川芎15g，菊花10g，双钩（钩藤）12g。

【**功能主治**】养阴通络，平肝息风。适用于肝阳上亢型颈椎病。

【**用量用法**】水煎服，日一剂，早晚分服。

【**出处**】李敏，许鸿照. 许鸿照辨证治疗颈椎病300例[J]. 江西中医药，2013，44（12）：20-21.

【**方解**】本方为全国老中医药专家学术经验继承工作指导老师许鸿照教授治疗颈椎病的经验方。肝阳上亢型颈椎病多见于椎动脉型、脊髓型、交感神经型颈椎病。方中明天麻、珍珠母、双钩（钩藤）平抑肝阳；青葙子、菊花、蔓荆子清泄肝热、平肝通络；川芎行气活血、通络止痛。许老临证见胸闷气闭者加枳实、桔梗；失眠多梦者加首乌藤（夜交藤）、酸枣仁、远志；心悸心慌者加麦冬、五味子；腹部胀满者加川厚朴、广木香；大便干结者加当归、桃仁、火麻仁；纳差不欲食者加神曲、焦山楂。同时许老治疗颈椎病注重颈椎功能锻炼，认为此法是颈椎病康复一个必不可少的因素，自创颈椎操包括颈椎前屈、后伸、侧屈、左右旋转、捏揉拍打肩关节、颈肌大回旋活动以及原地脚尖点地整脊疗法，并在活动中告知患者注意将动作频率与呼吸频率相协调。

舒经活血汤加减

【药物组成】当归 12g，独活 9g，杜仲 9g，防风 9g，红花 6g，荆芥 6g，牛膝 9g，羌活 6g，青皮 4.5g，五加皮 9g，续断 12g，枳壳 6g。

【功能主治】活血化瘀，宣痹通络，补益肝肾。适用于肝肾亏虚，经络瘀阻型神经根型颈椎病。

【用量用法】水煎服，日一剂，早晚分服。

【出处】何伟，张琛. 李同生治疗神经根型颈椎病经验[J]. 湖北中医杂志，2016，38（05）：23-25.

【方解】本方为全国老中医药专家学术经验继承工作指导老师李同生教授治疗颈椎病的经验方。神经根型颈椎病占颈椎病所有分型中的 50%～70%，主要为颈肩部不适伴上肢的麻木、疼痛，常累及手指。李老认为发病的原因如下：一是年老肝肾气血亏虚不足，筋脉失养；二是感受风寒湿邪，气血运行不畅，不通则痛；三是外伤后引发的颈椎病；四是长期劳损引发的颈椎退行性病变。李老常用活血化瘀、宣痹通络、补益肝肾法治疗神经根型颈椎病，方中当归、红花养血活血、化瘀止痛；独活、防风、荆芥、羌活祛风除湿、通痹止痛，独活、羌活相伍祛一身上下风寒湿邪，防风在《本草纲目》记载："三十六般风，去上焦风邪，头目滞气，经络留湿，一身骨节痛。除风去湿仙药。"牛膝、杜仲、续断、五加皮补益肝肾、强筋健骨；青皮、枳壳行气化湿。李老临证见颈项不舒时，加用葛根、桂枝；痛甚者加用延胡索（玄胡）、徐长卿；肢体麻木加用伸筋草、鸡血藤；瘀血甚者加用三七粉。李老多年的临床经验总结出，针刺天窗穴作为主穴治疗神经根型颈椎病引发的上肢麻木及根痛，天窗穴为颈部经气聚集部位，同时也是太阳经所行之处，疏通此处经气，可使颈部气血调和、经络畅通。

姜黄葛根汤加减

【药物组成】姜黄 30g，葛根 12g，白芍 12g，川芎 12g，鸡血藤 12g，威灵仙 12g，延胡索 12g，桂枝 10g，陈皮 12g，甘草 6g。

【功能主治】理气活血，通经止痛。适用于气滞血瘀型神经根型颈椎病。

【用量用法】水煎服，日一剂，早晚分服。

【出处】禚汉杰，周英杰，孟宪杰. 孟宪杰运用姜黄葛根汤治疗颈椎病验案举隅[J]. 中国中医药信息杂志，2019，26（04）：130-132.

【方解】本方为河南省名中医孟宪杰教授治疗颈椎病的经验方。孟老认为治疗颈椎病应重视气与血的关系，在治疗上不论活血或补血，都应注重气分药物的使用，增强血液循环动力，姜黄葛根汤是孟老多年临床经验总结所得。方中姜黄善除肘臂疼痛，以行气活血、通经止痛，《本草纲目》："治风痹臂痛"。葛根解痉止痛，善治头痛、头晕、项强及肢体麻木等。白芍、甘草（芍药甘草汤）缓急止痛，现代药理研究表明，芍药甘草汤具有抗炎镇痛、缓解痉挛、调节免疫等作用。鸡血藤补血活血、舒筋活络、通痹止痛，兼能引药直达病所，威灵仙祛风除湿、通经止痛，威灵仙走而不守，通行十二经络，善治骨痹；延胡索、川芎行气活血止痛，川芎为"血中之气药"；桂枝温通经脉；陈皮、甘草调护脾胃；甘草调和诸药。

黄芪桂枝五物汤

【药物组成】黄芪 9g，桂枝 9g，白芍 9g，生姜 18g，大枣 12 枚。

【功能主治】温经通痹，固护营卫。适用于神经根型颈椎病。

【用量用法】水煎服，日一剂，早晚分服。

【出处】陈松，袁普卫，李堪印，等. 李堪印教授治疗痹病经验[J]. 吉林中医药，2019，39（12）：1563-1565.

【方解】本方为全国老中医药专家学术经验继承工作指导老师李堪印教授治疗颈椎病的经验方。李老认为颈椎病发病内因是长期劳损及正气不足，加之感受风寒湿邪，客于经络，不通则痛。李老倡导预防为先，在辨病、辨证、辨位的基础上整体论治。方中黄芪益气健脾，补益中气，温分肉，实营卫，鼓舞气机，气行则血行，血流运行通畅，则病邪无处安身；桂枝、生姜温经散寒，祛肌肤腠理之风寒邪气；黄芪、桂枝相伍益气温阳；白芍、大枣养血和营，诸药相伍以温经通痹，固护营卫。

定眩汤

【药物组成】天麻 15g，钩藤 20g，石决明 25g，法半夏 15g，茯苓 20g，葛根 20g，陈皮 15g，旋覆花 15g^(包煎)，竹茹 15g，黄芩 15g，丹参 15g，僵蚕 15g，泽兰 15g，白芍 20g，甘草 10g。

【功能主治】平肝定眩，舒颈醒脑。适用于椎动脉型颈椎病。

【用量用法】水煎服，日一剂，早晚分服。

【出处】陈松，袁普卫，李堪印，等. 李堪印教授治疗痹病经验[J]. 吉林中医药，2019，39（12）：1563-1565.

【方解】本方为全国老中医药专家学术经验继承工作指导老师李堪印教授治疗颈椎病的经验方。椎动脉型颈椎病以"眩晕"为主要症状，常合并颈肩部不适，乃本虚标实之证，以脏腑功能亏虚为本，经脉阻滞，气血津液运行不畅，产生痰浊、血瘀等病理产物，阻滞气血经脉正常运行，加重脑部供血不足产生眩晕，李老自拟定眩汤治疗椎动脉型颈椎病，方中天麻、钩藤、石决明平肝镇惊以定眩；法半夏、茯苓、陈皮健脾燥湿；葛根解痉止痛，善治项背强几几，现代药理研究证实葛根可增加椎动脉血液运行；丹参、泽兰通经活血；白芍、甘草（芍药甘草汤）柔肝缓急止痛，现代药理研究表明，芍药甘草汤具有抗炎镇痛、缓解痉挛、调节免疫等作用；旋覆花、法半夏、僵蚕、竹茹化痰和胃、降逆止呕；黄芩清热；甘草调和诸药。

治疗颈椎病经验方 1（原方无方名）

【药物组成】炒牛蒡子 9g，僵蚕 9g，白蒺藜 12g，独活 9g，秦艽 6g，白芷 6g，法半夏 9g，桑枝 9g，黄芪 30g，川芎 9g，当归 12g，桃仁 12g，红花 6g，炒白芍 9g，淮山药 12g，苍术 12g，炒白术 12g，山茱萸 12g，川续断 12g，桑寄生 12g。

【功能主治】和营逐痰，佐以健脾补肾。适用于气血失和，脾肾亏虚，痰湿内生型颈椎病。

【用量用法】水煎服，日一剂，早晚分服。

【出处】郭天旻，李浩钢，邱德华，等. 石仰山从痰论治颈椎病经验初探[J]. 上海中医药杂志，2012，46（12）：9-10.

【方解】本方为国医大师石仰山教授治疗颈椎病的经验方。石老注重从痰湿角度治疗颈椎病，并以牛蒡子汤为主方进行加减治疗，方中牛蒡子味辛、苦，性寒，可祛痰除风、消肿化毒、通行十二经络。《药品化义》谓牛蒡子"能升能降，主治上部风痰"。《普济本事方》谓："治风热成历节，攻手指，作赤肿麻木，甚则攻肩背膝。"僵蚕味辛、咸，性平，可祛风解痉、化痰散结，为厥阴肝经之药，《本草求真》谓僵蚕为"大率多属祛风，燥湿化痰，温行血脉之品"，《本草思辨录》认为其"治湿胜之风痰……劫痰湿而散肝风"。二者相伍善搜筋络顽疾浊邪。独活、秦艽、白芷祛风除湿；白蒺藜，疏肝风，引气血且散瘀结；桑枝祛风湿、通利关节；黄芪、川芎、淮山药、当归益气健脾、补血活血；桃仁、红花活血化瘀；炒白芍养血调经，柔肝止痛；苍术、炒白术、法半夏燥湿化痰；山茱萸、川续断、桑寄生健脾补肾。

治疗颈椎病经验方 2（原方无方名）

【药物组成】制川乌 6g（先煎)，制草乌 6g（先煎)，细辛 3g，川桂枝 9g，杭白芍 9g，磁石 30g（先煎)，牛蒡子 9g，僵蚕 9g，葛根 12g，潼蒺藜 9g，白蒺藜 9g，羌活 9g，独活 9g，狗脊 30g，当归 9g。

【功能主治】温经通络，兼顾肾本。适用于气血失和，寒湿之邪乘隙而入型颈椎病。

【用量用法】水煎服，日一剂，早晚分服。

【出处】邱德华，石仰山. 石仰山运用中药内治颈椎病特色介绍[J]. 中医杂志，1998，21（01）：21-23.

【方解】本方为国医大师石仰山教授治疗颈椎病的经验方。石老治疗颈椎病强调以通为治，善用牛蒡子配伍僵蚕、草乌配伍磁石、南星配伍防风等作为治疗颈椎病的常用治疗药对，并善用风药以行气。方中制川乌、制草乌、细辛温经散寒止痛。《药性论》曰草乌："通经络，利关节，寻蹊达径而直抵病所。"《普济本事方》曰："治头项俱痛，不可忍者。"石老用草乌配伍磁石以温经通络止痛，草乌辛烈，磁石咸寒，二药相得益彰，但是此三味药（加制川乌）均需先煎；川桂枝、杭白芍乃桂枝汤中调和营卫之主药，石老选用以调营卫、止疼痛、使太阳经气血运行舒畅；牛蒡子配伍僵蚕以通行经脉、化痰散结；葛根善解项背强几几，以舒筋活络止痛；白蒺藜、潼蒺藜解郁散结；羌活、独活通畅膀胱经、督脉经气；狗脊补益肝肾，以滋肾气之源；当归养血活血化瘀。在治疗过程中肢体麻木多加威灵仙、南星、蜈蚣等；视物模糊加菊花、枸杞子；耳鸣、耳聋多加磁石、五味子；项背强者多加防风等。

治疗颈椎病经验方 3（原方无方名）

【药物组成】柴胡 10g，黄芩 10g，法半夏 10g，全瓜蒌 10g，黄连 10g，炒枳实 25g，石菖蒲 10g，远志 10g，郁金 10g，当归 10g，川芎 10g，土鳖虫 10g，苏木 10g，生蒲黄 10g，降香 10g，土茯苓 50g，萆薢 30g，乌药 10g，刘寄奴 25g，徐长卿 25g。

【功能主治】和解枢机，清热化痰，活血祛瘀。适用于枢机不利，痰热瘀血互结，颈心同病。

【用量用法】水煎服，日一剂，早晚分服。

【出处】梅杰，梅国强. 国医大师梅国强辨治颈椎病经验初探[J]. 中华中医药杂志，2020，35（02）：706-708.

【方解】本方为国医大师梅国强教授治疗颈椎病的经验方。方中柴胡入肝胆经，透解邪热，舒达经气，黄芩、黄连清泄邪热；法半夏、全瓜蒌化痰宽胸；梅老常用炒枳实 25g，用于痰湿、肝郁、气滞、胸闷之证，起效快捷，未见破气之弊；石菖蒲、远志、郁金化痰安神，兼活血化瘀，也是梅老常用对药；当归养血活血，川芎行气活血，土鳖虫搜风通经活络、化瘀止痛，苏木、生蒲黄、降香相伍加强祛瘀止痛；土茯苓除湿通利关节；乌药行气、散寒止痛；萆薢、徐长卿祛风利湿除痹，刘寄奴化瘀止痛，刘寄奴、徐长卿为梅老治疗各种痹证、痛证之常用药对，具有活血祛瘀、祛风除湿之功，常用量为 25g。

治疗颈椎病经验方 4（原方无方名）

【药物组成】法半夏 10g，焦白术 10g，天麻 10g，钩藤 30g，茯苓 30g，陈皮 10g，炒枳实 25g，石菖蒲 10g，远志 10g，郁金 10g，当归 10g，川芎 10g，土鳖虫

10g，全蝎 10g，蜈蚣 2 条，苏木 10g，红景天 20g，黄芪 30g，酸枣仁 30g，刘寄奴 25g，徐长卿 25g。

【功能主治】化痰祛湿，活血通络。适用于痰瘀互结，清阳不升，浊阴不降。

【用量用法】水煎服，日一剂，早晚分服。

【出处】梅杰，梅国强. 国医大师梅国强辨治颈椎病经验初探[J]. 中华中医药杂志，2020，35（02）：706-708.

【方解】本方为国医大师梅国强教授治疗颈椎病的经验方。方中法半夏燥湿化痰；焦白术、茯苓、陈皮、黄芪、红景天益气健脾祛湿；天麻、钩藤平肝息风；梅老常用炒枳实25g，用于痰湿、肝郁、气滞、胸闷之证，起效快捷，未见破气之弊；石菖蒲、远志、郁金化痰安神，兼能化瘀；当归、川芎补血活血，兼能行气，气血双调，使气行则血行；虫类药物土鳖虫、全蝎、蜈蚣搜风通络、解痉止痛；苏木活血化瘀止痛；酸枣仁养心安神；徐长卿祛风湿、除痹痛，刘寄奴化瘀止痛，刘寄奴、徐长卿为梅老治疗各种痹证、痛证之常用药对，具有活血祛瘀、祛风除湿之功，常用量为25g。

治疗颈椎病经验方 5（原方无方名）

【药物组成】黄芪 30g，熟地黄 15g，山茱萸 10g，女贞子 10g，枸杞子 15g，当归 10g，白芍 10g，川芎 10g，葛根 20g，秦艽 10g，片姜黄 10g，鸡血藤 15g，威灵仙 10g，地龙 10g，丹参 10g。

【功能主治】补肾益精，壮骨强筋，活血通络，疏通督脉。适用于肝肾亏虚，骨失煦养，骨络瘀阻，督脉失利型颈椎病。

【用量用法】水煎服，日一剂，早晚分服。

【出处】吴世华，邓松华，王行宽. 王行宽以益肾补肝通督法论治颈椎病经验[J]. 上海中医药杂志，2018，52（04）：24-25.

【方解】本方为国医大师王行宽教授治疗颈椎病的经验方。王老认为颈椎病的病机是肝肾亏虚，筋骨失养，骨络瘀阻，督脉失利。治以补肝肾、益精气、活血通络与疏通督脉并举，并强调治痹勿忘藤类、枝类、络类、虫类等通络药物。方中黄芪益气健脾，重用黄芪以期气旺血行，瘀去络通；当归、白芍养血柔筋止痛；鸡血藤、丹参补血活血；川芎行气活血止痛；葛根、片姜黄是王老治疗项痹的主要药对，葛根升津舒筋，缓解颈部酸痛，片姜黄活血通络止痛；秦艽、威灵仙祛风湿止痹痛，威灵仙通行十二经络，善治骨痹；地龙搜风通经活络；熟地黄、山茱萸、女贞子、枸杞子补益肝肾。

治疗颈椎病经验方 6（原方无方名）

【药物组成】全蝎 6g，川芎 6g，当归 6g，白芍 30g，甘草 6g，葛根 30g，钩藤

15g，威灵仙 9g。

【功能主治】祛风活血通络。适用于瘀血阻络型颈性眩晕。

【用量用法】水煎服，日一剂，早晚分服。

【出处】金明华. 罗致强治疗颈性眩晕经验[J]. 中医杂志，2003，44（06）：418-419.

【方解】本方为全国老中医药专家学术经验继承工作指导老师罗致强教授治疗颈椎病的经验方。罗老临证发现颈椎病大多以眩晕、肢麻、颈僵等为主诉来诊，罗老认为颈椎病引起的颈性眩晕多为本虚标实之证，以肝、脾、肾虚损为本，风、寒、湿、痰、瘀等邪实痹阻经络所致，本病发作时常有眩晕、颈僵、肢麻、骨质疏松或骨质增生等病理变化，认为多与瘀血相关，故罗老多以祛风活血通络为基础治疗。方中白芍、甘草（芍药甘草汤）缓急止痛，芍药甘草汤现代药理研究表明，具有抗炎镇痛、缓解痉挛、调节免疫等作用；葛根善治项背强几几，以解痉止痛；川芎、当归行气活血、化瘀止痛。治风先治血，血行风自灭；叶天士在《临证指南医案》中言："初为气结在经，久则血伤入络，辄仗蠕动之物，松透病根。"全蝎搜风剔邪、通络散结止痛；威灵仙祛风除湿、通经活络，威灵仙走而不守，通行十二经络，善治骨痹；钩藤息风定惊以止眩。罗老临证时若见肾虚型颈性眩晕，在基础方的基础上加续断、川牛膝各 15g，熟地黄、补骨脂各 21g，杜仲 15g；脾虚型在基本方酌加茯苓、半枫荷各 30g，茵陈、泽泻各 15g，草豆蔻 9g；肝郁型在基本方酌加菊花 9g，合欢皮、木瓜各 15g，玫瑰花 10g，麦芽 30g。同时罗老在中药内服治疗的基础上，加针灸、理疗、按摩、外洗、外敷等，罗老常推荐外洗、外敷法配合治疗，使用方法：用煎剂的药渣加 100g 白醋，湿敷颈椎患处 15~20min，然后再将药渣加生姜、食盐各 150g，与 1500ml 水共煮沸，待温度适宜时局部外洗，能软化颈椎骨刺或改善骨质增生，对于缓解颈部不适效果较佳。

治疗颈椎病经验方 7（原方无方名）

【药物组成】熟地黄 15g，全蝎 6g，川芎 6g，杜仲 12g，当归 6g，白芍 30g，甘草 6g，龟甲 30g，菊花 15g，葛根 30g，钩藤 15g，威灵仙 9g，天麻 12g。

【功能主治】滋阴平肝，息风通络。适用于肝肾阴虚，虚风上扰，气郁化火型颈性眩晕。

【用量用法】水煎服，日一剂，早晚分服。

【出处】金明华. 罗致强治疗颈性眩晕经验[J]. 中医杂志，2003，44（06）：418-419.

【方解】本方为全国老中医药专家学术经验继承工作指导老师罗致强教授治疗颈椎病的经验方。方中熟地黄、杜仲补益肝肾、强健筋骨；白芍、甘草（芍药甘草汤）缓急止痛，芍药甘草汤现代药理研究表明，具有抗炎镇痛、缓解痉挛、调节免疫等作用；熟地黄、川芎、白芍、当归乃四物汤方组成，以补血养血，取"治风先治血，血行风自灭"之意；龟甲、菊花滋阴清热以祛火；葛根善解项背强几几，解痉止痛；威灵仙祛风除湿、通络止痛，威灵仙走而不守，通行十二经络，善治骨痹；天麻、钩藤乃天麻钩藤饮中的主药，平肝镇惊以定眩；全蝎搜风剔邪，通络散结止痛。

治疗颈椎病经验方 8（原方无方名）

【**药物组成**】党参 30g，茯苓 30g，全蝎 6g，川芎 6g，陈皮 6g，当归 6g，石菖蒲 12g，白芍 30g，甘草 6g，葛根 30g，钩藤 15g，威灵仙 9g，法半夏 12g。

【**功能主治**】温中散寒，化痰除湿通络。适用于脾虚兼夹痰湿型颈性眩晕。

【**用量用法**】水煎服，日一剂，早晚分服。

【**出处**】金明华. 罗致强治疗颈性眩晕经验[J]. 中医杂志，2003，44（06）：418-419.

【**方解**】本方为全国老中医药专家学术经验继承工作指导老师罗致强教授治疗颈椎病的经验方。方中党参、茯苓益气健脾、利水渗湿，脾气健运，湿邪自除；白芍、甘草（芍药甘草汤）缓急止痛，芍药甘草汤现代药理研究表明，具有抗炎镇痛、缓解痉挛、调节免疫等作用；叶天士在《临证指南医案》中言："初为气结在经，久则血伤入络，辄仗蠕动之物，松透病根。"方中全蝎搜风剔邪、通络散结；川芎、当归、白芍乃四物汤方主要组成药物，以养血补血，行气活血；陈皮、石菖蒲、法半夏理气健脾、化痰通络；葛根解痉止痛，善解项背强几几；钩藤平肝镇静以定眩；威灵仙祛风除湿、通经活络，威灵仙走而不守，通行十二经络，善治骨痹；甘草调和诸药。

治疗颈椎病经验方 9（原方无方名）

【**药物组成**】黄芪 30g，当归 10g，葛根 12g，白芷 10g，姜黄 10g，白芍 10g，桂枝 6g，丹参 20g，川芎 6g，威灵仙 10g，甘草 3g。

【**功能主治**】益气活血，通经止痛。适用于气血瘀滞落枕型颈椎病。

【**用量用法**】水煎服，日一剂，早晚分服。

【**出处**】郭艳诗. 名老中医郭维淮治疗颈椎病经验总结[J]. 中国中医骨伤科，1994，2（01）：46-47.

【**方解**】本方为全国中医药杰出贡献奖获得者郭维淮教授治疗颈椎病的经验方。郭老根据颈椎病的病因病机，将颈椎病大致分为四类：落枕型、痹证型、眩晕型、痿证型。郭老认为颈椎病乃本虚标实之证，在正气不足的基础上，外邪侵袭而发病，在治疗上以补气为先，达到扶正祛邪的目的。落枕型颈椎病患者常诉因落枕引起的颈肩部酸困不适，反复发作并逐渐加重，方中黄芪益气健脾，当归补血养血，二药相伍气血同治，气血充足则经脉得以充养；葛根解痉止痛，善治项背强几几；桂枝、白芷调和营卫；白芷祛风止痛，善解阳明经头痛；姜黄通经止痛，《本草纲目》言其"治风痹臂痛"；丹参、川芎行气活血、化瘀止痛；威灵仙祛风除湿、通痹止痛，威灵仙走而不守，通行十二经络，善治骨痹；白芍、甘草（芍药甘草汤）缓急止痛，现代药理研究表明，芍药甘草汤具有抗炎镇痛、缓解痉挛、调节免疫等作用；甘草调和诸药。

治疗颈椎病经验方 10（原方无方名）

【药物组成】黄芪 30g，当归 10g，白芷 10g，葛根 12g，姜黄 10g，桂枝 6g，香附 15g，威灵仙 10g，僵蚕 10g，川芎 10g。

【功能主治】益气活血，通痹止痛。适用于气血瘀滞痹阻型颈椎病。

【用量用法】水煎服，日一剂，早晚分服。

【出处】郭艳诗. 名老中医郭维淮治疗颈椎病经验总结[J]. 中国中医骨伤科，1994，2（01）：46-47.

【方解】本方为全国中医药杰出贡献奖获得者郭维淮教授治疗颈椎病的经验方。痹阻型颈椎病患者常见一侧或双侧肩臂疼痛麻木，麻木区域可放射至手指部位，严重者呈阵发性剧痛，部分患者有手臂针刺电击样疼痛，方中黄芪益气健脾，当归养血补血，二药相伍气血同治，气血充足则筋脉充养；白芷祛风止痛，善解阳明经头痛；葛根解痉止痛，善治项背强几几；姜黄通经止痛，《本草纲目》言其"治风痹臂痛"；桂枝温通经脉、通经止痛；香附、川芎、当归行气活血止痛；威灵仙祛风除湿、通痹止痛，威灵仙走而不守，通行十二经络，善治骨痹；僵蚕祛风化痰、解痉止痛。郭老临证见痛重者加制川乌 10g、附子 10g；酸困重者加蔓荆子 10g、藁本 10g、防风 10g；麻木者加全蝎 10g。

治疗颈椎病经验方 11（原方无方名）

【药物组成】黄芪 30g，当归 10g，白芍 10g，柴胡 10g，天麻 10g，菊花 10g，党参 15g，枸杞子 10g，甘草 3g。

【功能主治】益气养血，舒筋通络。适用于气血瘀滞眩晕型颈椎病。

【用量用法】水煎服，日一剂，早晚分服。

【出处】郭艳诗. 名老中医郭维淮治疗颈椎病经验总结[J]. 中国中医骨伤科，1994，2（01）：46-47.

【方解】本方为全国中医药杰出贡献奖获得者郭维淮教授治疗颈椎病的经验方。眩晕型颈椎病可见头痛头晕交替出现，颈椎侧弯或后伸时眩晕加重，伴恶心、耳鸣、视物模糊等，方中黄芪、党参、甘草益气健脾，当归养血补血，白芍养血和营，共伍以气血同治，气血充足则筋脉得以充养，眩晕自止；天麻、菊花平肝镇惊以定眩；柴胡疏肝解郁；枸杞子（杞果）平补肝脾肾，补益气血以固本；白芍、甘草（芍药甘草汤）缓急止痛；甘草调和诸药。

治疗颈椎病经验方 12（原方无方名）

【药物组成】黄芪 30g，当归 10g，沙参 15g，茯神 12g，辛夷 10g，琥珀 6g，钩藤 10g，生何首乌 20g，益母草 10g，丹参 20g，桑寄生 12g，丝瓜络 10g，莪术 6g，甘草 3g，荷叶引。

【功能主治】益气活血，除风镇惊。适用于气虚血瘀痿证型颈椎病。

【用量用法】水煎服，日一剂，早晚分服。

【出处】郭艳诗. 名老中医郭维淮治疗颈椎病经验总结[J]. 中国中医骨伤科，1994，2（01）：46-47.

【方解】本方为全国中医药杰出贡献奖获得者郭维淮教授治疗颈椎病的经验方。痿证型颈椎病可见四肢运动障碍，尤以下肢为甚，自感肢体沉重，行走时平衡差，最后无力行走，形成瘫痪重症，可兼有二便失调。方中黄芪益气健脾，当归养血补血，二者相伍气血同治，气行则血行，瘀滞得以消除；琥珀、益母草、当归、丹参、莪术活血化瘀止痛，同时当归、丹参、生何首乌养血补血，使化瘀而不伤正；桑寄生补益肝肾以固本；丝瓜络舒筋活络、通经止痛；茯神宁心安神；辛夷发散风寒，通利鼻窍；钩藤平肝镇惊；沙参养阴清热；甘草调和诸药。

治疗椎动脉型颈椎病经验方（原方无方名）

【药物组成】法半夏 12g，天麻 12g，白术 12g，薏苡仁 12g，茯苓 12g，厚朴 12g，橘红 10g，葛根 15g，甘草 10g，生姜 6g，大枣 3 枚。

【功能主治】健脾益气和胃，化痰祛湿通络。适用于椎动脉型颈椎病痰湿痹阻证。

【用量用法】水煎服，日一剂，早晚分服。

【出处】祁汉登，许兆辰，张保刚，等. 李堪印治疗椎动脉型颈椎病痰湿痹阻证经验[J]. 湖南中医杂志，2018，34（01）：46-47.

【方解】本方为全国老中医药专家学术经验继承工作指导老师李堪印教授治疗颈椎病的经验方。李老认为椎动脉型颈椎病的发生与患者年龄、工作性质、生活习惯等密切相关，本质是正气亏虚，导致痰饮、痰湿等病理产物形成，阻碍气血运行，不通则痛。李老在治疗时强调顾护胃气，"胃气亡，则神灭，胃气足，则百病难侵"，胃气是人体生命活动的基础，在用药时提倡顾护脾胃，慎用药性太过燥烈或寒凉类药物，以防伤及脾胃。方中法半夏、天麻、白术、甘草乃是半夏白术天麻汤组方，法半夏燥湿化痰，天麻平肝息风以定眩，二药相伍常用来治疗风痰所致的眩晕头痛，李东垣《脾胃论》说："足太阴痰厥头痛，非半夏不能疗；眼黑头眩，风虚内作，非天麻不能除。"白术、茯苓、薏苡仁益气健脾、化痰除湿，脾气健运，则无生痰之源；厚朴、橘红理气化痰，启顺则痰消；葛根解痉止痛，善治项背强几几；生姜、大枣、甘草顾护脾胃，生姜兼能制半夏毒性；甘草调和诸药。

腰椎间盘突出症

理气固腰汤加减

【药物组成】桃仁 9g，红花 6g，延胡索 12g，川楝子 9g，青皮 6g，陈皮 6g，制香附 9g，制草乌 9g^{（先煎、久煎）}，黄芪 12g，当归 9g，狗脊 12g，川牛膝 12g，杜仲 12g，白芍 12g，地龙 9g，蜈蚣 3g，秦艽 6g，炙甘草 6g。

【功能主治】行气活血，固腰息痛。适用于气滞血瘀，经脉失畅型腰椎间盘突出症。

【用量用法】水煎服，日一剂，早晚分服。

【出处】江建春，邱德华，王敖明. 运用石氏理气固腰汤治疗腰椎间盘突出症的临床体会[J]. 中医正骨，2016，28（07）：78-80.

【方解】理气固腰汤为国医大师石仰山教授治疗腰椎间盘突出症的经验方（组方：香附 12g，川楝子 9g，青皮 6g，陈皮 6g，延胡索 12g，当归 12g，桃仁 9g，丹参 12g，桑寄生 12g，狗脊 12g，制草乌 9g，芥子 9g）。此方乃理气固腰汤加减而来，方中桃仁、红花活血化瘀止痛；延胡索、川楝子同入肝经，行气活血止痛；青皮、陈皮、制香附理气化痰通络；制草乌有大毒，在《中华人民共和国药典》中的剂量为 1.5～3g，但石老的常用剂量为 3～9g，且根据病情的轻重、病程的长短、结合患者的身体素质、心肝肾功能决定制草乌的用量，大剂量使用时选择制草乌、制川乌其中一种，且需先煎、久煎，在病情缓解时，及时减量或停药，以防药物中毒；黄芪、当归益气健脾、养血补血；狗脊、川牛膝、杜仲补肝肾、强筋骨；地龙、蜈蚣搜风通经活络；秦艽祛风湿、通经络；白芍、炙甘草（芍药甘草汤）缓急止痛。

温肾强腰汤

【药物组成】麻黄 6g，桂枝 6g，制川乌 9g^{（先煎）}，制草乌 9g^{（先煎）}，细辛 5g，白芷 6g，地龙 12g，威灵仙 15g，泽漆 9g，红花 6g，狗脊 12g，青皮 6g，陈皮 6g。

【功能主治】祛风除湿，散寒通络。适用于风寒痹阻型腰椎间盘突出症。

【用量用法】水煎服，日一剂，早晚分服。

【**出处**】闻国伟，吴军豪. 石氏温经强腰汤治疗寒湿痹阻型腰椎间盘突出症 66 例 [J]. 中成药，2016，38（6）：1241-1243.

【**方解**】本方为国医大师石仰山教授治疗腰椎间盘突出症的经验方。石老认为腰椎间盘突出症发生的本质是正气不足，病机是本虚标实，以肝、脾、肾亏虚为本，风寒湿侵袭、外伤、劳损等原因所致气血运行不畅、痰湿凝聚、痹阻经脉为标。方中桂枝、麻黄辛温散寒、温阳通络解肌；制川乌、制草乌祛风除湿、温经止痛，二药相伍温通之力剧增，再合细辛散寒止痛。制草乌有大毒，在《中华人民共和国药典》中的剂量为 1.5～3g，但石老的常用剂量为 3～9g，且根据病情的轻重、病程的长短、结合患者的身体素质、心肝肾功能决定制草乌的用量，大剂量使用时选择制草乌、制川乌其中一种，且需先煎、久煎，在病情缓解时，及时减量或停药，以防药物中毒；威灵仙、白芷祛风除湿止痛；地龙搜风通络止痛；青皮、陈皮行气止痛；狗脊补益肝肾；泽漆活血通利；红花活血化瘀。

逐痰通络汤

【**药物组成**】牛蒡子 9g，僵蚕 9g，芥子 9g，地龙 9g，泽漆 9g，制天南星 9g，金雀根 15g，丹参 12g，当归 9g，川牛膝 12g，甘草 6g。

【**功能主治**】化痰散结，活血通络。适用于痰瘀阻络型腰椎间盘突出症。

【**用量用法**】水煎服，日一剂，早晚分服。

【**出处**】王拥军，沈培芝，石印玉，等. 逐痰通络汤对腰椎间盘突出模型的利水消炎作用[J]. 中医正骨，1999，11（06）：6-7+63.

【**方解**】本方为国医大师石仰山教授治疗腰椎间盘突出症的经验方。方中牛蒡子、僵蚕、芥子、制天南星配伍化痰散结通络，善搜筋络顽疾浊邪；丹参、当归养血活血，对于血瘀型痹证尤佳；川牛膝补肝肾、强筋骨，兼引药下行；地龙搜风通络止痛；泽漆活血通利；金雀根活血通络；甘草调和诸药。

益气养经汤

【**药物组成**】黄芪 60g，当归 9g，赤芍 12g，地龙 9g，川芎 12g，桃仁 9g，红花 6g，牛膝 15g，肉桂 6g。

【**功能主治**】益气活血，通络止痛。适用于气虚血瘀型腰椎间盘突出症。

【**用量用法**】水煎服，日一剂，早晚分服。

【**出处**】邱德华，蔡奇文. 国医大师石仰山[M]. 北京：中国医药科技出版社，2015.

【方解】本方为国医大师石仰山教授治疗腰椎间盘突出症的经验方。方中黄芪益气健脾以生血；当归、赤芍、川芎、桃仁、红花养血活血化瘀；地龙搜风通络止痛；牛膝补益肝肾兼引药下行；《日华子本草》谓肉桂：治一切风气，补五劳七伤，通九窍，利关节，益精，明目，暖腰膝，破痃癖癥瘕，消瘀血，治风痹骨节挛缩，续筋骨，生肌肉。

益肾健腰汤

【药物组成】淫羊藿 12g，补骨脂 12g，菟丝子 12g，山茱萸 12g，生地黄 12g，熟地黄 12g，桑寄生 12g，狗脊 12g，杜仲 12g，当归 9g，陈皮 6g，独活 9g。

【功能主治】益肾健腰，和络息痛。适用于肝肾亏虚型腰椎间盘突出症。

【用量用法】水煎服，日一剂，早晚分服。

【出处】江建春，吴军豪. 石氏伤科诊治腰椎间盘突出症经验探讨[J]. 中医正骨，2020，32（07）：38-40.

【方解】本方为国医大师石仰山教授治疗腰椎间盘突出症的经验方。《医学入门》谓淫羊藿："补肾虚，助阳……偏风手足不遂，四肢皮肤不仁。"熟地黄、补骨脂、菟丝子、山茱萸、桑寄生、狗脊、杜仲肝肾同补，强筋健骨以壮腰脊；生地黄、当归养血生津；陈皮行气止痛，以防大量补益药物滋腻脾胃；独活祛风除湿，善祛下半身之风湿。

调中保元汤

【药物组成】党参 12g，黄芪 15g，白术 12g，熟地黄 12g，山药 12g，山茱萸 12g，续断 12g，补骨脂 12g，枸杞子 12g，龟甲 12g，鹿角胶 12g，陈皮 6g，茯苓 12g，甘草 6g。

【功能主治】健脾胃，益气血，补肝肾，壮筋骨。适用于肝肾亏虚型腰椎间盘突出症。

【用量用法】水煎服，日一剂，早晚分服。

【出处】江建春，吴军豪. 石氏伤科诊治腰椎间盘突出症经验探讨[J]. 中医正骨，2020，32（07）：38-40.

【方解】本方为国医大师石仰山教授治疗腰椎间盘突出症的经验方。方中党参、黄芪、白术、山药、茯苓益气健脾，以健脾固肾；熟地黄、山茱萸、续断、补骨脂、枸杞子、鹿角胶、龟甲补益肝肾、强筋健骨；陈皮行气止痛，以防大量补益药物滋腻脾胃；甘草调和诸药。

寒痉汤加减

【药物组成】 干姜 10g，桂枝 10g，细辛 6g，麻黄 4g，生姜 5 片，大枣 6 枚，炙甘草 10g，炮附片 12g（先煎），黄芪 15g，盐杜仲 15g，巴戟天 15g，肉苁蓉 15g，菟丝子 15g，鹿角胶 15g（烊化）。

【功能主治】 温阳散寒。适用于阳虚寒凝型腰椎间盘突出症。

【用量用法】 水煎服，日一剂，早晚分服。加辅汗三法。

【出处】 韩晓清，白仲艳，杨阳. 李士懋运用寒痉汤治疗寒证痿痹经验[J]. 中医杂志，2017，58（21）：1815-1817.

【方解】 本方为国医大师李士懋教授治疗腰椎间盘突出症的经验方。李老自拟寒痉汤，只要辨证是寒凝型痿痹，即可加减使用，药物组成：桂枝 10～12g，炙麻黄 6～12g，生姜 6～15g，大枣 3～10 枚，炮附子 6～15g（先煎），细辛 3～10g，炙甘草 6～10g，全蝎 2～10g，蜈蚣 1～20 条。临床辨证中的权重划分按痉脉、疼痛、恶寒为三大要点应用寒痉汤。阳虚寒凝型腰椎间盘突出症，在运用寒痉汤解寒凝的基础上还应加用温阳之品。方中干姜、炮附片、巴戟天、肉苁蓉、菟丝子、鹿角胶等温补肾阳；桂枝、细辛、麻黄散风寒解寒凝；黄芪益气健脾，鹿角胶补血，相伍以气血双补；盐杜仲补肝肾；生姜、大枣顾护脾胃；炙甘草调和诸药。李老用汗法治疗寒凝型痹病时，常配合辅汗三法（即啜热粥，或多饮暖水；温覆；温服和连服，即每隔二三小时服一次，连续服药，直至正汗出乃止）。无此三法，虽用汗剂，亦未必发汗。

当归四逆汤合大补阴丸

【药物组成】 当归 10g，桂枝 10g，白芍 10g，细辛 3g，甘草 6g，通草 6g，大枣 3 枚，龟甲 10g（先煎），熟地黄 10g，知母 10g，黄柏 10g。

【功能主治】 滋补肝肾，养血散寒通脉。适用于肝肾阴阳两虚，寒凝经脉型腰椎间盘突出症。

【用量用法】 水煎服，日一剂，早晚分服。

【出处】 易健兰，吴向武，伍建光. 伍炳彩经方治疗腰痛验案 2 则[J]. 江西中医药，2017，48（03）：36-37.

【方解】 本方为国医大师伍炳彩教授治疗腰椎间盘突出症的经验方。伍老认为，痹证的治疗主要以祛邪通络为基本原则，治风宜重视养血活血；治寒宜结合温阳补火；治湿宜结合健脾益气。久痹正虚者，应重视扶正，补肝肾、益气血是常用之法。伍老常用当归四逆汤合大补阴丸治疗肝肾阴阳两虚、寒凝经脉型腰痛，效果显著。当归四逆汤《伤寒论》原文第 351 条："手足厥寒，脉细欲绝者，当归四逆汤主之。"治疗血虚寒凝证，此方乃桂枝汤去生姜，倍大枣，加当归、通草、细辛组成，当归补血活血，桂枝温经散寒通脉；白芍养血活血，助当归补益营血，细辛温经散寒凝，助桂枝增强散寒之功；通草通经脉，助血行，大枣、甘草益气健脾、补益气血；大补阴丸出自朱丹溪的《丹溪心法》，方中熟地黄、龟甲滋阴潜阳，壮水制火以培本，黄柏、知母清肺热、制肾水。

补肾壮阳通络汤

【药物组成】淫羊藿（仙灵脾）10g，巴戟天10g，狗脊10g，杜仲10g，牛膝10g，续断10g，乌药10g，松节10g，当归13g。

【功能主治】补肾壮阳，散寒蠲痹。适用于肾虚寒湿血瘀引起的腰椎间盘突出症。

【用量用法】水煎服，日一剂，早晚分服。

【出处】赵翠霞，阿衣努尔·木合买提巴克. 沈宝藩名老中医辨证论治老年腰痛的经验[J]. 陕西中医，2017，38（07）：949-950.

【方解】本方为国医大师沈宝藩教授治疗腰椎间盘突出症的经验方。沈老认为老年人腰痛常见疾病诸多，其主要病因病机是肾虚为之本，风寒湿之外邪侵袭或外伤，且与中医体质密切相关为标，治疗应取用补肾为先、温通为主的标本兼治法。方中淫羊藿（仙灵脾）、巴戟天、狗脊补肾壮阳、祛风散寒；牛膝、杜仲、续断补肝肾、强筋骨，牛膝兼化瘀通血脉；当归养血祛风，活血通络，乃"治风先治血，血行风自灭"之意；乌药行气止痛，温肾散寒；松节祛风燥湿，活血通络。沈老临证时，风湿性脊柱炎、强直性脊柱炎、腰肌劳损寒湿重者，酌加细辛、附子、独活、桑寄生、千年健等；腰闪扭伤、腰椎间盘病变、腰椎骨质增生偏于瘀血痹阻者，加乳香、没药、鸡血藤、桃仁、红花等；骨质疏松症或肾病偏于肾阳虚者酌加仙茅、肉桂、肉苁蓉、鹿角胶、枸杞子等；偏于肾阴虚者原方去淫羊藿（仙灵脾）、巴戟天、狗脊、松节等温热之品，选加滋阴养血通络药，如生地黄、熟地黄、白芍、玄参、山茱萸、枸杞子、鸡血藤等。

腰突散

【药物组成】

腰突散Ⅰ号（蜈蚣、全蝎、地龙、土鳖虫、水蛭、枳壳、木香、延胡索、冰片、三棱等，（原方无具体用量）

腰突散Ⅱ号（蜈蚣、全蝎、地龙、土鳖虫、肉桂、枳壳、木香、延胡索、冰片、三棱等，（原方无具体用量）

【功能主治】行气活血，破积散结，疏通经络。适用于瘀浊积聚型腰椎间盘突出症。

【用量用法】研末内服。

【出处】侯为林. 丁锷运用虫类药物治疗骨伤科疑难病证经验[J]. 安徽中医学院学报，2011，30（05）：48-50.

【方解】本方为全国名中医丁锷教授治疗腰椎间盘突出症的经验方。丁老认为腰椎间盘突出症的主要病机是瘀浊积聚，阻滞经络，不通作痛。故发病之初、症状严重时宜行气活血、破积散结、疏通经络为主，丁老自拟"腰突散Ⅰ号"。方中以水蛭为君药，破积为主，全蝎、地龙、土鳖虫大量虫类药物通络化瘀，增强水蛭的化瘀散结之力，经络畅通而痛止；枳壳、木香、延胡索、冰片行气止痛，气行则血行，通则不痛；三棱活血化瘀，待腰椎疼痛程度减轻，瘀积减退，改服"腰突散Ⅱ号"方，此方是将"腰突散Ⅰ号"中的水蛭更为肉桂乃成，虽一味药之差，但其义迥然，方中以肉桂为君药，意在化瘀，肉桂辛甘大热，血得热则行，得寒则凝，善行血中之滞，温通化瘀，促进血液循环。

自拟脊柱Ⅱ号方

【药物组成】川芎 10g，白芍 12g，延胡索（元胡）10g，牛膝 10g，狗脊 12g，独活 10g，酒大黄（酒军）6g，三七粉 3g[冲服]。

【功能主治】活血化瘀，通络止痛。适用于血瘀气滞，脉络闭阻所致腰椎间盘突出症。

【用量用法】水煎服，日一剂，早晚分服。

【出处】于栋，张军，唐东昕. 孙树椿治疗腰椎间盘突出症经验[J]. 中国中医骨伤科杂志，2007，12（15）：65.

【方解】本方为全国名中医孙树椿教授治疗腰椎间盘突出症的经验方。方中川芎、延胡索（元胡）行气活血止痛；白芍养血敛阴、柔肝止痛，加强活血化瘀、行气止痛之功；牛膝、狗脊补肝肾、强腰膝；狗脊配伍独活又可祛风湿、通痹止痛；酒大黄破积滞、泻热毒、行瘀血，加强活血化瘀；三七活血化瘀止痛，祛除在经之瘀血，通则不痛。

祛痹通络方

【药物组成】羌活 20g，狗脊 20g，黄芪 20g，熟地黄 20g，川续断 20g，乌梢蛇 15g，蜈蚣 3 条，制马钱子 1.5g[先煎]，甘草 10g。

【功能主治】祛风胜湿，补益肝肾，通络止痛。适用于腰椎间盘突出症。

【用量用法】水煎服，日一剂，早晚分服。

【出处】崔炎，张榜，韩丽丽. 崔公让自拟祛痹通络方治疗腰椎间盘突出症[J]. 辽宁中医杂志，2011，38（08）：1510-1511.

【方解】本方为全国老中医药专家学术经验继承工作指导老师崔公让教授治疗腰椎间盘突出症的经验方。崔老认为腰椎间盘突出症病变以正虚为本，邪实为标。多因外感风寒湿邪，内有痰瘀阻滞脉络，外邪与痰浊瘀血互为影响，使筋骨、关节气血运行不畅，而致关节疼痛、肌肉酸胀、筋脉挛急。故治疗时应注重"通""补"二字，始终贯穿益肾活血通络的原则。崔老自拟祛痹通络方治疗腰椎间盘突出症取得了良好疗效。方中羌活祛风湿、止痹痛；狗脊、川续断、熟地黄滋补肝肾、强筋健骨，狗脊还可散风寒湿邪、通利关节，川续断兼可活血化瘀。黄芪补益中气；虫类药物乌梢蛇、蜈蚣搜风通络止痛；张锡纯《医学衷中参西录》有"马钱子……其毒甚烈，而其开通经络，通达关节之力，实远胜于他药也"。现代药理研究证实，马钱子有兴奋脊髓神经、减轻髓核损伤、镇痛抗炎、抗血小板聚集和血栓形成的作用。因此，马钱子在腰椎间盘突出症中应用中配伍乌梢蛇、蜈蚣虫类药物搜剔窜透，疗效显著。崔老常用经过严格炮制后的制马钱子剂量为1.5～2g。甘草调和诸药。崔老将腰椎间盘突出症的证型大致分为寒湿阻络型、肾虚络阻型。对于寒湿络阻型常用祛痹通络方加减，寒邪偏盛加麻黄、细辛、制附片；湿邪偏盛加萆薢、防己、薏苡仁等。肾虚络阻型常用祛痹通络方加减，肾阴虚明显者加用黄精、玉竹、制附片；肾阳虚者加用仙茅、补骨脂；腰痛明显者加用当归、生地黄、水蛭等。

缓急舒痹汤加味

【药物组成】白芍30g，甘草10g，威灵仙20g，薏苡仁30g，苏木12g，葛根30g，蜈蚣2条，山慈菇9g，黄芪30g，全蝎6g，川牛膝15g。

【功能主治】舒督解痉，活血补肾。适用于督脉瘀滞、肾虚血瘀型腰椎间盘突出症。

【用量用法】水煎服，日一剂，早晚分服。

【出处】李斌，唐今扬，周彩云，等. 房定亚运用芍药甘草汤治疗风湿性疾病经验[J]. 中国中医药信息杂志，2015，22（11）：100-101.

【方解】本方为全国老中医药专家学术经验继承工作指导老师房定亚教授治疗腰椎间盘突出症的经验方。房老治疗早期骨性关节炎时常用血府逐瘀汤或身痛逐瘀汤加减治疗，对于中期骨性关节炎者，出现颈腰椎退变，局部压痛，或现压迫神经症状者，房老以芍药甘草汤为基础创设的缓急舒痹汤（白芍30g，甘草10g，威灵仙12g，薏苡仁30g，羌活10g，苏木12g），临床疗效显著。方中白芍、甘草（芍药甘草汤）缓急止痛，又可防威灵仙等祛风湿类药物伤阴耗血，现代药理研究表明，该方具有抗炎镇痛、缓解痉挛、调节免疫等作用；威灵仙祛风除湿、通痹止痛；苏木、川牛膝活血化瘀、消肿止痛；薏苡仁、黄芪益气健脾、除痹止痛；葛根解痉止痛；全蝎、蜈蚣等虫类血肉有情之品，搜风通络止痛；山慈菇消肿散结。

圣愈汤合身痛逐瘀汤加减

【药物组成】炙黄芪 9g，党参 12g，当归 9g，白芍 12g，生地黄 9g，大川芎 12g，柴胡 9g，桃仁 9g，红花 9g，乳香 9g，羌活 9g，秦艽 9g，制香附 12g，川牛膝 12g，广地龙 6g，炙甘草 6g，大蜈蚣 3g，大腹皮 18g，淫羊藿 12g，巴戟天 12g，广郁金 12g，车前子 18g，车前草 18g，首乌藤（夜交藤）18g。

【功能主治】活血祛瘀，通痹止痛。适用于气血瘀滞，经脉痹阻型腰椎间盘突出症。

【用量用法】水煎服，日一剂，早晚分服。

【出处】许金海，莫文，叶洁，等. 施杞教授从痹论治腰椎间盘突出症验案举隅[J]. 辽宁中医药大学学报，2012，14（09）：74-77.

【方解】本方为国医大师施杞教授治疗腰椎间盘突出症的经验方。施老在继承发扬石氏伤科思想的基础上，对腰椎间盘突出症总结出"以气为主，以血为先，痰瘀兼顾，肝脾肾同治"的辨证理论，并确立了以益气化瘀补肾法为主的治疗理念。方中炙黄芪、党参益气健脾、补益中气；当归、白芍、生地黄养血补血和营，上药相伍以气血同治；白芍、炙甘草（芍药甘草汤）调和诸药。现代药理研究表明，芍药甘草汤具有抗炎镇痛、缓解痉挛、调节免疫等作用。大川芎、桃仁、红花、乳香行气活血、化瘀止痛；羌活、秦艽祛风除湿、散寒通络。羌活善祛上半身风寒湿邪。秦艽为风中润剂，对于风湿痹痛无论新久均可应用；朱良春认为："痹证迁延日久，邪气久羁，深入骨骱经隧，气血凝滞不行，变生痰湿瘀浊，经络闭塞不通，非草木之品所能宣达，必借虫蚁之类搜剔窜透，方能使浊去凝开，血气通和，经行络通，邪除正复。"施老在治疗久痹、顽痹也善用虫类药物治疗，广地龙、大蜈蚣搜风剔邪、通络散结止痛。《本草汇言》云："凡藤蔓之属，藤枝攀绕，性能多变，皆可通经入络。"施老善用藤类药物治痹，方中首乌藤舒筋活络，祛风通痹，引药直达病所；川牛膝逐瘀通经、通痹止痛；淫羊藿、巴戟天补肾温阳；柴胡、广郁金、制香附疏肝解郁、行气和胃；车前子、车前草、大腹皮清热解毒、利尿通淋；炙甘草调和诸药。

圣愈汤合独活寄生汤加减

【药物组成】炙黄芪 9g，党参 12g，当归 9g，白芍 12g，熟地黄 12g，川芎 12g，柴胡 9g，白术 9g，独活 9g，桑寄生 12g，秦艽 9g，防风 12g，桂枝 9g，茯苓 15g，杜仲 12g，川牛膝 12g，炙甘草 6g，淫羊藿 12g，仙茅 12g，肥知母 9g，首乌藤 18g，制香附 12g，八月札 12g，香谷芽 12g。

【功能主治】益气和血，补益肝肾。适用于气血两亏，肝肾不足，经脉失畅型腰椎间盘突出症。

【用量用法】水煎服，日一剂，早晚分服。

【出处】许金海，莫文，叶洁，等. 施杞教授从痹论治腰椎间盘突出症验案举隅[J]. 辽宁中医药大学学报，2012，14（09）：74-77.

【方解】本方为国医大师施杞教授治疗腰椎间盘突出症的经验方。方中炙黄芪、党参、白术、茯苓乃四君子汤方组成益气健脾、补益中气；当归、白芍、熟地黄养血补血和营，川芎行气活血，上药相伍以气血同治；白芍、炙甘草（芍药甘草汤）调和诸药。现代药理研究表明，芍药甘草汤具有抗炎镇痛、缓解痉挛、调节免疫等作用。独活、秦艽、防风祛风除湿、散寒通络。《黄帝内经》有云："痹者，闭也。"施老善用热性药物以宣痹通络。方中用桂枝温通经脉。独活善祛下半身风寒湿邪。秦艽为风中润剂，对于风湿痹痛无论新久均可应用；《本草汇言》云："凡藤蔓之属，藤枝攀绕，性能多变，皆可通经入络。"施老善用藤类药物治痹，方中首乌藤舒筋活络，祛风通痹，引药直达病所；川牛膝逐瘀通经、通痹止痛；淫羊藿补肾温阳；柴胡、八月札、制香附疏肝解郁、行气和胃；桑寄生、杜仲、淫羊藿、仙茅补益肝肾、强筋健骨以治本；肥知母滋阴清热，以防祛风湿类药物苦燥伤阴；施老治痹善顾护胃气，方中用香谷芽消食和胃；炙甘草调和诸药。

温肾宣痹汤加减

【药物组成】生黄芪 25g，党参 20g，熟地黄 12g，川牛膝 10g，附片 10g^(先煎)，葛根 20g，鸡血藤 15g，青风藤 10g，白芍 10g，狗脊 10g，巴戟天 10g，泽泻 12g，全当归 12g，川芎 10g，天麻 6g，炙地龙 10g，茯苓 12g，炒白术 10g，生甘草 10g。

【功能主治】温肾宣痹，补益气血。适用于脾肾两虚型腰椎间盘突出症。

【用量用法】水煎服，日一剂，早晚分服。

【出处】魏学东. 诸方受：温肾宣痹治腰突[N]. 中国中医药报，2014-12-22（004）.

【方解】本方为全国老中医药专家学术经验继承工作指导老师诸方受教授治疗腰椎间盘突出症的经验方。诸老根据临床多年实践经验，创制出温肾宣痹汤，以此方为主，加减化裁以治疗腰椎间盘突出症，方中附片、狗脊、巴戟天补肾助阳、散寒止痛，诸老治疗痹证注重温补，认为人身气血津液之所以流畅不息，全赖一身阳气的温煦推动，《本草汇言》云："附子回阳气，散阴寒，逐冷痰，通关节之猛药也。"张元素谓：附子与白术为伍，乃除寒湿之圣药，配伍以温阳散寒除湿。《神农本草经》谓狗脊"主腰背强，机关缓急，周痹寒湿，膝痛。颇利老人"。《本草汇言》云："凡藤蔓之属，藤枝攀绕，性能多变，皆可通经入络。"方中鸡血藤、青风藤舒筋活络止痛，鸡血藤兼能补血活血，青风藤现代药理研究证实止痛效果佳；白芍、生甘草（芍药甘草汤）缓急止痛，现代药理研究表明，此方具有抗炎镇痛、缓解痉挛、调节免疫等作用；生黄芪、党参、泽泻、茯苓、炒白术益气健脾、利水渗湿，又可防温补太过；熟地黄、全当归、川芎、白芍合四物汤方组成，以补血养血；葛根解痉止痛，腰椎间盘突出患者多腰脊疼痛，为太阳经循行部位，葛根可入太阳经引药直达病所驱散寒邪；天麻祛风通络止痛；川牛膝逐瘀通经、通利关节；炙地龙搜风通络、通经止痛，现代药理证实具有镇痛作用；生甘草调和诸药。

疏风蠲痹汤加减

【药物组成】独活 10g，五加皮 10g，桑枝 10g，川续断 10g，桑寄生 12g，川牛膝 10g，炙乳香 10g，鸡血藤 12g，雷公藤 10g$^{（同煎）}$，蜈蚣 2 条，白术 10g，茯苓 12g，甘草 10g。

【功能主治】祛风散寒，温经通络。适用于风寒湿痹型腰椎间盘突出症。

【用量用法】水煎服，日一剂，早晚分服。

【出处】魏学东. 诸方受教授治疗腰椎间盘突出症的临床经验[J]. 中国中医骨伤科杂志，2010，18（09）：60-61.

【方解】本方为全国老中医药专家学术经验继承工作指导老师诸方受教授治疗腰椎间盘突出症的经验方。《黄帝内经·素问·痹痛论》曰："风寒湿三气杂至，合而为痹也，其风气胜者为行痹，寒气胜者为痛痹，湿气胜者为着痹。"多见于中年人，方中独活、五加皮祛风除湿、通络止痛，独活善祛下半身风寒湿邪气；桑枝温通经脉、通利关节；川续断、桑寄生、川牛膝补益肝肾、强筋健骨，川牛膝兼能活血化瘀、引药下行；《本草汇言》云："凡藤蔓之属，藤枝攀绕，性能多变，皆可通经入络。"鸡血藤、雷公藤通经活络、通利关节，鸡血藤兼能补血活血。雷公藤有毒，在使用时常需先煎、久煎，不宜久服，若需久服，常需定期复查肝肾功。但诸老在使用中常同煎，使用过程中未见明显不良反应；炙乳香化瘀止痛；叶天士《临证指南医案》中言："初为气结在经，久则血伤入络，辄仗蠕动之物，松透病根。"蜈蚣搜风通络止痛；白术、茯苓、甘草益气健脾、利水渗湿，甘草兼能以缓急之力降低雷公藤的毒性；甘草调和诸药。

消痰化瘀饮

【药物组成】当归 10g，鸡血藤 10g，丹参 10g，泽兰 10g，川牛膝 10g，降香 10g，制南星 10g，牛蒡子 10g，独活 10g，茯苓 10g，白术 10g，雷公藤 10g$^{（同煎）}$，生甘草 10g。

【功能主治】破瘀化痰，除湿通络。适用于痰湿瘀结型腰椎间盘突出症。

【用量用法】水煎服，日一剂，早晚分服。

【出处】魏学东. 诸方受教授治疗腰椎间盘突出症的临床经验[J]. 中国中医骨伤科杂志，2010，18（09）：60-61.

【方解】本方为全国老中医药专家学术经验继承工作指导老师诸方受教授治疗腰椎间盘突出症的经验方。《金匮翼》记载："瘀血腰痛者，闪挫及强力举重得之。盖腰者，一身之要，屈伸俯仰，无不由之。若一有损伤，则血脉凝涩，经络壅滞，令人卒痛不能转侧。"多见于青壮年，以外伤导致者多见，方中当归、鸡血藤补血活血、化瘀止痛；丹参、泽兰化瘀通络止痛；川牛膝逐瘀通经、通利关节；降香行气活血止痛。以上药物虽以化瘀为主，但泻中有补，使祛瘀而不伤正；制南星、牛蒡子疏风化痰；独活祛风湿、通经活络，独活善祛下半身风寒湿邪；茯苓、白术益气健脾、利水渗湿以固脾土；雷公藤祛湿通络，生甘草兼能以缓急之力降低雷公藤的毒性。雷公藤有毒，在使用时常需先煎、久煎，不宜久服，若需久服，常需定期复查肝肾功。但诸老在使用中常同煎，使用过程中未见明显不良反应。生甘草调和诸药。

活血壮骨方加减

【药物组成】川牛膝 12g，三七 15g，丹参 15g，延胡索 15g，三棱 10g，莪术 10g，杜仲 15g，狗脊 15g，续断 15g，骨碎补 20g，石菖蒲 6g，鸡血藤 20g，甘草 6g。

【功能主治】活血化瘀止痛，补肾壮骨强腰。适用于气滞血瘀型腰椎间盘突出症。

【用量用法】水煎服，日一剂，早晚分服。

【出处】魏亚新，龚颖，刘德果，等. 孙达武治疗腰椎间盘突出症经验[J]. 湖南中医杂志，2017，33（05）：32-33.

【方解】本方为全国老中医药专家学术经验继承工作指导老师孙达武教授治疗腰椎间盘突出症的经验方。孙老认为腰椎间盘突出症以气滞血瘀、肝肾亏虚为主要病机，治以活血化瘀、补肾壮骨为主，自拟活血壮骨方加减治疗。方中川牛膝、杜仲、狗脊、续断、骨碎补补益肝肾、强筋健骨以固本；三七、丹参、延胡索、三棱、莪术活血化瘀、通经止痛，孙老认为麻木症状重者乃是瘀血日久所致，初起用三棱、莪术等破血化瘀之品加强化瘀之力，待症状缓解后，可替换为乳香、没药各 10g；石菖蒲化湿和胃，防止药性过猛伤及脾胃。鸡血藤舒筋活络止痛。孙老临证时认为石菖蒲芳香开窍、鸡血藤活血通经活络，改善微循环，是孙老常用药对。甘草调和诸药。同时保留活血壮骨方两煎后的药渣，久煎第 3 次，煎成小半盆熏洗液，脱去衣物于熏洗床上用蒸气熏洗腰背（注意保暖），待熏洗液温度下降，充分浸泡干净毛巾，拧至干湿度以稍微用力方可拧出液体为宜，趁热置于腰部疼痛部位，温度降低后更换两次，内外合治以促恢复。

栀黄止痛散

【**药物组成**】栀子，大黄，乳香，没药，姜黄，黄柏，木香，赤小豆，赤芍，白芷，白蔹，麝香，冰片。（原方无具体用量）

【**功能主治**】化瘀通脉，消肿散结，解痉止痛。适用于腰椎间盘突出症急性发作期，尤其是湿热瘀阻型腰椎间盘突出症。

【**用量用法**】使用蜂蜜调匀后敷于纱布上，贴于腰部，每12h换药1次。

【**出处**】杨彬，王宏坤. 王宏坤手法配合外敷栀黄止痛散治疗腰椎间盘突出症80例[J]. 中国中医药现代远程教育，2015，13（04）：29-30.

【**方解**】本方为全国老中医药专家学术经验继承工作指导老师王宏坤教授治疗腰椎间盘突出症的经验方。栀黄止痛散是王老多年的经验方。方中栀子清热消肿，大黄破瘀通脉；乳香、没药行气活血、化瘀止痛；姜黄破血通经；黄柏清热燥湿、消肿止痛；木香、赤小豆、赤芍、白芷、白蔹行气化瘀止痛、利水消肿；麝香、冰片开窍通络、引药直达病所。同时配合整脊手法，将手法与药物治疗相结合，扩大治疗范围，增强治疗效果。

活血益气温经汤

【**药物组成**】黄芪30g，党参15g，当归10g，川续断12g，苍术10g，红花5g，桃仁6g，全蝎10g，僵蚕10g，独活12g，秦艽10g，桑寄生12g，香附15g，威灵仙10g，柴胡10g，甘草3g。

【**功能主治**】益气活血化瘀。适用于气虚血瘀型腰椎间盘突出症。

【**用量用法**】水煎服，日一剂，早晚分服。

【**出处**】王少纯，周英杰. 郭维淮教授运用活血益气通经汤治疗腰椎间盘突出症的经验[J]. 中医正骨，2015，27（11）：75-77.

【**方解**】本方为全国中医药杰出贡献奖获得者郭维淮教授治疗腰椎间盘突出症的经验方。郭老认为腰椎间盘突出症是以肝肾亏虚为内因，外受风、寒、湿邪侵袭所致，经络不通，"不通则痛""不荣则痛"，强调祛邪扶正。郭老认为腰椎间盘突出症的病因乃肝肾气血亏虚不足，无力推动血液运行，血停留而为瘀，故方中用黄芪、党参以益气健脾，补益元气，气行则血行，使元气畅，则瘀滞行而经络通；红花、桃仁、当归活血化瘀止痛、祛瘀消肿，郭老常用桃仁、红花等活血化瘀类药物，而非破血化瘀之品，因其药性峻猛、大多有毒，且易耗气伤血，伤人正气；王清任曰："气无形不能结块，结块者，必有形之血也，血受寒，则凝结成块，血受热则煎熬成块。"腰椎间盘突出症患者感受外邪或劳累、挫伤后均会有气的运行不畅，邪气与血结而为瘀，痹阻不去，日久则会气滞血瘀，引发诸症，郭老在组方时强调对气机调理，常在活血化瘀药物中加入调畅气机药物，方中柴胡、香附的应用便是如此，同时作为引经药物，引药直达病所；川续断、桑寄生祛风湿、补肝肾、强筋骨；独活、秦艽、威灵仙祛风除湿、通痹止痛，独活善祛下半身风、寒、湿邪，威灵仙走而不守，通行十二经络，善治骨痹，秦艽为风中润剂，对于风湿痹痛无论新久均可应用；同时郭老认为腰椎间盘突出症后期气滞痰凝、痰瘀闭阻尤为广泛，乃用苍术、全蝎、僵蚕燥湿化痰、搜风通络止痛；甘草调和诸药。现代药理研究证明，活血益气温经汤可明显改善腰部血液循环，清除炎性代谢物质，解除炎症，减缓因腰椎间盘受压引起的炎性肿胀，有利于椎间盘的复位。

治疗腰椎间盘突出症经验方 1（原方无方名）

【**药物组成**】生黄芪 45g，当归 12g，赤芍 12g，川芎 9g，桃仁 12g，红花 6g，地龙 12g，白芍 12g，甘草 6g，川牛膝 12g，夏枯草 15g，泽漆 9g，泽泻 9g，虎杖 9g，三棱 9g。

【**功能主治**】益气养经，活血化痰通络。适用于气血不足、痰瘀阻络型腰椎间盘突出症。

【**用量用法**】水煎服，日一剂，早晚分服。

【**出处**】俞秋纬，邱得华，李浩钢，等. 石仰山论治骨伤科疾病痛症的临证特色 [J]. 上海中医药杂志，2012，46（01）：4-6.

【**方解**】本方为国医大师石仰山教授治疗腰椎间盘突出症的经验方。石老认为骨伤科疾病痛症的主要病机是瘀血内停、痰湿阻络和痰瘀交阻，但临床在辨证过程中需结合患者的体质、发病的缓急等结合治疗，不可拘泥。《本草新编》中谓："夫黄芪乃补气之圣药，如何补血独效。盖气无形，血则有形。有形不能速生，必得无形之气以生之。黄芪用之于当归之中，自能助之以生血也。夫当归原能生血，何藉黄芪，不知血药生血其功缓，气药生血其功速，况气分血分之药，合而相同，则血得气而速生，又何疑哉。或疑血得气而生，少用黄芪足矣，即不少用，与当归平用亦得，何故补血汤中反少用当归而倍用黄芪？不知补血之汤，名虽补血，其实单补气也。"很好地解释了石老在治疗气血不足型痹病时重用黄芪，加用当归的缘由，使气旺血行；赤芍、川芎、桃仁、红花、虎杖、三棱以活血化瘀，一是解决因虚致瘀的问题，二是补血而不留瘀；地龙通络解痉止痛，缓解下肢压迫神经疼痛感；白芍、甘草（芍药甘草汤）以柔肝舒筋、缓急止痛；《本草正义》谓川牛膝"用之于肩背手臂，疏通脉络，流利关节""腰为肾之府"以补肝肾、化瘀通络；夏枯草、泽泻、泽漆以散结利水消肿，消除神经根的充血性水肿。

治疗腰椎间盘突出症经验方 2（原方无方名）

【**药物组成**】熟地黄 30g，鹿角霜 20g，肉苁蓉 15g，淫羊藿（仙灵脾）15g，熟附片 10g^{（先煎）}，山茱萸 20g，枸杞子 15g，鸡血藤 20g，骨碎补 15g，川杜仲 20g，紫丹参 15g，淮山药 15g，广陈皮 15g。

【功能主治】补肾通督。适用于肾虚夹瘀型腰椎间盘突出症。

【用量用法】上药水煎，取汁 300ml，每天 150ml，2 次口服。连续服用 1 个月，嘱患者注意卧床休息，避免腰部负重及适当进行腰腿部锻炼。

【出处】潘贵超，赵长伟，赵文海. 运用刘柏龄教授的补肾通督法治疗腰椎间盘突出症的临床研究[J]. 中国社区医师，2018，34（34）：100-101.

【方解】本方为国医大师刘柏龄教授治疗腰椎间盘突出症的经验方。刘老根据《诸病源候论》记载"肾经虚损，风冷乘之，故腰痛也"，认为本病病位主要在肾，治疗应以调理肾脏为主。方中熟地黄补益肾精、填精益髓，阴阳互根，于阴中求阳之意；鹿角霜、肉苁蓉、淫羊藿（仙灵脾）、熟附片温肾阳，散寒邪；山茱萸、枸杞子肝肾同补；鸡血藤补血活血，紫丹参活血通络，二药相伍祛瘀而不伤正气；骨碎补、川杜仲补肝肾、强腰膝；淮山药、广陈皮益气健脾。全方在补肾的同时，辅以健脾，以先后天并补。此方尤以肾虚、血瘀为佳，是以"治肾亦治骨"的学术思想为主的诊治方法。

治疗腰椎间盘突出症经验方 3（原方无方名）

【药物组成】枳壳 20g，牛膝 20g，赤芍 15g，桃仁 15g，红花 15g，地龙 10g，木通 10g，土鳖虫 10g，全当归 12g，陈皮 12g，三七 9g，延胡索 9g。

【功能主治】活血化瘀，舒筋活络，行气止痛。适用于血瘀气滞型腰椎间盘突出症。

【用量用法】水煎服，日一剂，早晚分服。

【出处】周章武，王峰. 丁锷教授辨治腰椎间盘突出症的学术经验[J]. 安徽中医学院学报，2000，19（01）：33-34.

【方解】本方为全国名中医丁锷教授治疗腰椎间盘突出症的经验方。《医学心悟》云："若因闪挫跌扑，瘀积于内，转侧如刀锥之刺，大便黑色，脉涩，或抚者，瘀血也……走注刺痛，急聚急散，脉弦急者，气滞也。"丁老发现此种证型多见于腰部受伤后，腰痛突然，痛有定处，但病在气血，未及脏腑，预后良好。方中重用枳壳、陈皮以破气化瘀，气行则血行；牛膝、赤芍、桃仁、红花、三七等活血化瘀、通络止痛；地龙、土鳖虫药性峻猛，破血化瘀；木通除湿消肿，对于神经根水肿有良效；延胡索行气止痛；全当归补血活血，以防伤血。

治疗腰椎间盘突出症经验方 4（原方无方名）

【药物组成】威灵仙 20g，陈皮 15g，牛膝 15g，蔓荆子 12g，法半夏 12g，茯苓 12g，土鳖虫 10g，川芎 10g，细辛 10g，制川乌 5g^{（先煎）}，制草乌 5g^{（先煎）}，肉桂 9g，

甘草 9g。

【功能主治】祛风散寒，除湿止痛。适用于风寒湿邪腰椎间盘突出症。

【用量用法】水煎服，日一剂，早晚分服。

【出处】周章武，王峰. 丁锷教授辨治腰椎间盘突出症的学术经验[J]. 安徽中医学院学报，2000，19（01）：33-34.

【方解】本方为全国名中医丁锷教授治疗腰椎间盘突出症的经验方。《黄帝内经》云："风寒湿三气杂至，合而为痹。"此种证型的腰椎间盘突出症，天气变化而加重，风性善行则疼痛部位走窜不定，寒则收引，痛有定处，湿性重着则肢体沉重，临证可根据邪气的偏盛，加减运用。方中威灵仙祛风除湿；陈皮理气健脾、燥湿化痰。牛膝补肝肾、强筋骨，以治本；蔓荆子在《证类本草》："主筋骨间寒热，湿痹拘挛，明目，坚齿，利九窍，去白虫。"可祛关节寒湿热痹。法半夏、茯苓健脾燥湿；土鳖虫以活血通络；川芎行气活血；细辛、制川乌、制草乌、肉桂散内外寒邪，细辛是治疗寒痹常用药，剂量可达 10g；甘草调和诸药。

治疗腰椎间盘突出症经验方 5（原方无方名）

【药物组成】黄芪 50g，山茱萸 20g，枳壳 20g，党参 10g，白术 10g，甘草 10g，陈皮 10g，当归 10g，升麻 6g，柴胡 6g，川芎 6g，茯苓 6g，白芍 15g。

【功能主治】益气养血，舒经止痛。适用于气血亏虚型腰椎间盘突出症。

【用量用法】水煎服，日一剂，早晚分服。

【出处】周章武，王峰. 丁锷教授辨治腰椎间盘突出症的学术经验[J]. 安徽中医学院学报，2000，19（01）：33-34.

【方解】本方为全国名中医丁锷教授治疗腰椎间盘突出症的经验方。此证型腰部疼痛不剧烈，可伴肢体的麻木不仁，以补益气血为主。方中重用黄芪大补脾气，气足则血旺，血旺则气行有力，丁老补益气血时，善用黄芪，用量常达 50g，甚至超过 200g。枳壳辛行苦降，破气行滞以助活血，《本草纲目》言枳壳"其功皆能利气……气通则痛刺止"，丁老认为枳壳破气行瘀，配伍黄芪有补气、行气双重之功，二药相伍升降相宜，补行兼济，是丁老治疗痹病的常用药对。同升麻相伍，以升举脾气，柴胡升举肝气，使肝气通达；山茱萸补益肝肾；党参、白术、茯苓、陈皮益气健脾、利水除痹；当归补血活血，川芎行气活血，气血双治；白芍、甘草（芍药甘草汤）缓急止痛，标本兼顾。

治疗腰椎间盘突出症经验方 6（原方无方名）

【药物组成】桑寄生 20g，续断 20g，鹿角胶 20g，杜仲 15g，山茱萸 15g，五加皮 15g，独活 15g，枳壳 15g，当归 12g，陈皮 12g，甘草 9g，细辛 10g。

【功能主治】补益肝肾，强筋壮骨，通络止痛。适用于肝肾亏虚型腰椎间盘突出症。

【用量用法】水煎服，日一剂，早晚分服。

【出处】周章武，王峰. 丁锷教授辨治腰椎间盘突出症的学术经验[J]. 安徽中医学院学报，2000，19（01）：33-34.

【方解】本方为全国名中医丁锷教授治疗腰椎间盘突出症的经验方。此证型腰痛反复发作，时重时轻，兼肾虚症状，以补益肝肾为主。方中桑寄生、续断、鹿角胶、杜仲、山茱萸补益肝肾、强腰膝；五加皮、独活祛风湿，五加皮兼可补益肝肾；枳壳、陈皮相伍行气，以防滋补太过，枳壳用量常在 10g 以上；当归补血活血；细辛散寒通络止痛；甘草调和诸药。对于气滞血瘀、风寒湿邪及肝肾亏虚型常常配合消瘀散（生南星、五加皮、丁香、肉桂、川芎、冰片等）外敷效果显著。

治疗腰椎间盘突出症经验方 7（原方无方名）

【药物组成】党参 10g，白术 10g，茯苓 12g，甘草 6g，香附 10g，郁金 10g，石菖蒲 10g，远志 10g，柴胡 10g，佛手 6g，砂仁 6g，焦三仙各 10g。

【功能主治】补益气血，疏通经络，行气止痛。适用于气血不足、瘀血内阻型腰椎间盘突出症。

【用量用法】水煎服，日一剂，早晚分服。

【出处】赵华，田从豁. 田从豁治疗痹证经验[J]. 北京中医，2007，26（08）：485-486.

【方解】本方为全国老中医药专家学术经验继承工作指导老师田从豁教授治疗腰椎间盘突出症的经验方。方中党参、白术、茯苓益气健脾；香附、柴胡、佛手、砂仁行气和胃；郁金、远志、石菖蒲化痰安神益智以助眠，郁金兼能化瘀；焦三仙消食开胃；甘草调和诸药。同时，田老运用针灸处方：取颈 5、颈 6、胸 1、胸 2 及腰 2、腰 3、腰 4 的夹脊穴，采用平补平泻法；同时取右侧秩边、绝骨、昆仑。针后沿膀胱经走罐。

治疗腰椎间盘突出症经验方 8（原方无方名）

【药物组成】黄芪 24g，威灵仙 24g，桂枝 6g，牛膝 10g，石斛 10g，炒薏苡仁 15g，防风 10g，红花 3g，防己 10g，杜仲 10g，川续断 10g，甘草 6g。

【功能主治】散寒除湿，温痹止痛。适用于寒湿痹阻型腰椎骨关节病。

【用量用法】水煎服，日一剂，早晚分服。

【出处】赵华，田从豁. 田从豁治疗痹证经验[J]. 北京中医，2007，26（08）：485-486.

【方解】本方为全国老中医药专家学术经验继承工作指导老师田从豁教授治疗腰椎间盘突出症的经验方。方中黄芪补益中气，桂枝温通经脉，二者相伍益气温阳、和血通经，石斛滋阴清热，同时又可防祛风湿类药物耗气伤阴，未病先防；威灵仙、防风、防己祛风除湿、通痹止痛，威灵仙通行十二经络，善治骨痹。《古今名医方论》云："防风遍行周身，称治风之仙药，上清头面七窍，内除骨节疼痹，外解四肢挛急，为风药中之润剂，治风独取此味，任重功专矣。"牛膝、杜仲、川续断补益肝肾、强筋健骨，牛膝兼能活血化瘀；红花活血化瘀止痛；炒薏苡仁健脾除湿、通痹止痛；甘草调和诸药。

治疗腰椎间盘突出症经验方 9（原方无方名）

【药物组成】当归，丹参，泽兰，川牛膝，鸡血藤，降香，独活，制南星，牛蒡子，茯苓，白术，雷公藤。（原方无具体用量）

【功能主治】祛痰化瘀。适用于痰瘀互结型腰椎间盘突出症。

【用量用法】水煎服，日一剂，早晚分服。

【出处】梅炯. 诸方受教授从痰瘀论治腰突症之经验[J]. 江苏中医，1992，73（02）：24-25.

【方解】本方为全国老中医药专家学术经验继承工作指导老师诸方受教授治疗腰椎间盘突出症的经验方。诸老认为对于腰椎间盘突出的治疗，推拿手法是治疗基础，无论在急性期或者慢性期均可，通过手法可以松解粘连组织，消除局部炎症，减轻对神经的压迫，减缓疼痛。诸老在继承石氏伤科"以血为主，以气为先"的理念的同时，更加注重兼邪的影响，尤其是痰浊，腰椎间盘突出症患者多见中年男性体力劳动者，更多的是以痰瘀互结为病机，通过祛痰化瘀使得炎性介质进一步清除，解除对神经根的刺激。方中当归、鸡血藤补血养血、活血化瘀，鸡血藤兼能舒筋活络止痛；丹参祛瘀生新、通络止痛；川牛膝逐瘀通经、通利关节，兼能补益肝肾、强健筋骨以壮腰膝；泽兰破瘀通络、利水消肿；降香行气活血止痛。上述六味药物虽属化瘀类药物，但是均非峻烈药物，且泻中有补，以防祛瘀伤正；独活通经活络，除湿止痛，善祛下半身风寒湿邪；制南星为豁痰之良药，善除痰湿，消肿止痛；牛蒡子善祛经络顽痰，以豁痰散风；茯苓、白术益气健脾，利水渗湿，祛邪而不伤脾土；雷公藤现代药理研究证实具有明显的抗炎作用，但是雷公藤本身有毒，安全范围小，临床使用需谨慎。

治疗腰椎间盘突出症经验方 10（原方无方名）

【**药物组成**】杜仲 15g，狗脊 15g，独活 12g，川牛膝 12g，丹参 12g，延胡索 15g，三七 10g，三棱 10g，莪术 10g，乳香 12g，没药 12g，石菖蒲 6g，鸡血藤 20g，透骨草 15g，地龙 10g，甘草 6g。

【**功能主治**】补肾活血。适用于肾虚血瘀型腰椎间盘突出症。

【**用量用法**】水煎服，日一剂，早晚分服。

【**出处**】刘剑锋，张志，刘卓，等. 孙达武运用补肾活血法治疗老年性腰腿痛经验[J]. 湖南中医杂志，2018，34（09）：45-46.

【**方解**】本方为全国老中医药专家学术经验继承工作指导老师孙达武教授治疗腰椎间盘突出症的经验方。孙老认为老年性腰痛主要是由于肾气亏虚、气滞血瘀所致，在继承伤科大家张紫赓学术经验的基础上，结合老年人自身的生理特性，采用补肾活血法治疗。方中杜仲、狗脊补益肝肾、强筋健骨以固本；川牛膝、丹参、延胡索、三七、乳香、没药行气活血化瘀、逐瘀通经止痛，若见胃虚不纳型患者，则不用乳香、没药，以防伤胃；对于疼痛严重者，加用三棱、莪术破血化瘀力强之品以止痛；《本草汇言》云："凡藤蔓之属，藤枝攀绕，性能多变，皆可通经入络。"鸡血藤舒筋活络、补血活血；叶天士在《临证指南医案》中所言"初为气结在经，久则血伤入络，辄仗蠕动之物，松透病根"，孙老治疗也秉承"久病多瘀""老年多瘀"的思想，乃用地龙、透骨草通经活络止痛，缓解肢体麻木，麻木症状严重者，增大地龙剂量；独活祛下半身风寒湿邪；石菖蒲化湿和胃；孙老临证时认为石菖蒲芳香开窍、鸡血藤活血通经活络，改善微循环，是孙老常用药对；甘草调和诸药。

腰椎退行性疾病

腰痛杜仲汤

【药物组成】杜仲 20g，鸡血藤 25g，申姜 20g，狗脊 20g，鹿角霜 20g，肉苁蓉（寸云）15g，枸杞子 15g，延胡索 15g，豨莶草 15g，牛膝 15g，泽泻 15g，丹参 15g，明天麻 15g，砂仁 5g。

【功能主治】补肾活血，祛邪通络。适用于肾虚夹瘀型腰椎退行性疾病。

【用量用法】水煎服，日一剂，早晚分服。

【出处】刘钟华，闻辉，赵文海. 刘柏龄教授腰椎退行性疾病治疗经验总结[J]. 中国医药科学，2015，5（19）：91-93.

【方解】本方为国医大师刘柏龄教授治疗腰椎退行性疾病的经验方。腰椎退行性疾病包括腰椎间盘突出症、腰椎椎管狭窄、退变性腰椎侧弯、肥大性脊柱关节病等。刘老认为肾气充足才能维持筋骨强劲，而肾虚是产生骨、髓病理改变的基础，在治疗腰椎退行性疾病上应使肾气充盈，骨骼才能健壮，疾病得以康复，形成了刘老独特"治肾亦治骨"的学术思想。同时还注重遵循"补肾活血，祛邪通络"的原则进行药物辨证治疗。方中狗脊、杜仲是刘老治疗痹病的常用对药，用予补肝肾、强腰膝；鸡血藤补血活血，丹参活血祛瘀、通络止痛，相伍活血而不伤正气；《本草述》申姜："治腰痛行痹，中风鹤膝风挛气证，泄泻，淋，遗精，脱肛。"寸云又称肉苁蓉，配伍鹿角霜温补肾阳，祛寒通络；枸杞子、牛膝补肝肾、强筋骨；豨莶草、明天麻祛风通络；延胡索行气活血，气行则血行；泽泻利水消肿，消除因神经压迫引起的肿胀；砂仁行气和胃，以防滋腻之弊。

温泉汤加减

【药物组成】秦艽 15g，独活 10g，桑寄生 30g，白术 10g，茯苓 10g，制附片 10g[先煎]，狗脊 20g，细辛 3g，生姜 2 片，杜仲 10g，怀牛膝 10g，骨碎补 10g，沉香 6g，乌药 10g，砂仁 6g。

【功能主治】温肾祛寒，理气化湿。适用于肾虚寒凝，寒湿痹阻型腰椎退行性疾病。

【用量用法】水煎服，日一剂，早晚分服。

【出处】鲍晶铭，王耀光. 黄文政辨治顽固性腰痛验案 2 则[J]. 江苏中医药，2013，45（02）：46-47.

【方解】本方为全国老中医药专家学术经验继承工作指导老师黄文政教授治疗腰椎退行性疾病的经验方。顽固性腰痛，且腰痛以痛胀感为主，与古人所谓肾胀相近，黄老乃从肾胀论治，胀属气分，气滞则胀，寒凝则痛，寒气袭肾，故痛胀并见。选用温泉汤加减治疗，温泉汤出自清代著名孟河医家费伯雄所著《医醇剩义》，原方为肾胀所设："肾胀者，腹满引背，央央然腰髀痛。肾本属水，寒气乘之，水寒则成冰，气益坚凝，坎中之真阳不能外达，故腹满引背，时形困苦。腰髀痛则下元虚寒，营血不能流灌也……当归二钱，附子八分，小茴香一钱，破故纸一钱五分、核桃肉拌炒，乌药一钱，杜仲三钱，牛膝二钱，木香五分，广皮一钱，青皮一钱，姜三片。"黄老运用秦艽、独活祛风散寒除湿，秦艽为风中润剂，对于风湿痹痛无论新久均可应用，独活善祛下半身风寒湿邪；桑寄生、狗脊、杜仲、怀牛膝、骨碎补补肾壮督；白术、茯苓益气健脾除湿，且能健脾补肾；制附片、细辛、沉香、乌药、生姜温肾散寒止痛；砂仁行气和胃，又可防滋腻之弊。

二仙汤加味

【药物组成】仙茅 10g，淫羊藿 10g，巴戟天 12g，黄柏 10g，知母 10g，当归 10g，骨碎补 10g，补骨脂 10g，豨莶草 30g，鹿衔草 15g，茯苓 15g，生薏苡仁 30g。

【功能主治】益肾健脾，活血利湿。适用于脾肾不足，痰瘀阻络型腰椎退行性疾病。

【用量用法】水煎服，日一剂，早晚分服。

【出处】王林，周彩云，杨惠民. 房定亚活用二仙汤治疗风湿病经验[J]. 河南中医，2014，34（08）：1470-1471.

【方解】本方为全国老中医药专家学术经验继承工作指导老师房定亚教授治疗腰椎退行性疾病的经验方。二仙汤是已故医师张伯讷创设的名方，由仙茅、淫羊藿、巴戟天、黄柏、当归、知母等组成，现代医师广泛应用于更年期综合征、绝经后骨质疏松症等疾病，房老抓住二仙汤可温肾益精、调理冲任等特点，灵活加减以治疗风湿骨关节炎疾病。方中仙茅、淫羊藿、巴戟天、骨碎补、补骨脂温肾助阳、填精益髓；黄柏、知母滋阴清热；豨莶草、鹿衔草祛风湿、活血通络、除痹止痛；茯苓、薏苡仁益气健脾、化痰除湿、通痹止痛；当归补血养血，可防祛风湿类药物耗阴伤血。现代药理研究证实二仙汤可刺激成骨细胞增殖，改善骨质疏松，对于多方位治疗骨关节炎有佳效。同时，房老用此方治疗更年期关节炎，缓解更年期综合征。

黄芪桂枝五物汤加味

【药物组成】黄芪 20g，川芎 15g，白芍 15g，延胡索 15g，鸡血藤 15g，片姜黄 12g，石菖蒲 10g，桂枝 10g，三七粉 6g^{（冲服）}，大枣 3 枚。

【功能主治】益气养血，祛风除痹。适用于气血虚痹型腰椎退行性疾病。

【用量用法】水煎服，日一剂，早晚分服。

【出处】刘凯，孙绍裘. 孙达武从血痹论治腰痛验案举隅[J]. 山西中医，2020，36（08）：42-43.

【方解】本方为全国老中医药专家学术经验继承工作指导老师孙达武教授治疗腰椎退行性疾病的经验方。《金匮要略》云："血痹，阴阳俱微，寸口关上微，尺中小紧，外证身体不仁，如风痹状，黄芪桂枝五物汤主之。"其是治疗血痹的经验方，孙老常用黄芪桂枝五物汤加减治疗气血虚痹型腰椎退行性病变。方中黄芪益气健脾以固表，配伍桂枝固表而不留邪；川芎、白芍、大枣补血养营；延胡索、三七粉活血止痛；《本草汇言》云："凡藤蔓之属，藤枝攀绕，性能多变，皆可通经入络。"鸡血藤舒筋活络止痛，兼能补血活血，使祛瘀而不伤正，补虚不留邪；片姜黄、桂枝活血通经止痛；石菖蒲化湿和胃，以防滋补药物滋腻碍胃。

血府逐瘀汤加减

【药物组成】延胡索 15g，川牛膝 15g，杜仲 15g，狗脊 15g，当归 12g，生地黄 12g，鸡血藤 12g，赤芍 12g，川芎 12g，桃仁 10g，红花 10g，三七粉 10g^{（冲服）}，甘草 6g。

自拟活血止痛洗方热敷，药用：三棱 9g，莪术 9g，川红花 9g，桂枝 9g，苏木 9g，细辛 9g，石菖蒲 9g，川牛膝 9g，川花椒 9g，五加皮 12g，海桐皮 12g，羌活 12g，当归 12g，独活 12g，威灵仙 12g。

【功能主治】活血化瘀，通络止痛。适用于气滞血瘀型腰椎退行性疾病。

【用量用法】水煎服，日一剂，早晚分服。外用药物每日 1 剂，煎水后用干净毛巾浸泡药液，热敷背部痛处（不烫手为宜）30min 左右，早晚各 1 次；

【出处】刘凯，孙绍裘. 孙达武从血痹论治腰痛验案举隅[J]. 山西中医，2020，36（08）：42-43.

【方解】本方为全国老中医药专家学术经验继承工作指导老师孙达武教授治疗腰椎退行性疾病的经验方。血府逐瘀汤乃是王清任创制的活血化瘀效方，《黄帝内经》云："腰者肾之府，转摇不能，肾将惫矣。"孙老治疗腰椎间盘退行性病变以腰痛为典型症状者，常用血府逐瘀汤加用川牛膝、杜仲、狗脊补肝肾、强筋健骨以固本；延胡索、鸡血藤、赤芍、川芎、桃仁、红花、三七粉活血化瘀、通经止痛，使瘀血祛，新血生，鸡血藤又可引药直达病所，舒筋活络止痛；当归、生地黄以滋阴养血；甘草调和诸药。同时孙老强调在中药内服治疗的同时，可加以牵引、按摩、药物熏洗等治疗方法，外用药物熏洗主要以祛风通络、化瘀止痛为主，内外结合，促进恢复。并注意加强腰背肌功能锻炼，平时可加腰围以防二次伤害。

健芪归附汤加减

【药物组成】黄芪 30g，杜仲 15g，牛膝 15g，千年健 15g，威灵仙 15g，当归 10g，川续断 10g，白芍 10g，独活 10g，秦艽 10g，菟丝子 10g，锁阳 10g，桂枝 10g，制附片 6g，甘草 6g。

外用自拟熨痛散外敷，药物：生大黄 30g，透骨草 30g，红花 20g，生乳香 20g，生没药 20g，白芷 20g，桂枝 20g，刘寄奴 20g，姜黄 20g，石菖蒲 20g，羌活 20g，独活 20g，三棱 10g，莪术 10g，川乌 10g，草乌 10g，木香 10g，薄荷 10g。

【功能主治】补益肝肾，行气活血。适用于气血失和，督脉不固型腰椎退行性疾病。

【用量用法】水煎服，日一剂，早晚分服。外用药物使用方法：碾为粗末，装入两布袋内缝妥，蒸热后（以不烫手为宜）敷在腰背部处，每次 1h，早晚各 1 次（每袋可用 7 日），

【出处】刘凯，孙绍裘. 孙达武从血痹论治腰痛验案举隅[J]. 山西中医，2020，36（08）：42-43.

【方解】本方为全国老中医药专家学术经验继承工作指导老师孙达武教授治疗腰椎退行性疾病的经验方。方中黄芪、当归益气生血；杜仲、牛膝、千年健、川续断补益肝肾、强筋健骨以固本；菟丝子、锁阳补肾壮阳、温煦散寒；威灵仙、独活、秦艽祛风除湿、通痹止痛，秦艽为风中润剂，对于风湿痹痛无论新久均可应用。威灵仙走而不守，通行十二经络，善治骨痹。独活善祛下半身风寒湿邪；白芍、甘草合芍药甘草汤缓急止痛，现代药理研究表明，具有抗炎镇痛、缓解痉挛、调节免疫等作用；制附片、桂枝温经散寒止痛；甘草调和诸药。同时强调内外合治，加强腰背肌功能锻炼，促进恢复。并嘱活动时戴腰围，注意防寒保暖。

治疗腰椎退行性疾病经验方（原方无方名）

【药物组成】骨碎补 15g，山慈菇 15g，百合 30g，淫羊藿（仙灵脾）30g，狗脊 30g，鸡血藤 30g，牛膝 15g，甘草 10g。

【功能主治】补肾壮督，活血通络。适用于腰椎间盘内固定术后肾督亏虚，络脉瘀阻型。

【用量用法】水煎服，日一剂，早晚分服。

【出处】鲍晶铭，王耀光. 黄文政辨治顽固性腰痛验案 2 则[J]. 江苏中医药，2013，45（02）：46-47.

【方解】本方为全国老中医药专家学术经验继承工作指导老师黄文政教授治疗腰椎退行性疾病的经验方。腰椎间盘突出症髓核摘除术后腰痛为临床常见并发症，黄老自创经验方治疗此类型腰痛。方中骨碎补、淫羊藿（仙灵脾）、狗脊、牛膝补肾强骨，且骨碎补又能引诸药入腰骶，牛膝又可化瘀止痛；山慈菇清热解毒、消肿散结，有"山慈菇为消痰之药，可治怪病"之说；百合清心安神，治术后疼痛焦虑失眠；鸡血藤补血活血，舒筋活络，手术易耗伤元气，且术后易致瘀血内停，以刺痛多见，加用补血活血之品以治本；甘草调和诸药。

腰腿痛

腰腿痛方

【药物组成】 熟地黄，杜仲，狗脊，肉苁蓉（寸云），申姜，牛膝，桃仁，红花，乳香，没药，麻黄，桂枝，地龙，全蝎。（原方无具体用量）

【功能主治】 补肾祛瘀。适用于肾虚夹瘀型腰腿痛类疾病。

【用量用法】 水煎服，日一剂，早晚分服。

【出处】 路志彦. 刘柏龄教授治疗腰腿痛的经验[J]. 吉林中医药，1989，2（06）：3.

【方解】 本方为国医大师刘柏龄教授治疗腰腿痛的经验方。刘老认为腰腿痛以肾虚为本，常兼风寒、风湿、寒湿、湿热、闪挫诸邪，在治疗上强调标本兼治，急则治其标，缓则治其本。方中熟地黄填精益髓、滋补肾阴，阴中求阳；狗脊、杜仲是刘老治疗痹病的常用对药，以补肾强腰膝；寸云又称肉苁蓉，以补肾阳；申姜、牛膝补肾活血；桃仁、红花活血化瘀止痛；乳香、没药行气止痛；麻黄、桂枝发散风寒、通经活络；地龙、全蝎搜风通络止痛。刘老在诊治过程中，偏阳虚者，上方加鹿角霜、附子、肉桂等；偏阴虚者上方加山茱萸、山药、泽泻仿六味地黄汤意；风寒者，可加防风、细辛；风湿者，可加秦艽、羌活、海风藤、地枫皮；寒胜者，酌加草乌、干姜；湿胜，可加防己、木瓜；寒湿者，可加独活、桑寄生、干姜、茯苓、白术；湿热者，重用黄柏、苍术；闪挫者腰痛如刀锥所刺，上方加延胡索（元胡）、泽兰、三七粉；腰痛重者加川楝子、川乌；关节屈伸不利者加威灵仙、伸筋草；腿痛甚者加川续断、木瓜；麻木重者加川乌、细辛、天麻；气虚者加黄芪，临床应灵活加减使用。

腰痹舒汤

【药物组成】 炮干姜 10g，炒白术 15g，炙甘草 10g，茯苓 15g，白芍 15g，桑寄生 15g，独活 15g，川牛膝 15g。

【功能主治】 补肝肾，祛寒湿，通经络。适用于寒湿痹阻型腰痛。

【用量用法】 水煎，分 3 次温服，每次 150ml。

【出处】 雷鸣，王美元. 郭剑华腰痹舒汤治疗寒湿痹阻型腰痛临床观察[J]. 实用中医药杂志，2020，36（01）：123-124.

【方解】本方为全国老中医药专家学术经验继承工作指导老师郭剑华教授治疗腰痛的经验方。腰痹舒汤是郭老根据《三因极一病证方论》肾着汤加减化裁而来，肾着汤方组成：炮干姜、炒白术、茯苓、炙甘草。此方中炮干姜温脾散寒止痛，炒白术、茯苓益气健脾、利水渗湿；白芍、炙甘草合芍药甘草汤缓急止痛；桑寄生、川牛膝、独活乃去独活寄生汤之意，桑寄生、川牛膝补肝肾、强腰膝，独活祛下焦风寒湿邪，川牛膝兼能活血化瘀止痛；炙甘草调和诸药。

金匮肾气丸加减

【药物组成】生地黄 30g，山药 30g，山茱萸 15g，茯苓 20g，泽泻 15g，牡丹皮 15g，桂枝 10g，炮附子 10g（先煎 1h），桑寄生 20g，独活 12g。

【功能主治】补肾壮阳。适用于肾气不足、腰府失养型腰肌劳损。

【用量用法】水煎取汁，分 3 次服，每日 1 剂。

【出处】刘渝松. 郭剑华应用经方治疗筋伤疾病举隅[A]. 重庆市针灸学会. 重庆市针灸学会 2010 年学术年会论文集[C]. 重庆：重庆市针灸学会：重庆市科学技术协会，2010：5.

【方解】本方为全国老中医药专家学术经验继承工作指导老师郭剑华教授治疗腰痛的经验方。《诸病源候论》曰："肾主腰腿，肾经虚损，风冷乘之，故腰痛也。""劳损于肾，动伤经络，又为风冷所侵，血气击搏，故腰痛。"多从治肾角度出发治疗腰痛。郭老常用金匮肾气丸加减治疗腰痛。方中生地黄滋阴补肾、填精益髓；山药、山茱萸补肝肾、健脾气，与生地黄相伍加强补肾之力；茯苓健脾益肾；泽泻、牡丹皮渗湿泄浊，乃取六味地黄丸中"三补三泄"；桂枝、炮附子温肾壮阳，散寒止痛；独活祛下半身风寒湿邪；桑寄生补肝肾、强筋骨。待腰痛缓解后，郭老常用金匮肾气丸以缓缓图治，取"病急用汤剂，病缓用丸药"。

芍药甘草汤加味

【药物组成】生白芍 30g，甘草 15g，当归 15g，丹参 12g，乳香 6g，没药 6g。

【功能主治】缓痉止痛，舒筋通络。适用于筋脉受损、血瘀气滞型急性腰扭伤。

【用量用法】水煎服，日一剂，早晚分服。

【出处】刘渝松. 郭剑华应用经方治疗筋伤疾病举隅[A]. 重庆市针灸学会. 重庆市针灸学会 2010 年学术年会论文集[C]. 重庆：重庆市针灸学会：重庆市科学技术协会，2010：5.

【方解】本方为全国老中医药专家学术经验继承工作指导老师郭剑华教授治疗

腰痛的经验方。《景岳全书》云："跌扑伤而腰痛者，此伤在筋骨，而血脉凝滞也。"方中生白芍、甘草（芍药甘草汤）酸甘缓急止痛，现代药理研究表明，芍药甘草汤具有解除平滑肌痉挛、镇痛、镇静作用。当归、丹参、乳香、没药合活络效灵丹，用以活血化瘀、通络止痛。郭老认为芍药甘草汤加减是治疗筋伤疾病所致痉挛、疼痛之良方。郭老常在药物治疗的同时，配合选用泻法针刺双手第二、三掌骨及第四、五掌骨之间腰痛穴。

三味方合失笑散加减

【药物组成】徐长卿 30g，功劳木 30g，田七粉 3g（冲服），炒蒲黄 10g（另包），当归 15g，丹参 15g，川芎 10g，制乳香 10g，甘草 3g。

【功能主治】祛瘀通络，活血止痛。适用于瘀滞型 L3 横突综合征。

【用量用法】水煎服，日一剂，早晚分服。

【出处】张运科，许鸿照. 许鸿照自拟三味方结合局封治疗 L3 横突综合征 50 例 [J]. 江西中医药，2016，47（01）：51-52.

【方解】本方为全国老中医药专家学术经验继承工作指导老师许鸿照教授治疗腰痛的经验方。L3 横突的生理解剖结构是引发腰痛最为常见原因之一，可见一侧慢性腰痛，晨起或劳动后疼痛加重，L3 横突压痛明显，并可触及条索状硬结等。许老根据自己的多年临床经验，将其划分为瘀滞型、痉挛型、寒湿型。瘀滞型 L3 横突综合征临床可见腰痛如刺，痛有定处，疼痛拒按，加之舌脉象一派瘀血体征，许老常用祛瘀通络，活血止痛法，自拟三味方合用失笑散加减治疗。方中炒蒲黄、制乳香、徐长卿行气活血化瘀；当归、丹参、川芎养血补血、活血化瘀止痛，活血药物中又加以补血类药物，以祛瘀而不伤正；功劳木散瘀止痛，加用少量的田七粉止血散瘀止痛，活血不离经，其中徐长卿、功劳木、田七粉是许老自拟的三味方，许老临证见瘀偏甚者加土鳖虫、制没药；痛甚者加延胡索、红花；偏气滞者加香附、柴胡。在中药内服治疗的同时，许老采用药物注射封闭治疗，选用醋酸泼尼松龙 125mg+1% 利多卡因 10ml 配匀，以 L3 横突局部压痛点消毒后标记，作为注射进针点，进针后注意回抽无血性液体后，沿痛点局部充分浸润注射，每个痛点注射量为 3～4ml，每周 1 次，1～2 次为一疗程，结合中药汤剂治疗。通过局部封闭治疗，快速缓解疼痛，减少局部无菌性炎症产物的粘连，改善血液循环，配合内服共同降低复发可能性。

三味方合地龙、木瓜加减

【药物组成】徐长卿 30g，功劳木 30g，田七粉 3g（冲服），地龙 10g，木瓜 12g，蜈蚣 2 条，红花 10g，大活血 15g，白芍 10g，甘草 3g。

【功能主治】解痉通络，活血止痛。适用于痉挛型 L3 横突综合征。

【用量用法】水煎服，日一剂，早晚分服。

【出处】张运科，许鸿照. 许鸿照自拟三味方结合局封治疗 L3 横突综合征 50 例[J]. 江西中医药，2016，47（01）：51-52.

【方解】本方为全国老中医药专家学术经验继承工作指导老师许鸿照教授治疗腰痛的经验方。痉挛型 L3 横突综合征临床可见腰痛较甚，伴腿痛或麻、活动受限等，舌质淡，苔薄白或黄，脉浮紧。许老常用三味方合地龙、木瓜加减以舒筋活络止痛。方中徐长卿、红花、田七粉活血化瘀止痛，重用功劳木凉血补虚，活血而不留瘀，祛瘀而不伤正；叶天士在《临证指南医案》中言："初为气结在经，久则血伤入络，辄仗蠕动之物，松透病根。"选用地龙、木瓜、蜈蚣、大活血（红藤）舒筋活络、散结止痛；白芍、甘草（芍药甘草汤）缓急止痛，现代药理研究表明，芍药甘草汤具有抗炎镇痛、缓解痉挛、调节免疫等作用；甘草调和诸药。同时配合局部封闭治疗。许老临证见偏寒者加桂枝、肉桂、细辛；偏热者加栀子、牡丹皮；偏湿重加汉防己、秦艽。

三味方合阳和汤加减

【药物组成】徐长卿 30g，功劳木 30g，田七粉 3g$^{(冲服)}$，熟地黄 20g，淫羊藿 10g，肉桂 3g，汉防己 10g。

【功能主治】温阳利湿，活血止痛。适用于寒湿型 L3 横突综合征。

【用量用法】水煎服，日一剂，早晚分服。

【出处】张运科，许鸿照. 许鸿照自拟三味方结合局封治疗 L3 横突综合征 50 例[J]. 江西中医药，2016，47（01）：51-52.

【方解】本方为全国老中医药专家学术经验继承工作指导老师许鸿照教授治疗腰痛的经验方。寒湿型 L3 横突综合征可见腰部冷痛，转侧不利，活动受限，遇寒痛增，遇劳痛绵，得温痛减。舌质淡，苔白或厚腻，脉滑或沉细。方中徐长卿活血化瘀止痛，重用功劳木凉血补虚，活血而不留瘀，祛瘀而不伤正；田七粉止血散瘀止痛，活血不离经，熟地黄滋阴补血、填精益髓；淫羊藿、肉桂温阳散寒止痛；汉防己祛风除湿、通络止痛。许老临证见寒偏甚者加附子、细辛；湿甚者加秦艽、虎杖；偏瘀滞者加莪术、土鳖虫；脾虚者加四君子；肾虚加焦杜仲、续断。同时配合局部封闭治疗。

大将逐瘀汤加味

【药物组成】大黄 30g$^{(后下)}$，槟榔 15g，田七粉 3g$^{(冲服)}$，焦杜仲 15g，桑寄生 15g，狗脊 15g，甘草 3g，鲜生姜 30g。

【功能主治】祛瘀行气，温经止痛。适用于瘀血阻于下焦型腰 1 压缩性骨折所致腰腿痛。

【用量用法】水煎服，日一剂，早晚分服。

【出处】李华南，江涛. 许鸿照治腰腿痛验案 4 则[J]. 江西中医药，2000，31（05）：5-6.

【方解】本方为全国老中医药专家学术经验继承工作指导老师许鸿照教授治疗腰痛的经验方。大将逐瘀汤乃是平乐正骨经验方，由大黄、薤白、生姜三味药组成，此病案患者从高处跌下后腰部疼痛，痛引双下肢，腹部胀痛，大便三日未行，加之舌脉辨证瘀血阻于下焦乃致腰痛。方中选取大黄后下荡涤瘀血，配伍槟榔破气通下；田七粉活血化瘀、消肿止痛；焦杜仲、桑寄生、狗脊补益肝肾、强筋健骨；鲜生姜温胃以防大黄过寒伤胃；甘草调和诸药。服用三剂后，大便通畅，腹部胀痛消失，腰部疼痛减缓，去大黄，合用失笑散加减治疗。

麻桂温经汤加减

【药物组成】麻黄 10g，肉桂 10g，细辛 3g，汉防己 12g，金狗脊 15g，白芷 10g，秦艽 10g，生地黄 10g。

【功能主治】散寒祛湿，温经通络。适用于寒湿停于经脉型腰腿痛。

【用量用法】水煎服，日一剂，早晚分服。

【出处】李华南，江涛. 许鸿照治腰腿痛验案 4 则[J]. 江西中医药，2000，31（05）：5-6.

【方解】本方为全国老中医药专家学术经验继承工作指导老师许鸿照教授治疗腰痛的经验方。麻桂温经汤出自《伤科补要》："麻桂温经汤，歌曰：麻桂温经汤治寒，红花白芷细辛餐；桃仁赤芍姜葱人，国老和中危自安。治伤后着寒，通经活络去瘀。"其具有温经散寒，活血祛瘀之功效。主治损伤后期，症见筋骨疼痛，活动不利，得热痛减，遇风寒加剧。方中麻黄、肉桂温经散寒、通脉止痛；细辛、汉防己、白芷、秦艽祛风散寒、除湿通痹止痛；金狗脊补肝肾、强腰膝；生地黄滋阴，以防温燥太过伤及阴液。

金匮肾气丸加减

【药物组成】熟地黄 15g，淮山药 15g，山茱萸 15g，泽泻 10g，牡丹皮 12g，肉桂 6g，附片 10g（先煎），淫羊藿 12g，续断 16g，甘草 3g。

【功能主治】温补肾阳。适用于肾阳亏虚型腰腿痛。

【用量用法】水煎服，日一剂，早晚分服。

【出处】李华南，江涛. 许鸿照治腰腿痛验案 4 则[J]. 江西中医药，2000，31（05）：5-6.

【方解】本方为全国老中医药专家学术经验继承工作指导老师许鸿照教授治疗腰痛的经验方。方中熟地黄滋阴补肾、填精益髓；淮山药平补肝脾肾；山茱萸补肝肾；泽泻利湿泄浊，兼可减缓熟地黄的滋腻之性；牡丹皮清退虚热；肉桂、附片温阳散寒、通络止痛；淫羊藿、续断温补肾阳、强筋健骨；甘草调和诸药。方中肉桂、附片、淫羊藿等温补肾阳，益火之源以消阴翳，以温阳壮腰。

独活寄生汤加减

【药物组成】独活 10g，桑寄生 15g，秦艽 15g，细辛 3g，当归 15g，制何首乌 15g，全蝎 2g，蜈蚣 2 条，甘草 3g。

【功能主治】祛风湿，止痹痛，益肝肾。适用于风寒湿痹，肝肾两亏型腰腿痛。

【用量用法】水煎服，日一剂，早晚分服。

【出处】李华南，江涛. 许鸿照治腰腿痛验案 4 则[J]. 江西中医药，2000，31（05）：5-6.

【方解】本方为全国老中医药专家学术经验继承工作指导老师许鸿照教授治疗腰痛的经验方。方中独活祛风除湿、通痹止痛，独活善祛下半身风寒湿邪，配伍细辛散经络筋骨寒邪；秦艽祛风湿，秦艽为风中润剂，对于风湿痹痛无论新久均可应用；桑寄生补肝肾、强筋骨；当归、制何首乌养血活血；全蝎、蜈蚣通经活络止痛，二者相伍止痛力佳；甘草调和诸药。

身痛逐瘀汤合青娥丸加减

【药物组成】桃仁 6g，红花 6g，土鳖虫 10g，乌药 10g，熟地黄 15g，当归 6g，川芎 3g，赤芍 15g，白芍 15g，鸡血藤 30g，伸筋草 10g，杜仲 20g，补骨脂 20g，制乳香 6g，制没药 6g，延胡索 20g，丹参 15g。

【功能主治】活血化瘀，通络止痛。适用于跌仆损伤后所致瘀血腰痛。

【用量用法】水煎服，日一剂，早晚分服。

【出处】彭颖. 田玉美教授治疗腰痛的经验[J]. 光明中医，2012，27（01）：33-34.

【方解】本方为全国老中医药专家学术经验继承工作指导老师田玉美教授治疗腰痛的经验方。身痛逐瘀汤出自王清任《医林改错》，具有活血祛瘀，通经止痛，祛风除湿的功效（《医林改错注释》）。主治痹证有瘀血者。青娥丸首载于宋代《太平惠民和剂局方》，是治疗肾虚腰痛的名方，田老常将身痛逐瘀汤合青娥丸加减治疗跌仆损伤后所致慢性腰痛。方中桃仁、红花、赤芍、土鳖虫活血化瘀、通经止痛；熟地黄、当归、川芎、白芍、赤芍、鸡血藤、丹参补血活血，使补血而不留瘀，化瘀而不伤正，鸡血藤兼能舒筋活络，引药直达病所；制乳香、制没药、延胡索、乌药行气活血，散寒止痛，田老在治疗瘀血所致腰痛时，除常用活血化瘀类药物外，强调行气药的使用，因气行则血行，适当配伍行气药物，可以更好地活血化瘀；杜仲、补骨脂乃取青娥丸之意，以补益肝肾、强筋健骨；伸筋草祛风除湿、舒筋活络，《证类本草》云："（伸筋草）主人久患风痹，脚膝疼冷，皮肤不仁，气力衰弱。"同时田老认为如果是新伤所致的瘀肿疼痛，可加用大黄以引瘀血下行，达到通腑而不留瘀的功效。

六味地黄丸合二至丸、青娥丸加减

【药物组成】山药 30g，生地黄 15g，山茱萸 15g，牡丹皮 10g，茯苓 15g，泽泻 10g，女贞子 20g，墨旱莲（旱莲草）20g，杜仲 20g，补骨脂 20g，桑螵蛸 15g，延胡索 15g，制何首乌 10g，千年健 15g，炒白术 15g。

【功能主治】滋补肾阴，濡养经脉。适用于肾虚腰痛。

【用量用法】水煎服，日一剂，早晚分服。

【出处】彭颖. 田玉美教授治疗腰痛的经验[J]. 光明中医，2012，27（01）：33-34.

【方解】本方为全国老中医药专家学术经验继承工作指导老师田玉美教授治疗腰痛的经验方。六味地黄丸以滋阴补肾为主，二至丸出自《医便》，具有补肾养肝的功效。青娥丸首载于宋代《太平惠民和剂局方》，是治疗肾虚腰痛的名方。方中山药、生地黄、山茱萸乃是六味地黄丸中的三补之品，以滋阴补肾；茯苓、泽泻、牡丹皮乃是三泻之品，以健脾利湿化浊；女贞子、墨旱莲（旱莲草）乃是二至丸方组成，二药平和，平补肝肾；杜仲、补骨脂乃是青娥丸组成，补益肝肾、强筋健骨；桑螵蛸固肾缩尿，补肾壮阳治疗尿频；延胡索行气活血止痛；千年健祛风湿、强筋骨；制何首乌补肾养肝，治疗脱发；炒白术益气健脾，防滋补类药物太过滋腻碍胃，使全方补而不滞。

四妙丸合青娥丸加减

【药物组成】苍术 15g，黄柏 10g，怀牛膝 15g，独活 10g，桑寄生 15g，川芎 6g，白芍 30g，当归 15g，杜仲 20g，补骨脂 15g，椿根皮 15g，连翘 20g，土茯苓 15g，延胡索 20g，甘草 6g。

【功能主治】清热利湿，舒筋止痛，辅以滋养肝肾。适用于湿热腰痛。

【用量用法】水煎服，日一剂，早晚分服。

【出处】彭颖. 田玉美教授治疗腰痛的经验[J]. 光明中医，2012，27（01）：33-34.

【方解】本方为全国老中医药专家学术经验继承工作指导老师田玉美教授治疗腰痛的经验方。四妙丸为祛湿剂，具有清热利湿、舒筋通络的功效。方中苍术健脾燥湿、通痹止痛；黄柏清热燥湿，善清下焦湿热；怀牛膝补益肝肾、强筋健骨，兼能活血化瘀，引药下行直达下焦；独活祛风除湿、通痹止痛，善祛下半身风寒湿邪；白芍、甘草（芍药甘草汤）缓急止痛，现代药理研究表明，具有抗炎镇痛、缓解痉挛、调节免疫等作用；桑寄生、杜仲、补骨脂补肝肾、强筋骨；当归、川芎、白芍养血生津润燥；椿根皮、连翘、土茯苓清热解毒、除湿止痒，治疗女性白带偏黄、外阴瘙痒，田老多选用椿根皮、秦皮以清热燥湿止带；延胡索行气止痛，使滋补类药物补而不滞；甘草调和诸药。

温阳益肾方

【药物组成】白术 60g，川萆薢 18g，补骨脂 18g，茯苓 30g，干姜 18g，桑寄生 30g，独活 18g，丹参 30g，川牛膝 30g，香附 18g，甘草 6g。

外用药物：栀子，大黄，乳香，没药，姜黄，黄柏，木香，赤小豆，赤芍，白芷，白蔹，麝香，冰片。（原方无具体用量）

【功能主治】温阳补肾。适用于肾虚湿滞型腰痛。

【用量用法】水煎服，日一剂，早晚分服。外用药物用蜂蜜调匀后敷于纱布上，贴于腰部，每12h换药1次。

【出处】史栋梁，王宏坤. 王宏坤教授从肾论治腰痹经验举隅[J]. 中国医药指南，2013，11（13）：310.

【方解】本方为全国老中医药专家学术经验继承工作指导老师王宏坤教授治疗腰痛的经验方。王老辨证腰痛时，首辨虚实，新病多实证，久病多虚证，因感受风寒湿邪或因外伤所致的腰痛，日久不愈，多伴有肾虚症状，反之，肾气不足，风寒湿邪更易侵袭，"邪之所凑，其气必虚"。腰痛以肾阳虚者为多，阳气虚则风寒湿邪客于经脉，气血必为之瘀滞，王老常用温阳补肾为治疗腰痛的主要方法，善用独活、桑寄生、川牛膝、杜仲、补骨脂等补肾强督，王老根据多年临床经验，自拟温阳益肾方加减治疗肾虚腰痛。方中白术、茯苓益气健脾渗湿；干姜温补脾阳散寒邪；桑寄生、补骨脂、川牛膝补益肝肾、强筋健骨；独活祛风除湿，通痹止痛，善祛下半身风寒湿邪；香附疏肝解郁、调理气机；川萆薢利湿祛浊、祛风除痹；丹参活血化瘀、通络止痛；甘草调和诸药。

栀黄止痛散（外用方）是王老多年的经验方，方中栀子清热消肿，大黄破瘀通脉；乳香、没药行气活血、化瘀止痛；姜黄破血通经；黄柏清热燥湿、消肿止痛；木香、赤小豆、赤芍、白芷、白蔹行气化瘀止痛、利水消肿；麝香、冰片开窍通络、引药直达病所。将中药内服与外用药物治疗相结合，扩大治疗范围，增大治疗效果。

加味补中益气汤

【**药物组成**】黄芪 30g，党参 15g，当归 10g，升麻 4g，续断 12g，香附 15g，乌药 6g，威灵仙 10g，生白术 15g，独活 12g，桑寄生 12g，狗脊 12g，何首乌 20g，甘草 3g。

【**功能主治**】补气养血，强筋壮骨。适用于气血亏虚型慢性劳损型腰腿痛。

【**用量用法**】水煎服，日一剂，早晚分服。

【**出处**】张虹. 郭维淮治疗慢性腰腿痛的经验[N]. 中国中医药报，2008-05-15（004）.

【**方解**】本方为全国中医药杰出贡献奖获得者郭维淮教授治疗腰腿痛的经验方。郭老认为慢性劳损型腰腿痛常有过度劳累或轻度扭伤史，X 线检查可见椎体有不同程度的骨质增生，劳则气伤，气虚则血虚，气血亏虚则筋脉失养，不荣则痛，郭老常用补中益气汤加减治疗，方中黄芪、党参、生白术、甘草益气健脾，脾气健运则气血生化有源，配伍当归益气生血，气血充足，则筋脉得以充养；续断、桑寄生、狗脊补益肝肾、强筋健骨；独活、威灵仙祛风除湿、通痹止痛，独活善治下半身风寒湿邪，威灵仙走而不守，通行十二经络，善治骨痹；升麻、香附行气和胃；乌药行气止痛，温肾散寒；何首乌补肝肾、益精血；甘草调和诸药。

加味补肾止痛散

【**药物组成**】黄芪 30g，党参 12g，何首乌 25g，当归 12g，续断 12g，狗脊 12g，杜仲 10g，补骨脂 6g，生白术 5g，升麻 6g，桑寄生 12g，威灵仙 10g，甘草 3g。

【**功能主治**】益气养督，补肾强腰。适用于气虚肾亏型腰腿痛。

【**用量用法**】水煎服，日一剂，早晚分服。

【**出处**】张虹. 郭维淮治疗慢性腰腿痛的经验[N]. 中国中医药报，2008-05-15（004）.

【**方解**】本方为全国中医药杰出贡献奖获得者郭维淮教授治疗腰腿痛的经验方。郭老认为此型腰腿痛常见于中老年人，无明显外伤史，主因年老体衰，气虚肾亏，督脉失养所致，常用加味补肾散加减治疗，方中黄芪、党参、生白术、甘草益气健脾，脾气健运则气血生化有源，气能生血。同时配伍当归、何首乌补血，气血充足则筋脉充养；续断、狗脊、杜仲、补骨脂、桑寄生、何首乌补益肝肾、强筋健骨；威灵仙祛风湿、通痹止痛，威灵仙走而不守，通行十二经络，善治骨痹；升麻升阳举陷；

甘草调和诸药。郭老临证见下肢麻木者，加苍术 12g、柴胡 10g、全蝎 10g、僵蚕 10g 等以疏肝祛风；兼有头晕、全身乏力者，加女贞子 20g、白芍 12g、茯神 15g、五味子 5g 等以滋阴养血安神。

加味何首乌散

【药物组成】何首乌 30g，当归 10g，川芎 6g，白芍 10g，羌活 10g，独活 12g，香附 15g，延胡索（元胡）10g，桑寄生 12g，牛膝 6g。

【功能主治】温经通络，活血止痛。适用于风寒湿痹型腰腿痛以寒邪为重者。

【用量用法】水煎服，日一剂，早晚分服。

【出处】张虹. 郭维淮治疗慢性腰腿痛的经验[N]. 中国中医药报，2008-05-15（004）.

【方解】本方为全国中医药杰出贡献奖获得者郭维淮教授治疗腰腿痛的经验方。郭老认为风湿痹阻型腰腿痛多因劳累后汗出或长期卧睡潮湿之地致腰部感受风寒湿邪而发病，郭老认为风寒湿三气杂合为病，痹阻经络，不通则痛，以寒邪偏重者常见疼痛明显，遇冷加重，遇热减缓。方中何首乌、桑寄生、牛膝补益肝肾、祛风除湿；当归、川芎、白芍乃四物汤方主要组成，以养血活血；羌活、独活祛风除湿、通痹止痛，羌活善祛上半身风寒湿邪，独活善祛下半身风寒湿邪，二者相伍祛一身上下风寒湿邪；香附、延胡索（元胡）、牛膝行气活血、化瘀止痛。

补气壮腰汤

【药物组成】黄芪 30g，党参 15g，当归 10g，续断 12g，生白术 15g，升麻 5g，香附 15g，乌药 6g，威灵仙 10g，枳壳 10g，骨碎补 10g，桑寄生 12g，独活 10g，甘草 3g。

【功能主治】温中补气，壮腰。适用于气虚腰痛。

【用量用法】水煎服，日一剂，早晚分服。

【出处】张虹. 名老中医郭维淮治疗气虚腰痛的经验[N]. 中国中医药报，2007-04-06（006）.

【方解】本方为全国中医药杰出贡献奖获得者郭维淮教授治疗腰腿痛的经验方。方中黄芪、党参、生白术、甘草益气健脾，脾气健运则气血生化有源，同时配伍当归补血养血，诸药相伍气血并治，气血充足则筋脉充养；续断、骨碎补、桑寄生补益肝肾、强筋健骨；威灵仙、独活祛风除湿、通痹止痛，独活善祛下半身风寒湿邪，威灵仙走而不守，通行十二经络，善治骨痹；升麻、香附、枳壳升阳行瘀、行气止痛；香附、乌药行气温肾，散寒止痛；甘草调和诸药。郭老临证时，痛甚者加延胡索、木香以理气止痛；腰痛连及腿痛者加川牛膝、刘寄奴以通经活络；腰痛连及腿麻木者加全蝎、僵蚕以通经除风；腰痛酸沉者加狗脊、蒸何首乌以滋补肝肾。同时嘱患者加强腰背肌功能锻炼。

补肾止痛散

【药物组成】当归 12g，续断 15g，杜仲 12g，大黄 10g，小茴香 6g，青盐 6g，补骨脂 10g，骨碎补 10g，枳壳 10g，广木香 5g，甘草 3g。

【功能主治】适用于瘀滞型腰痛。

【用量用法】水煎服，日一剂，早晚分服。

【出处】郭艳锦. 名老中医郭维淮治疗瘀滞型腰痛的经验[J]. 中国骨伤，2002，15（12）：48.

【方解】本方为全国中医药杰出贡献奖获得者郭维淮教授治疗腰腿痛的经验方。郭老认为无论是外伤或感受风寒湿邪侵袭引起的腰痛，均与肾气不足有关，《景岳全书》载有"凡病腰痛者，多由真阴不足"。方中当归活血化瘀止痛；续断、补骨脂、骨碎补、杜仲、青盐补益肝肾、强筋健骨；大黄荡涤瘀血；小茴香、枳壳、广木香理气宽中止痛；甘草调和诸药。郭老临证时若为女性患者加官桂 3g，散寒止痛。若体质素弱自觉腰部发沉坠，腰部上下不连者为气虚加黄芪 50g、党参 15g 益气、培补肾脏之元气。

治疗腰腿痛经验方 1（原方无方名）

【药物组成】黄芪 30g，党参 15g，当归 10g，续断 12g，僵蚕 10g，琥珀 10g，桑寄生 12g，秦艽 10g，威灵仙 10g，香附 15g，甘草 3g。

【功能主治】补气养血，镇惊祛风。适用于风寒湿痹型腰腿痛以风邪为重者。

【用量用法】水煎服，日一剂，早晚分服。

【出处】张虹. 郭维淮治疗慢性腰腿痛的经验[N]. 中国中医药报，2008-05-15（004）.

【方解】本方为全国中医药杰出贡献奖获得者郭维淮教授治疗腰腿痛的经验方。方中黄芪、党参、甘草益气健脾，脾气健运则气血生化有源，配伍当归补血养血，气血充足则筋脉充养，同时寓"治风先治血，血行风自灭"之意；续断、桑寄生补益肝肾、强筋健骨；秦艽、威灵仙祛风除湿、通痹止痛，秦艽为风中润剂，对于风湿痹痛无论新久均可应用，威灵仙走而不守，通行十二经络，善治骨痹；僵蚕、琥珀、香附行气化痰、消瘀散结；甘草调和诸药。

治疗腰腿痛经验方 2（原方无方名）

【药物组成】黄芪 30g，党参 12g，炒白术 12g，茯苓 12g，苍术 10g，泽泻 12g，秦艽 12g，防己 10g，香附 15g，乌药 6g，细辛 3g，牛膝 10g，甘草 3g。

【功能主治】温通经络，除风祛湿。适用于风寒湿痹型腰腿痛以寒邪为重者。

【用量用法】水煎服，日一剂，早晚分服。

【出处】张虹. 郭维淮治疗慢性腰腿痛的经验[N]. 中国中医药报，2008-05-15（004）.

【方解】本方为全国中医药杰出贡献奖获得者郭维淮教授治疗腰腿痛的经验方。方中黄芪、党参、炒白术、茯苓、甘草乃四君子汤方组成，以益气健脾，脾气健运则气血生化有源；苍术、泽泻燥湿健脾、利水渗湿；秦艽、防己、细辛祛风除湿、通痹止痛，秦艽为风中润剂，对于风湿痹痛无论新久均可应用；香附、乌药行气温肾、散寒止痛；牛膝补益肝肾、强筋健骨；甘草调和诸药。同时嘱患者加强腰背肌功能锻炼。

腰椎骨质增生

骨质增生止痛丸

【药物组成】熟地黄 300g，鹿衔草 200g，肉苁蓉 200g，鸡血藤 200g，淫羊藿 200g，莱菔子 100g，骨碎补 200g。

【功能主治】补肾生髓健骨，活血舒筋止痛。适用于肾虚夹瘀型腰椎骨质增生疾病。

【用量用法】共为细面，炼蜜为丸，每丸重 10g，每次一丸，每日三次，白开水送下。

【出处】李治罡，毕立新，谭振刚. 刘柏龄教授治疗腰椎骨质增生症经验[J]. 中国中医骨伤科杂志，1999，7（02）：64-65.

【方解】本方为国医大师刘柏龄教授治疗腰椎骨质增生的经验方。《黄帝内经》说"三八，肾气平均，筋骨劲强……四八，筋骨隆盛，肌肉满壮；五八，肾气衰，发堕齿槁"，又说"腰者，肾之府，转摇不能，肾将惫矣……骨者，髓之府，不能久立，行则振掉，骨将惫矣"。用肾与骨、骨与髓的内在生理、病理变化，充分地揭示了骨质增生的内在因素，主要是由肾气虚、不能生髓、充骨，而致骨的退变，所以本着"肾主骨""肾之合骨也""肾生骨髓""治肾亦即治骨"的理论为指导，刘老在博览全书、不断临床总结经验中创建了骨质增生止痛丸，临床治疗效果显著。方中熟地黄滋补肾阴、填精益髓，阴中求阳之意；肉苁蓉、淫羊藿补肾阳、舒经络；鸡血藤补血活血，舒筋活络止痛；鹿衔草祛风湿、通络止痛；骨碎补补肾强骨止痛；莱菔子消食除胀、降气化痰，预防滋腻之碍。该方研究已表明，具有抑制炎性肉芽囊增生和渗出作用，有抑制骨质增生、止痛之功。

骨痹汤加减

【药物组成】杭白芍 30～60g，生甘草 10g，木瓜 10g，威灵仙 15g，川续断 30g，桑寄生 30g。

【功能主治】补肾强骨，舒筋止痛。适用于肾虚劳损，经络痹阻型腰椎骨质增生。

【**用量用法**】水煎服，日一剂，早晚分服。

【**出处**】马德花. 应用关幼波骨痹汤加减缓解腰椎增生临床症状疗效观察[J]. 四川中医，2012，30（09）：106-107.

【**方解**】本方为全国老中医药专家学术经验继承工作指导老师关幼波教授治疗腰椎骨质增生的经验方。方中杭白芍、生甘草（芍药甘草汤）酸甘化阴，缓急止痛；木瓜舒筋活络止痛；威灵仙祛风除湿、通经止痛，威灵仙走而不守，通行十二经络，善治骨痹，加强柔筋止痛之力；川续断、桑寄生补肝肾、强筋健骨。关老临证时，对于使用大剂量白芍后脾胃虚弱者可能会出现便溏、腹泻患者，应加用白术或苍术10～15g 以益气健脾渗湿止泻。关老用骨痹汤加减治疗各种增生性骨关节病，疗效显著。

腰椎管狭窄症

通督活血汤加减

【药物组成】黄芪 18g，当归 10g，丹参 10g，赤芍 10g，泽兰叶 10g，杜仲 10g，金毛狗脊 10g，苏木 10g，地龙 10g，鹿角片 15g。

【功能主治】通督活血，补肝肾，通经络。适用于肝肾亏虚，督脉瘀滞型腰椎管狭窄症。

【用量用法】水煎服，日一剂，早晚分服。

【出处】何伟，李博宁. 李同生名老中医治疗腰椎管狭窄症经验总结[J]. 中国中医骨伤科杂志，2015，23（11）：67-69.

【方解】本方为全国老中医药专家学术经验继承工作指导老师李同生教授治疗腰椎管狭窄症的经验方。腰椎管狭窄是腰椎管、神经根管或椎间孔狭窄所致马尾和神经根的压迫综合征，李老总结出腰椎管狭窄的典型症状有间歇性跛行、腰后伸痛、久站疼痛等。李老根据疼痛部位病症辨经络属足太阳膀胱经、督脉，不通则痛。治疗从督脉、膀胱经、肝肾经论治，宜通督活血、调肝肾、通经络法治疗。将病机总结为肝肾亏虚、督脉瘀滞，李老自拟通督活血汤加减治疗，"邪之所凑，其气必虚"，选用黄芪益气健脾，脾气健运，气血生化有源；当归、丹参、赤芍、泽兰叶、苏木养血补血、活血化瘀、通经止痛；同时加用血肉有情之品地龙增强通经止痛；杜仲、金毛狗脊、鹿角片补益肝肾、强筋健骨。现代药理研究通督活血汤对动物模型有抗血小板聚集，改善腰椎管狭窄症病灶的微循环灌注量，改善局部缺血缺氧状况，加速炎症吸收，改善腰椎功能。

同时配合针灸治疗，腰椎管狭窄症经络辨证归属于督脉、膀胱经、肝肾经，李老根据《黄帝内经》等古书总结的"病在上，取之下，病在下，取之上，病在中，旁取之"理论，常取穴肾俞、关元俞、昆仑、后溪、地盘等穴，《灵枢·官针》"巨刺者，左取右，右取左"理论，李老常针刺健侧昆仑穴。后溪、地盘是李老的经验用穴，地盘穴（约胞肓穴水平外侧 5 分）相当于骶髂关节缝隙处。垂直进针，根据患者胖瘦情况适当选取 3～4 寸针，得气感较强。行针手法，虚则补之，故李老主张行针以补法为主。并给予患者健康指导，对于疼痛程度严重的，可按照"三八制"生活习惯，即睡觉、休息、锻炼各 8h。腰痛缓解后可练习抱膝滚腰法加强腰背肌力量，持之以恒加以训练，以期恢复。

股骨头坏死

正骨牡丹皮汤加减

【药物组成】赤芍 9g，川芎 9g，牡丹皮 9g，当归 9g，骨碎补 15g，红花 9g，没药 9g，乳香 9g，生地黄 9g，桃仁 9g，五加皮 9g，续断 9g。

【功能主治】活血化瘀，通络止痛。适用于血脉瘀阻，络脉不通型股骨头坏死。

【用量用法】水煎服，日一剂，早晚分服。

【出处】何伟，李博宁. 李同生名老中医治疗股骨头坏死经验浅析[J]. 时珍国医国药，2016，27（01）：207-209.

【方解】本方为全国老中医药专家学术经验继承工作指导老师李同生教授治疗股骨头坏死的经验方。股骨头坏死属于中医"髋骨痹""骨蚀""骨痿"，是骨伤科门诊高致残率的常见病、难治病，对于晚期患者，西医目前治疗主要以髋关节置换手术为主，但是李老认为早期确诊、早期干预，延缓病情进展更为重要，李老多年的经验总结得出股骨头坏死贯穿疾病始终的是血脉瘀阻、经络不通，使股骨头失去温煦、濡养而致骨痿，李老自拟正骨牡丹汤治疗，此方乃桃红四物汤加减化裁而来。方中赤芍、川芎、牡丹皮、红花、桃仁、当归行气活血、化瘀止痛，加用乳香、没药增强化瘀止痛之力；骨碎补、五加皮、续断补益肝肾、强筋健骨，同时骨碎补可活血化瘀，五加皮祛风除湿；生地黄滋阴清热，以防温补类药物耗气伤阴。现代药理研究证实当归、赤芍、桃仁、红花等活血化瘀类药物对成骨细胞的增殖与分化有明显的促进作用。

配合中药外用：应用李老祖传秘方紫金酒方（组成：紫荆皮、鹅不食草、紫草、樟脑、细辛、透骨草、川椒等泡酒。用法：以股骨大转子为中心进行涂抹，后用一软板进行局部拍打，以疼痛可耐受为标准，使局部红润充血为度，每次 15min，3 天一次）。此法使中药的有效成分更易进入局部软组织，加速愈合和修复。另注意激素性股骨头坏死的患者应视局部皮肤脉络情况，决定是否进行拍打。

李老针灸治疗股骨头坏死主要以局部取穴为主，以股骨大转子为中心，上下左右各旁开 3～5 寸为进针点，根据胖瘦选取 3～4 寸针灸针行强刺激泻法，每次留针 30min，行针 3 次，2 天 1 次。现代研究表明局部深刺髋关节周围，可刺激局部微循环，加速血液运行，疏通骨内静脉阻滞，促进血管的再生与重建，改善股骨头缺血性坏死的状况，缓解疼痛，改善患肢功能活动。同时给予患者健康宣教，股骨头坏死患者应以卧床休息为主，平素应扶拐杖行走，减轻负荷，同时加强功能训练，以防肌肉萎缩。

脊柱退行性骨关节病

骨质增生汤

【药物组成】熟地黄 30g，淫羊藿 20g，肉苁蓉 20g，骨碎补 20g，鸡血藤 20g，鹿衔草 20g，鹿角霜 20g，五加皮 15g，女贞子 15g，菟丝子 15g，莱菔子 15g，川杜仲 20g。

【功能主治】补肝肾，强筋骨，活血通络。适用于肝肾两虚，筋骨失养所致的脊柱退行性病变。

【用量用法】水煎服，日一剂，连进 10 剂。

【出处】刘钟华，赵文海，刘柏龄. 刘柏龄教授治疗退行性骨关节病变经验总结 [J]. 中国药物经济学，2014，9（S2）：76-77.

【方解】本方为国医大师刘柏龄教授治疗脊柱退行性骨关节病的经验方。刘老在治疗退行性病变时强调治疗的主要目的不是消除骨刺，也不能以骨刺的消失作为评判依据，治疗目的应以消除症状、改善功能为主。方中熟地黄填精益髓、滋阴养血，阴中求阳；淫羊藿、肉苁蓉、鹿角霜温补肾阳、通化血脉；骨碎补、五加皮、女贞子、菟丝子、川杜仲补益肝肾、强健筋骨；鸡血藤养血活血；鹿衔草祛风湿、通经络，放松肌肉，进一步缓解疼痛；莱菔子消食除胀、降气化痰、预防滋腻之碍；刘老自拟的骨质增生汤在临床应用已逾 40 年，临床肝肾亏虚、筋骨失养型最为常见，对于脊柱退行性骨关节病的治疗疗效最佳。

脊柱关节炎

治疗脊柱关节炎经验方（原方无方名）

【**药物组成**】黄柏 9g，苍术 12g，川牛膝 12g，杜仲 30g，桑寄生 15g，独活 12g，桃仁 15g，秦艽 12g，粉葛根 20g，防风 9g，豨莶草 15g，北细辛 3g，白花蛇舌草 20g，威灵仙 30g，桂枝 10g，淫羊藿 20g，广地龙 12g，红枣 10g。

【**功能主治**】强督健肾，祛风通络。适用于肾虚督寒、寒热错杂型脊柱关节炎。

【**用量用法**】水煎服，日一剂，早晚分服。

【**出处**】杨科朋，高祥福，王新昌，等. 范永升教授治疗脊柱关节炎经验[J]. 风湿病与关节炎，2019，8（07）：33-35.

【**方解**】本方为全国名中医范永升教授治疗脊柱关节炎的经验方。范老治疗脊柱关节炎重视湿邪和风邪在发病中的作用，认为强督和健肾是两大治疗法则，并通过调节情志和内外合治方法治疗脊柱关节炎的各脏器受累情况。方中苍术苦辛而温，其性燥烈，一则可健脾助运以治生湿之本，二则芳化苦燥以除湿阻之标，正如《寿世保元》所云："苍术妙于燥湿，黄柏妙于去热。"二药配伍可互制其苦寒或温燥之性以防败胃伤津之弊，范老常将黄柏 9g，苍术 12g 作为基础用量；川牛膝、杜仲、桑寄生、淫羊藿强督补肾，范老临证发现因此病的主诉多为腰背痛，而腰为肾之府，腰背为督脉所主，所以强督健腰是治疗脊柱关节炎的首攻方向；独活、秦艽、防风、威灵仙、豨莶草祛风除湿、通痹止痛；桃仁、川牛膝活血化瘀、通经止痛；粉葛根治疗颈部疼痛明显者，以解痉止痛；桂枝、北细辛散内外寒邪以止痛；白花蛇舌草清热解毒，散结消肿；广地龙血肉有情之品搜风通络止痛；红枣养胃气。范老临证时，对于疼痛严重的羌活、独活并用，并逐加全蝎、地龙、蕲蛇等。

肌肉劳损

黄芪虫藤饮合四妙散

【药物组成】黄芪 30g，全蝎 5g，地龙 10g，僵蚕 15g，蜈蚣 1 条^{（去头足）}，海风藤 15g，鸡血藤 20g，络石藤 10g，苍术 8g，黄柏 8g，薏苡仁 10g，川牛膝 20g，木瓜 15g，酸枣仁 30g，天麻 15g，葛根 30g，甘草 6g。

【功能主治】活血化瘀，通络止痛，兼清湿热。适用于气血瘀滞，兼有湿热型肌肉劳损。

【用量用法】水煎服，日一剂，早晚分服。

【出处】李点，周兴，何清湖. 熊继柏辨治痹证经验[J]. 中华中医药杂志，2016，31（04）：1272-1275.

【方解】本方为国医大师熊继柏教授治疗肌肉劳损的经验方。熊老认为对于顽痹之证，因"久病入络""久病必瘀"，若单纯予以祛风、散寒、通络之品恐难以痊愈，惟以钻透剔邪之类，才能搜风通络、化瘀止痛，遂自创黄芪虫藤饮，专攻顽痹、久痹。此方由黄芪、全蝎、地龙、僵蚕、蜈蚣（去头足）、海风藤、鸡血藤、络石藤、甘草等组成，主治经络瘀阻痹证，熊老临证治疗痹证常用此方加减。方中黄芪益气健脾，使气行则血行；虫类药物全蝎、地龙、僵蚕、蜈蚣善搜风通络止痛，深入经隧驱邪外出；海风藤、鸡血藤、络石藤，藤类药物轻灵，通利关节而走四肢，鸡血藤兼能补血活血，寓"治风先治血，血行风自灭"之意；苍术、黄柏清热燥湿，薏苡仁健脾利水除痹，川牛膝舒筋活络，乃四妙汤组方，以清利湿热；木瓜活络化湿；酸枣仁养心安神；天麻、葛根祛风通络、解肌舒筋；甘草调和诸药。

产后风湿病

养血融筋汤

【药物组成】童参 12g，麦冬 9g，黄芪 15g，炒白芍 9g，炒白术 6g，丹参 12g，墨旱莲 6g，地龙 3g，首乌藤（夜交藤）9g，防风 3g。

【功能主治】益气养血，柔肝祛风。适用于气血大伤，筋脉失荣型产后风湿病。

【用量用法】水煎服，日一剂，早晚分服。

【出处】王九一，赵秀勤. 路志正治疗产后痹病的经验[J]. 北京中医，1992，11（06）：4-5.

【方解】本方为国医大师路志正教授治疗产后风湿病的经验方。狭义指：妇女在产后出现肢体疼痛、酸楚、麻木、重着以及关节活动不利等证，为"产后痹证"，或称"产后痛风"等。方中童参、麦冬、黄芪、炒白术益气健脾；炒白芍养血调经，柔肝止痛；丹参活血祛瘀，通经止痛；墨旱莲滋补肝肾、凉血止血；地龙通经活络除痹；首乌藤（夜交藤）养血安神、祛风通络，配伍防风增强祛风之力。

产后逐瘀汤

【药物组成】当归 12g，川芎 6g，桃仁 6g，益母草 15g，路路通 9g，没药 3g，炮姜 10g，阿胶珠 6g，鸡血藤 12g。

【功能主治】养血活血。适用于瘀血阻滞经络型产后风湿病。

【用量用法】水煎服，日一剂，早晚分服。

【出处】王九一，赵秀勤. 路志正治疗产后痹病的经验[J]. 北京中医，1992，11（06）：4-5.

【方解】本方为国医大师路志正教授治疗产后风湿病的经验方。产后多瘀是产后痹病的又一病机特点，方中当归、川芎、阿胶珠、鸡血藤养血活血；桃仁、益母草、没药活血化瘀以通络，配伍路路通加强祛风活络、利水通经的功效；炮姜温经止血。如关节肿胀者加松节 6g。

风寒湿痹汤

【药物组成】防风 6g，防己 6g，当归 12g，川芎 6g，细辛 3g，附片 6g，鲜姜 3 片，片姜黄 9g，桂枝 6g，炙甘草 3g。

【功能主治】养血祛风，散寒除湿。适用于风寒湿痹阻型产后风湿病。

【用量用法】水煎服，日一剂，早晚分服。

【出处】王九一，赵秀勤. 路志正治疗产后痹病的经验[J]. 北京中医，1992，11（06）：4-5.

【方解】本方为国医大师路志正教授治疗产后风湿病的经验方。方中防风、防己、鲜姜祛风散寒；当归、川芎养血活血止痛；细辛、附片、片姜黄、桂枝温阳散寒除痹；炙甘草调和诸药。

柴胡桂枝汤加减

【药物组成】柴胡 10g，黄芩 6g，法半夏 10g，党参 10g，炙甘草 6g，生姜 3 片，大枣 3 枚，桂枝 10g，白芍 10g，浮小麦 15g。

【功能主治】和解少阳，调和营卫，祛风散寒。适用于营卫不和型产后风湿病。

【用量用法】水煎服，日一剂，早晚分服。

【出处】孟彪，高立珍，伍炳彩. 伍炳彩教授辨治产后风湿病经验[J]. 风湿病与关节炎，2020，9（03）：49-52.

【方解】本方为国医大师伍炳彩教授治疗产后风湿病的经验方。伍老认为产后风湿病多为寒热虚实夹杂，产时失血、难产、剖宫产等伤及气血，损及肝肾，在正虚的基础上进而感受风寒湿邪（如受凉、吹空调等），强调扶正祛邪，当本着"勿拘于产后，亦勿忘于产后"的原则进行诊治，而且产后因体内激素水平的下降及角色的转变，产后抑郁也是多发病，伍老强调在治疗产后病时也应多加关注。临证伍老常将恶风寒，身冷痛，头痛（紧痛）以太阳穴为主，口苦，舌淡红，苔薄黄或薄白，脉浮弦作为运用柴胡桂枝汤方证的辨证要点，方中柴胡透泄少阳之邪从外而散，疏泄气机，黄芩助柴胡以清少阳邪热，柴胡升散，得黄芩降泄，则无升阳劫阴之弊；法半夏、生姜降逆和胃；党参、大枣扶助正气，俾正气旺盛，则邪无内向之机，可以直从外解；桂枝、白芍、炙甘草、生姜、大枣（桂枝汤）调和营卫，祛风散寒；浮小麦止汗。伍老临证关节痛甚者，常加姜黄 10g，海桐皮 10g；汗多者，加仙鹤草 15g；失眠者，加首乌藤（夜交藤）15g。

清暑益气汤加减

【药物组成】党参 10g，黄芪 15g，当归 6g，白术 10g，升麻 6g，葛根 6g，泽泻

6g，神曲 10g，麦冬 6g，五味子 6g，陈皮 10g，黄柏 6g，苍术 10g，甘草 6g，生姜 2 片，大枣 1 枚。

【功能主治】健脾化湿，益气养阴。适用于气阴两虚，复感湿邪型产后风湿病。

【用量用法】水煎服，日一剂，早晚分服。

【出处】孟彪，高立珍，伍炳彩. 伍炳彩教授辨治产后风湿病经验[J]. 风湿病与关节炎，2020，9（03）：49-52.

【方解】本方为国医大师伍炳彩教授治疗产后风湿病的经验方。伍老常把体倦少气，口渴自汗，四肢困倦，胸闷，身重，大便溏，舌淡，苔白，脉虚作为使用清暑益气汤方证的辨证要点。方中党参、黄芪、白术、陈皮益气健脾以化湿，当归补血养血，气血双补，鼓舞正气以祛邪；升麻、葛根相伍升阳止泻；泽泻利水渗湿，止关节疼痛；黄柏、苍术清热燥湿；神曲消食健脾开胃；麦冬、五味子养阴生津；生姜、大枣、甘草顾护脾胃。伍老临证汗多者，常加浮小麦 15g、仙鹤草 15g；湿气重关节痛甚者，加防己 10g；腰痛或足跟痛者，加杜仲 10g、桑寄生 10g。

甘露消毒丹加减

【药物组成】茵陈 6g，木通 3g，滑石 6g，连翘 10g，豆蔻 6g，藿香 8g，石菖蒲 6g，黄芩 10g，浙贝母 6g，射干 10g，薄荷 5g。

【功能主治】清热利湿，通络止痛。适用于湿热内蕴，经脉不利型产后风湿病。

【用量用法】水煎服，日一剂，早晚分服。

【出处】孟彪，高立珍，伍炳彩. 伍炳彩教授辨治产后风湿病经验[J]. 风湿病与关节炎，2020，9（03）：49-52.

【方解】本方为国医大师伍炳彩教授治疗产后风湿病的经验方。伍老临证将产后全身关节、肌肉酸胀痛、多汗、口渴、小便黄、苔黄厚、脉细弦数等作为使用甘露消毒丹方证的辨证要点。方中茵陈清利湿热而退黄，木通清热从小便而解，滑石利水渗湿、清热解暑，黄芩清热燥湿、泻火解毒，四药相合，湿热自除；湿邪留滞，易阻碍气机，豆蔻、藿香、石菖蒲以行气化湿，使气畅湿行；连翘、浙贝母、射干、薄荷清热解毒、散结消肿而利咽止痛。对于瘀血甚者，常加用三七以活血化瘀止痛。伍老诊治产后风湿病亦非常重视诊咽喉，对于咽喉色红者，常辨为夹有内热，常配合银翘马勃散（常用量为：金银花 10g，连翘 10g，马勃 5g，牛蒡子 6g，射干 10g。上述药物打粉，每次 5g，日 2 次，饭后冲服），多能提高疗效。

丹栀逍遥散合酸枣仁汤加减

【药物组成】牡丹皮 10g，栀子 6g，当归 10g，白芍 10g，柴胡 10g，茯苓 10g，白术 10g，炙甘草 6g，生姜 2 片，薄荷 5g^{（后下）}，酸枣仁 15g，川芎 6g，知母 10g。

【功能主治】清肝泻火，养心安神，通络止痛。适用于肝郁化火、心神失养型产后风湿病。

【用量用法】水煎服，日一剂，早晚分服。

【出处】孟彪，高立珍，伍炳彩. 伍炳彩教授辨治产后风湿病经验[J]. 风湿病与关节炎，2020，9（03）：49-52.

【方解】本方为国医大师伍炳彩教授治疗产后风湿病的经验方。伍老常把全身骨节、肌肉胀痛，头晕，急躁易怒，入睡困难，夜寐梦多或易醒，口苦，舌质红，苔黄，脉弦作为此方证的辨证要点。方中牡丹皮、栀子清热凉血；当归养血活血；白芍养血敛阴，缓急止痛；柴胡疏肝解郁，调畅气机；茯苓、白术益气健脾除湿，使脾胃运化有权，气血有生化之源；炙甘草调和诸药；薄荷透肝经之热；生姜顾护脾胃；酸枣仁养血补肝、宁心安神；知母滋阴润燥、清热除烦；川芎调肝血而疏肝气，与酸枣仁相伍有养血补肝之妙。伍老临证时夜寐差甚者，常加首乌藤（夜交藤）15g、丹参15g；食欲差者，加焦麦芽 10g、焦山楂 10g、焦神曲 10g、鸡内金 10g。

上中下通用痛风方加减

【药物组成】苍术 6g，黄柏 10g，羌活 6g，防风 10g，白芷 10g，桂枝 6g，龙胆3g，神曲 10g，汉防己 10g，胆南星 10g，桃仁 6g，红花 6g，威灵仙 10g。

【功能主治】清热燥湿，活血通络。适用于寒热错杂、痰瘀互结型产后风湿病。

【用量用法】水煎服，日一剂，早晚分服。

【出处】孟彪，高立珍，伍炳彩. 伍炳彩教授辨治产后风湿病经验[J]. 风湿病与关节炎，2020，9（03）：49-52.

【方解】本方为国医大师伍炳彩教授治疗产后风湿病的经验方。伍老临床见产后以关节肌肉酸痛为主，既怕冷又怕热，舌暗红，苔黄腻，舌下络脉紫，常使用上中下通用痛风方治疗。方中苍术、黄柏清热燥湿；羌活、防风、白芷、桂枝、汉防己、威灵仙祛风除湿，通利关节；胆南星化痰；桃仁、红花活血化瘀；神曲化浊消积，健脾开胃，祛经脉筋肉之"陈腐之气"；龙胆清利肝胆湿热。伍老临证时瘀血重者，常加土鳖虫 3g、三七粉 3g；关节痛甚者，加姜黄 10g、海桐皮 10g。

黄芪桂枝五物汤合当归补血汤加味

【药物组成】

口服汤剂：生黄芪 15g，防风 10g，桂枝 10g，当归 10g，白芍 10g，秦艽 10g，威灵仙 10g，干姜 6g，炙甘草 10g，麻黄根 15g，浮小麦 30g，桑叶 30g。

药浴方：当归补血汤和自拟三草四藤汤（黄芪 30g，当归 30g，豨莶草 30g，老鹳草 15g，伸筋草 15g，络石藤 10g，鸡血藤 15g，海风藤 10g，青风藤 10g，秦艽 10g，威灵仙 15g。每次煎煮 20min，熏洗 30min 左右，每日 1 次，1 剂药熏洗 2 次。

食疗方：当归生姜羊肉汤（当归 10g，生姜 5 片），或乌鸡 1 只，当归 10g，黄芪 30g，煲汤服用。

【功能主治】益气养血，调和营卫，温经散寒，祛风通络。适用于气血亏虚、营卫不和，风寒外袭、经脉阻滞型产后风湿病。

【用量用法】水煎服，日一剂，早晚分服。

【出处】宋娜，禄保平. 毛德西治疗产后身痛的经验[J]. 国医论坛，2019，34（03）：47-48.

【方解】本方为全国老中医药专家学术经验继承工作指导老师毛德西教授治疗产后风湿病的经验方。毛老认为产后身痛主要是产后正气不足，气血耗伤，营卫之气不能和调于五脏，致腠理疏松，藩篱不固，外邪趁虚侵袭，经络闭塞，瘀血内阻，不通则痛，常见患者关节及腰背部、足跟等部位酸楚或麻木疼痛。治疗时以益气补血、补养肝肾为主兼以祛邪，毛老常用黄芪桂枝五物汤合当归补血汤加味进行治疗，效果显著。方中生黄芪补益脾气，当归养血补血，白芍敛阴养血，相伍以气血双补；白芍、炙甘草（芍药甘草汤）缓急止痛；桂枝、干姜温阳通络，祛风护卫；威灵仙、秦艽祛风除湿止痹痛，是毛老治疗全身性风湿痹痛的常用对药；防风祛风胜湿，是风中润剂，药效缓和；麻黄根、浮小麦、桑叶固涩敛汗；炙甘草调和诸药。同时毛老强调在药物治疗时，注重食疗，常用当归生姜羊肉汤煲汤服用，使其虚可补、寒可散、痛可止、涩敛汗。同时辅助药浴治疗，使内治、外治并行，腠理疏通，气血流畅，寒邪得除。

治疗产后风湿病经验方 1（原方无方名）

【药物组成】当归 9g，杜仲 12g，川续断 12g，桑寄生 15g，肉桂 6g[后下]，狗脊 10g，淡附片 3g，秦艽 9g，独活 6g，甘草 3g，谷芽 6g，麦芽 6g。

【功能主治】补肾强腰，佐以祛风散寒。适用于肾虚骨节失荣型产后风湿病。

【用量用法】水煎服，日一剂，早晚分服。

【出处】王九一，赵秀勤. 路志正治疗产后痹病的经验[J]. 北京中医，1992，11（06）：4-5.

【方解】本方为国医大师路志正教授治疗产后风湿病的经验方。方中杜仲、川续断、桑寄生、肉桂、狗脊补益肝肾、强壮筋骨；淡附片、秦艽、独活温阳散寒、祛风通络；当归养血活血；谷芽、麦芽行气消食、健脾开胃；产后痹病治疗过程中，路老重视脾胃，脾胃强健则五脏六腑俱旺，气血充足则筋脉关节得养；甘草调和诸药。

治疗产后风湿病经验方 2（原方无方名）

【药物组成】生黄芪 60g，炒酸枣仁 20g，合欢皮 15g，山茱萸 15g，麦冬 15g，西洋参 10g，五味子 10g，白芍 30g，太子参 30g，威灵仙 30g。

【功能主治】益气和血。适用于产后气血亏虚，精气耗伤，无以濡养型产后风湿病。

【用量用法】水煎服，日一剂，早晚分服。

【出处】荆晶，任晓红，周铭心. 周铭心教授治疗产后身痛经验谈[J]. 新疆中医药，2010，28（01）：40-41.

【方解】本方为全国老中医药专家学术经验继承工作指导老师周铭心教授治疗产后风湿病的经验方。妇女生产时耗伤气血，气血虚弱，四肢百骸、经脉关节失去濡养，不荣则痛。方中生黄芪补中益气，气血亏虚者非重用不能见效，故常用大剂量黄芪补益脾肺之气，资气血生化之源；西洋参、太子参益气养阴；炒酸枣仁、合欢皮养心安神；山茱萸补益肝肾；麦冬、五味子敛阴止汗；白芍敛阴养血；威灵仙祛风除湿、散寒止痛，通行十二经络，善治骨痹。

治疗产后风湿病经验方 3（原方无方名）

【药物组成】生黄芪 80g，白芍 50g，威灵仙 30g，当归 15g，合欢皮 15g，首乌藤（夜交藤）15g，羌活 15g，天麻 12g，炙甘草 12g，白芷 12g，杜仲 20g。

【功能主治】益气养血，祛风通络。适用于气血亏虚型产后风湿病。

【用量用法】水煎服，日一剂，早晚分服。

【出处】荆晶，任晓红，周铭心. 周铭心教授治疗产后身痛经验谈[J]. 新疆中医药，2010，28（01）：40-41.

【方解】本方为全国老中医药专家学术经验继承工作指导老师周铭心教授治疗产后风湿病的经验方。《临证指南医案·痹证》曰："风湿痹肿，举世皆以客邪宜散，愈治愈剧，不明先因劳倦内伤也，盖邪之所凑，其气必虚。"周老认为在治疗时，在考虑邪气侵袭的同时，对于产后更应重视内因所致。方中生黄芪补益中气，走而不守，当归补血养血，二者相伍气血双补，气能生血，气旺血生，气血充足则四肢百骸得以濡养；威灵仙、羌活、白芷祛风散寒、除湿通痹止痛；合欢皮、首乌藤（夜交藤）养心安神兼能解郁；白芍、炙甘草酸甘化阴、缓急止痛；天麻、杜仲补肾平肝通络。

治疗产后风湿病经验方 4（原方无方名）

【药物组成】姜黄 15g，川续断 15g，川芎 15g，当归 15g，西洋参 8g，杜仲 20g，白芍 20g，天麻 10g，白芷 10g，紫苏梗 10g，砂仁 10g，生白术 30g，茯苓 30g。

【功能主治】补肾养血，强腰壮骨舒筋。适用于肾气亏虚，精血耗伤，胞脉失养型产后风湿病。

【用量用法】水煎服，日一剂，早晚分服。

【出处】荆晶，任晓红，周铭心. 周铭心教授治疗产后身痛经验谈[J]. 新疆中医药，2010，28（01）：40-41.

【方解】本方为全国老中医药专家学术经验继承工作指导老师周铭心教授治疗产后风湿病的经验方。妇女妊娠期耗伤气血，产后劳倦，可致肾元亏虚，"肾为先天之本"，先天禀赋不足，外邪易侵，加之现代剖宫产居多，更易耗伤气血，伤及元气。方中姜黄、紫苏梗、川芎行气活血止痛；川续断、杜仲补肝肾、强腰膝；当归、白芍补血活血；西洋参、生白术、茯苓益气养阴、健脾祛湿；天麻平肝通络；白芷祛风解表；砂仁顾护胃气。周老认为对于产后诸症，不必见虚之后用，乃因未见虚象，皆应加之。

治疗产后风湿病经验方 5（原方无方名）

【药物组成】当归 15g，生黄芪 40g，白芍 30g，威灵仙 30g，天麻 12g，炙甘草 12g，独活 12g，羌活 12g，延胡索（元胡）12g，络石藤 12g，伸筋草 12g，防风 10g，木香 10g。

【功能主治】补益气血，温阳散寒。适用于气血亏虚，风寒湿邪侵袭型产后风湿病。

【用量用法】水煎服，日一剂，早晚分服。

【出处】荆晶，任晓红，周铭心. 周铭心教授治疗产后身痛经验谈[J]. 新疆中医药，2010，28（01）：40-41.

【方解】本方为全国老中医药专家学术经验继承工作指导老师周铭心教授治疗产后风湿病的经验方。方中重用生黄芪益气健脾、补益中气，当归、白芍养血补血，三者相伍气血同补，气能生血，气旺则血旺，气血充足则濡养四肢百骸；威灵仙、独活、羌活、络石藤、伸筋草、防风祛风除湿、舒筋活络止痛，独活、羌活相伍祛一身上下之风湿邪气；威灵仙通行十二经络，善治骨痹；天麻平肝通络；延胡索（元胡）行气止痛；木香行气和胃；炙甘草调和诸药。

治疗产后风湿病经验方 6（原方无方名）

【药物组成】山茱萸 12g，生地黄 15g，牡丹皮 10g，山药 10g，茯苓 15g，白术 15g，当归 10g，川芎 10g，赤芍 10g，生黄芪 20g，百合 30g。

【功能主治】补益肾气。适用于产后肾气亏虚，不能濡养型产后风湿病。

【用量用法】水煎服，日一剂，早晚分服。

【出处】韩淑花，杜丽妍，周彩云，等. 房定亚教授论治产后身痛[J]. 环球中医药，2016，9（03）：332-333.

【方解】本方为全国老中医药专家学术经验继承工作指导老师房定亚教授治疗产后风湿病的经验方。房老认为产后风湿病以肾虚为本，肝郁气滞贯穿疾病始终，与产后抑郁相关，善用六味地黄丸、桂附地黄丸、四逆散加减治疗。方中山茱萸、生地黄、山药、生黄芪、茯苓、白术益气健脾固肾；牡丹皮、当归、川芎、赤芍补血、行气化瘀；百合滋补精血以润关节。

治疗产后风湿病经验方 7（原方无方名）

【药物组成】熟地黄 15g，当归 12g，白芍 12g，川芎 12g，党参 30g，茯苓 12g，白术 12g，羌活 12g，独活 12g，红花 12g，鸡血藤 30g，醋延胡索 18g，续断 18g，防风 9g，牛膝 15g，杜仲 15g，浮小麦 30g，炙黄芪 60g，炙甘草 6g。

【功能主治】补益肝肾气血，活血化瘀通络。适用于肝肾气血亏虚，瘀血阻滞型产后风湿病。

【用量用法】水煎服，日一剂，早晚分服。

【出处】陈彤，张丽娟. 李广文教授治疗产后身痛经验[J]. 内蒙古中医药，2019，38（12）：81-82.

【方解】本方为全国老中医药专家学术经验继承工作指导老师李广文教授治疗产后风湿病的经验方。《妇人大全良方》云："夫产后中风，筋脉挛急者，是气血不足，脏腑俱虚。"《叶天士女科》云："产后遍身疼痛，因气血走动，升降失常，留滞于肢节间，筋脉引急，或手足拘挛不能屈伸。"李老通过诸多医家理论及临床总结经验认为产后风湿病乃是本虚标实，以气血亏虚为本，产后气血大伤，筋脉失养，不荣则痛，以致筋骨关节疼痛、麻木等，是产后风湿病的基本病机；瘀血阻滞为标，产后气血亏虚，推动无力，以及产后恶露不净，多有瘀血，瘀血内停进而影响气血运行，瘀血是产后常见的病理产物；风寒湿邪侵袭为诱因，产后体虚，风寒湿邪易趁虚而入，阻滞气血运行，不通则痛。李老主要通过补气养血、补益肝肾、活血化瘀、祛瘀通络、养肝疏肝等法治疗，临床疗效显著。但是切勿使用三棱、莪术、土鳖虫等破血化瘀之品，以免更伤气血，犯"虚虚实实之戒"。方中熟地黄、当归、白芍、川芎、党参、茯苓、白术、炙黄芪乃是八物汤方组成，《景岳全书》云："有形之血不能即生，无形之气所当急固。"以气血双补。李老临床对于气虚甚者，炙黄芪剂量可达90g；肾为先天之本，若素体肾虚，产时劳伤肾气，可见遍身疼痛尤以腰痛为主，加用续断、牛膝、杜仲等补益肝肾、强筋健骨；李老善将羌活、独活并用，羌活善祛上半身风寒湿邪，独活善祛下半身风寒湿邪，二者相伍祛一身上下风寒湿邪，缓解疼痛；若以风邪偏盛为主，常加用小剂量防风，予邪气以出路，勿辛散太过伤及正气；《本草汇言》云："凡藤蔓之属，藤枝攀绕，性能多变，皆可通经入络。"鸡血藤舒筋活络，引药直达病所，同时又可活血补血，加用红花、醋延胡索加强补血活血、化瘀止痛之功，达到祛瘀而不伤正，补虚而不留邪的治疗效果；浮小麦敛阴止汗；炙甘草调和诸药。同时也要格外注意产后调理：一者产后体虚，注意保暖，夏季尽量不使用空调；二者清淡饮食，避免辛辣刺激类食物；三者注意情绪管理，产后抑郁发病率已逐年上升，李老善提前使用玫瑰花、合欢花、百合、柴胡等疏肝解郁类药物，以"治未病"；四者适当的运动与锻炼，有助于产后恢复。

❖ 坐骨神经痛

桂枝加芍药汤加味

【药物组成】桂枝 15g，赤芍 40g，白芍 40g，生姜 15g，炙甘草 15g，大枣 12 枚，茯苓 15g，苍术 20g，怀牛膝 20g，草薢 20g，薏苡仁 20g。

【功能主治】通经活络，除湿止痛。适用于寒湿阻滞型坐骨神经痛。

【用量用法】水煎服，日一剂，早晚分服。

【出处】刘丹，李小童，陈洪琳，等. 张琪应用桂枝加芍药汤治疗筋痹经验[J]. 山东中医杂志，2019，38（10）：961-964.

【方解】本方为国医大师张琪教授治疗坐骨神经痛的经验方。张老认为涉水冒雨、久居潮湿之地患者易患此病，用药时应以淡渗利水、调和内外平衡为主，而非选择重浊之品，对于寒湿阻滞型坐骨神经痛，张老常选用桂枝加芍药汤加味治疗，以调和阴阳平衡、温通经络。方中主要以桂枝汤倍芍药为主调和营卫、缓急止痛；茯苓、苍术、草薢、薏苡仁益气健脾、燥湿利水除湿痹；怀牛膝强筋骨，缓解下肢无力症状。

桂枝芍药知母汤加减

【药物组成】桂枝 15g，麻黄 15g，黄柏 15g，白术 15g，炮附子 15g[先煎]，黄芪 30g，薏苡仁 30g，白芍 24g，知母 24g，防风 24g，甘草 9g，苍术 9g。

【功能主治】驱风散寒，清热祛湿。适用于风寒外侵，湿热内蕴型坐骨神经痛。

【用量用法】水煎服，日一剂，早晚分服。

【出处】唐文生，丁卡，薛鹏飞，等. 唐祖宣应用桂枝芍药知母汤治疗四肢关节病经验[J]. 世界中西医结合杂志，2009，4（08）：541-543.

【方解】本方为国医大师唐祖宣教授治疗坐骨神经痛的经验方。方中炮附子温阳散寒，又可助麻黄、桂枝发散风寒；黄柏、知母清热燥湿；白术、苍术、薏苡仁益气健脾、燥湿除痹；黄芪补益脾气，顾护正气；白芍、甘草（芍药甘草汤）缓急止痛；防风祛风散寒。唐老临床中用此方治腰痛辨其湿热重者，重用知母，加苍术；寒湿重者，重用麻黄、桂枝、炮附子；有瘀者加桃仁、乳香、没药；若肾虚者，减麻黄之量，合肾气汤治之。

多发性肌炎

治疗多发性肌炎经验方（原方无方名）

【药物组成】黄芪 30g，当归 15g，延胡索 15g，丹参 15g，血竭 4.5g，桂枝 12g，赤芍 15g，白芍 15g，炙甘草 9g，威灵仙 15g，防风 15g，防己 15g，生白术 15g，陈胆星 9g，全瓜蒌 30g。

【功能主治】补气活血，祛风通络。适用于寒湿痹络型多发性肌炎。

【用量用法】水煎服，日一剂，早晚分服。

【出处】王庆其，李孝刚，邹纯朴，等. 国医大师裘沛然治案（三）——治疗杂病案五则[J]. 中医药通报，2015，14（05）：21-24.

【方解】本方为国医大师裘沛然教授治疗多发性肌炎的经验方。多发性肌炎属中医痹病中"肌痹"范畴。方中黄芪益气健脾，气行则血行；当归、丹参、延胡索、血竭、赤芍养血活血化瘀，取"治风先治血，血行风自灭"之义；桂枝、白芍、炙甘草调和营卫之气，顾护周身；威灵仙、防风、防己祛风通络；生白术、陈胆星益气健脾、燥湿化痰；全瓜蒌散结通络止痛。

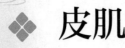

皮肌炎

六味地黄丸加减

【药物组成】生地黄 30g，熟地黄 15g，山茱萸 20g，山药 20g，牡丹皮 15g，茯苓 20g，防风 15g，灵芝 15g，薏苡仁 20g，木棉花 15g，五加皮 15g，黄芪 60g，防风 15g，鸡血藤 15g，甘草 5g。另服滋阴狼疮胶囊（广东省中医院院内制剂）及修疮口服液（广东省中医院院内制剂）。

【功能主治】补肾健脾。适用于脾肾不足型皮肌炎。

【用量用法】水煎服，日一剂，早晚分服。

【出处】熊佳，朱培成，李红毅，等. 国医大师禤国维论治皮肌炎经验[J]. 中国中医药信息杂志，2019，26（01）：116-118.

【方解】本方为国医大师禤国维教授治疗皮肌炎的经验方。皮肌炎属中医学"肌痹""痿证"范畴。禤老认为，本病乃禀赋不耐，气血亏虚于内，风湿热邪侵于外所致，此病较为难治，禤老强调应根据病情轻重及阶段不同治疗。方中生地黄、熟地黄并用滋阴补肾、填精益髓；山茱萸、山药、茯苓、薏苡仁益气健脾、补益肝肾；五加皮、防风祛风除湿，五加皮兼能补肝肾、活血脉；牡丹皮清退虚热，活血化瘀；黄芪益气健脾，气行则血行；鸡血藤补血活血、舒筋通络；木棉花清热利湿；《神农本草经》载灵芝有"利关节，保神，益精气，坚筋骨"之功，禤老善用灵芝治疗痹病；甘草调和诸药。

参苓白术散加减

【药物组成】生地黄 15g，熟地黄 15g，牡丹皮 15g，茯苓 20g，芡实 10g，白术 15g，北沙参 15g，黄芪 15g，玉竹 15g，甘草 5g，鸡血藤 15g，灵芝 15g，五味子 10g，薏苡仁 20g，青蒿 10g$^{（后下）}$，白花蛇舌草 15g。另口服枸橼酸铋雷尼替丁片、甲泼尼龙片。

【功能主治】健脾除湿。适用于脾虚湿困型皮肌炎。

【用量用法】水煎服，日一剂，早晚分服。

【出处】熊佳，朱培成，李红毅，等. 国医大师禤国维论治皮肌炎经验[J]. 中国中医药信息杂志，2019，26（01）：116-118.

【方解】本方为国医大师禤国维教授治疗皮肌炎的经验方。对于病情严重的患者，禤老强调在最初运用中药治疗的同时，配伍适量类固醇、免疫抑制剂，达到控制病情的效果，后期逐渐减量至停药，再单独用中药善后，以期最大限度减少激素类药物不良反应。方中生地黄、熟地黄滋补肾阴、填精益髓；茯苓、芡实、白术、黄芪、薏苡仁益气健脾、除湿止痹；牡丹皮、青蒿清虚热，牡丹皮兼活血化瘀；北沙参、玉竹养阴生津；鸡血藤补血活血、舒筋通络；灵芝乃是禤老常用的治疗痹病药物之一；五味子益气生津、补肾宁心助眠；白花蛇舌草清热解毒，提高免疫力；甘草调和诸药。

清营汤加减

【药物组成】犀角粉 1～3g^{（冲）}（或水牛角粉 30g 代），牡丹皮 20g，石斛 15g，生地黄 30g，金银花 24g，连翘 20g，生石膏 30g，玄参 24g，知母 15g，紫草 20g，栀子 9g，侧柏叶 15g，茜草 15g，丹参 15g。

【功能主治】清热解毒、凉血化瘀为主，兼以祛风通络。适用于急性期皮肌炎。

【用量用法】水煎服，日一剂，早晚分服。

【出处】李嘉庆，宋绍亮. 张鸣鹤经验二题[J]. 山东中医学院学报，1994，18（03）：168-169.

【方解】本方为全国老中医药专家学术经验继承工作指导老师张鸣鹤教授治疗皮肌炎的经验方。张老认为急性期皮肌炎以皮肤病变为主。方中犀角粉、金银花、连翘、生石膏、栀子清热解毒；牡丹皮、紫草、侧柏叶、茜草、丹参凉血化瘀；石斛、生地黄、玄参、知母滋阴清热。张老临证时，高热者加羚羊角粉 2g^{（冲）}，生石膏改为 60g；肌肉疼痛者加紫花地丁、板蓝根、大青叶清热解毒；红斑持续不退者加怀牛膝引血下行；颜面水肿者加蝉蜕、浮萍、僵蚕、白蒺藜祛风消肿；有蛋白尿或血尿者加白茅根、小蓟。

清营汤合补中益气汤加减

【药物组成】金银花 20g，连翘 15g，竹叶 6g，牡丹皮 20g，麦冬 15g，玄参 15g，太子参 20g，黄芪 18g，白术 20g，楮实子 30g，柴胡 12g，升麻 6g，黄精 20g，炙甘草 6g。

【功能主治】清热育阴，益气健脾。适用于中间期皮肌炎。

【用量用法】水煎服，日一剂，早晚分服。

【出处】李嘉庆，宋绍亮. 张鸣鹤经验二题[J]. 山东中医学院学报，1994，18（03）：168-169.

【方解】本方为全国老中医药专家学术经验继承工作指导老师张鸣鹤教授治疗皮肌炎的经验方。此期乃热势已减、气阴两虚、余邪未尽所致。方中金银花、连翘、竹叶清热解毒；牡丹皮凉血化瘀；麦冬、玄参滋阴清热；太子参、黄芪、白术、黄精健脾，补益中气；楮实子益阴滋肾；柴胡、升麻升阳举陷；炙甘草调和诸药。张老临证时对于皮疹暗红者加桃仁、红花活血化瘀消斑；皮疹持续不退者加僵蚕、全蝎活血通络祛风。

补中益气汤合地黄饮子加减

【药物组成】生地黄 15g，熟地黄 15g，黄芪 30g，党参 15g，山药 18g，山茱萸 12g，菟丝子 18g，巴戟天 15g，附子 10～30g$^{（先煎）}$，补骨脂 15g，陈皮 6g，肉桂 6g，鹿角片 15g，肉苁蓉 20g。

【功能主治】健脾益气，补益肝肾。适用于慢性期皮肌炎。

【用量用法】水煎服，日一剂，早晚分服。

【出处】李嘉庆，宋绍亮. 张鸣鹤经验二题[J]. 山东中医学院学报，1994，18（03）：168-169.

【方解】本方为全国老中医药专家学术经验继承工作指导老师张鸣鹤教授治疗皮肌炎的经验方。张老认为皮肌炎慢性期阶段，皮肤红斑已消退，但主要表现为四肢肌肉乏力，腰膝酸痛，肌肉僵硬，怕风怕冷，四肢活动受限，口干，舌淡红，苔白，脉沉细。病变部位在四肢肌肉，当责之于脾、肝、肾三脏。方中生地黄、熟地黄、山茱萸、菟丝子、巴戟天、补骨脂、鹿角片、附子、肉苁蓉、肉桂补益肝肾；黄芪、党参、山药、陈皮健脾益气，临证时关节肌肉酸痛加川牛膝；体力改善不明显者加鹿茸粉 0.5g 冲服或鹿茸片 2g 单煎。

治疗皮肌炎经验方 1（原方无方名）

【药物组成】黄芪 20g，桂枝 10g，白芍 30g，防风 10g，柴胡 10g，黄芩 15g，黄柏 15g，穿山龙 50g，青风藤 20g，海风藤 20g，生石膏 40g，知母 10g，秦艽 15g，木防己 10g，甘草 6g。

【功能主治】祛风除湿清热，调和营卫。适用于日久风湿化热，虚实寒热夹杂型皮肌炎。

【用量用法】水煎服，日一剂，早晚分服。

【出处】林依璇，王雪茜，程发峰，等. 王庆国治疗皮肌炎经验[J]. 天津中医药大学学报，2017，36（06）：406-408.

【方解】本方为国医大师王庆国教授治疗皮肌炎的经验方。王老认为本病病机在内为脾胃失和，营卫失调，在外复加风湿热之邪乘之而发病。王老临证注重病证结合，对于肌痛者按照肌痹治疗。方用黄芪桂枝五物汤、柴胡桂枝汤、穿藤通痹汤化裁，穿藤通痹汤是王老自拟治疗湿热痹阻型关节疼痛的经验方，由穿山龙、青风藤、桂枝、白芍、生石膏、知母、炙麻黄、制川乌组成，治疗风湿性关节炎、类风湿关节炎、强直性脊柱炎、慢性关节疼痛等疾病。方中黄芪甘温益气，补在表之卫气，桂枝温经散寒，相伍益气固表、温阳通痹；白芍养血和营，与桂枝相伍合桂枝汤调和营卫，与甘草相伍合芍药甘草汤缓急止痛；柴胡、黄芩入少阳经，相伍通达表里；黄柏、黄芩、生石膏、知母清热养阴；防风、秦艽、木防己祛风除湿止痹；穿山龙搜风通络止痛，现代药理研究证实具有抗炎、调节免疫作用，青风藤、海风藤舒筋活络止痛，青风藤证实具有镇痛、抗风湿功效，且藤类药物性轻灵，通利关节，引药达病所，王老善用穿山龙、海风藤、青风藤、忍冬藤治疗风湿免疫性疾病。王老临证时寒象较重时，重用桂枝、麻黄、川乌，桂枝、麻黄散寒通经，川乌温经止痛，寒象不显时可去川乌、麻黄，以秦艽替代。热象较重时则重用石膏、知母、黄柏、黄芩，石膏、知母清热养阴，两药用于热重于湿之证；黄芩、黄柏清热燥湿，多用于湿热并重；木防己利水祛湿。此外，王老善根据病位循经用药，使药达病所，病在上肢者，加用片姜黄、桑枝、羌活；病在下肢者，用独活、木瓜、牛膝；腰痛甚者予补肾之品如杜仲、桑寄生、续断等。

治疗皮肌炎经验方2（原方无方名）

【药物组成】绵马贯众15g，蒲公英20g，黄芪20g，楮实子20g，山茱萸12g，白芍30g，五味子10g，沙参15g，丹参20g，天冬15g，山楂15g，陈皮6g。

【功能主治】健脾益气养阴为主，辅以清热凉血解毒。适用于气阴两虚型皮肌炎。

【用量用法】水煎服，日一剂，早晚分服。

【出处】杨峰，付新利. 张鸣鹤教授辨治皮肌炎验案2例[J]. 风湿病与关节炎，2016，5（02）：31-32.

【方解】本方为全国老中医药专家学术经验继承工作指导老师张鸣鹤教授治疗皮肌炎的经验方。张老认为皮肌炎主要是"因炎致痹"，主要以清热凉血解毒，益气健脾为原则进行治疗。方中绵马贯众、蒲公英、丹参清热解毒、凉血化瘀；楮实子、山茱萸、五味子益气补肾；沙参、天冬益气养阴；山楂、陈皮、黄芪益气健脾、理气和胃，白芍敛阴养血，配伍黄芪益气生血，气血充则肌肉筋脉得以濡养，功能得以恢复。

治疗皮肌炎经验方 3（原方无方名）

【药物组成】白花蛇舌草 20g，半枝莲 20g，连翘 20g，牡丹皮 20g，生地榆 20g，北沙参 15g，赤芍 15g，红花 10g，女贞子 12g，炒酸枣仁 30g，吴茱萸 5g，甘草 6g。

【功能主治】清热凉血解毒，辅以健脾益气。适用于血分蕴热型皮肌炎。

【用量用法】水煎服，日一剂，早晚分服。

【出处】杨峰，付新利. 张鸣鹤教授辨治皮肌炎验案 2 例[J]. 风湿病与关节炎，2016，5（02）：31-32.

【方解】本方为全国老中医药专家学术经验继承工作指导老师张鸣鹤教授治疗皮肌炎的经验方。方中白花蛇舌草、半枝莲、连翘、生地榆、牡丹皮清热凉血解毒；赤芍、红花活血化瘀；北沙参、女贞子、炒酸枣仁益气养阴；吴茱萸温胃散寒止痛，顾护脾胃，佐制清热解毒药物的寒凉之性以防伤及脾胃；甘草调和诸药。

治疗皮肌炎经验方 4（原方无方名）

【药物组成】黄芪 30g，白术 20g，茯苓 20g，鳖甲 12g，生地黄 20g，青蒿 20g，牡丹皮 15g，丹参 20g，赤芍 15g，紫草 12g，凌霄花 9g，威灵仙 30g，白花蛇舌草 30g，黄柏 12g，知母 12g，川牛膝 12g，茵陈 15g，地龙 15g。

【功能主治】解毒利湿，凉血祛瘀，健脾滋肾。适用于湿毒瘀滞、脾肾亏虚型皮肌炎。

【用量用法】水煎服，日一剂，早晚分服。

【出处】何兆春. 范永升治疗皮肌炎经验撷要[J]. 浙江中西医结合杂志，2009，19（09）：530-531.

【方解】本方为全国名中医范永升教授治疗皮肌炎的经验方。方中黄芪补中益气，白术、茯苓益气健脾祛湿；鳖甲滋阴清热，入络搜邪，茵陈清利湿热，青蒿清热透络，引邪外出，现代药理研究表明青蒿对体液免疫有抑制作用；牡丹皮清热凉血化瘀，外可透伏阴之邪，内清血热之伏热；生地黄滋阴凉血，同时研究表明，生地黄可对抗长期服用地塞米松后引起的免疫功能下降；知母滋阴清热；丹参、赤芍、紫草、凌霄花活血化瘀，促进血液循环，赤芍具有镇静、抗炎止痛作用，范老常用紫草、凌霄花治疗肌肤红斑明显者；白花蛇舌草清热解毒、活血止痛；威灵仙祛风除湿，黄柏清热燥湿；川牛膝补益肝肾，兼能活血化瘀，范老常加用补益脾肾类药物为激素减量撤退提供基础，以防复发；地龙搜风通络。

皮神经炎

黄芪桂枝五物汤加减

【**药物组成**】黄芪 30g，桂枝 10g，白芍 20g，生姜 15g，大枣 5 枚，当归 15g，独活 12g，全蝎 10g(研末装胶囊吞服)。

【**功能主治**】益气温经，和营通痹。适用于气虚血滞，营卫不和，络脉痹阻型皮神经炎。

【**用量用法**】水煎取汁，分 3 次服，每日 1 剂。

【**出处**】刘渝松. 郭剑华应用经方治疗筋伤疾病举隅[A]. 重庆市针灸学会. 重庆市针灸学会 2010 年学术年会论文集[C]. 重庆：重庆市针灸学会：重庆市科学技术协会，2010：5.

【**方解**】本方为全国老中医药专家学术经验继承工作指导老师郭剑华教授治疗皮神经炎的经验方。皮神经炎属于中医"皮痹病""血痹""寒痹"，《金匮要略》有"血痹阴阳俱微，寸口关上微，尺中小紧，外证身体不仁，如风痹状，黄芪桂枝五物汤主之。"而皮神经炎的临床表现主要有皮肤麻木、蚁行感、发凉等感觉异常，与黄芪桂枝五物汤的主治大致相符，方中黄芪补益在表之卫气，桂枝温经散寒、通痹止痛，二者相伍益气温阳；白芍养血和营而通血痹，并与桂枝、生姜、大枣相伍合桂枝汤调和营卫；生姜、独活祛风除湿、通络止痛，独活善祛下半身风寒湿邪，生姜又可助桂枝散寒邪；当归养血通络，行"治风先治血，血行风自灭"；全蝎搜风通络止痛，郭老还用此方加减治疗风湿性关节炎、末梢神经炎、中风后遗症等见有肢体麻木、疼痛，属营卫不足、寒客血脉者，均有显著疗效。

肩背肌筋膜炎

桂枝加芍药汤加味

【药物组成】桂枝 20g，白芍 30g，生姜 20g，炙甘草 15g，大枣 12 枚，茯苓 20g，炒白术 15g，黄芪 30g，葛根 10g。

【功能主治】温经通络，散寒止痛。适用于风寒痛痹型肩背肌筋膜炎。

【用量用法】水煎服，日一剂，早晚分服。

【出处】刘丹，李小童，陈洪琳，等. 张琪应用桂枝加芍药汤治疗筋痹经验[J]. 山东中医杂志，2019，38（10）：961-964.

【方解】本方为国医大师张琪教授治疗肩背肌筋膜炎的经验方。肩背肌筋膜炎属中医痹病中的"筋痹"范畴，用桂枝汤（桂枝，白芍，生姜，大枣，炙甘草）作为底方，调和营卫；倍加白芍增加缓急止痛之功；茯苓、炒白术益气健脾除湿痹；黄芪益气健脾，增强脾胃运化之力；葛根引药走肩背，使药力达患处。

羌活胜湿汤加减

【药物组成】羌活 15g，独活 15g，藁本 10g，防风 10g，川芎 12g，蔓荆子 10g，苍术 15g，麻黄 4g，桂枝 9g，炙甘草 6g，生姜 5 片。

【功能主治】祛风除湿，通络止痛。适用于外感风湿型背肌筋膜炎。

【用量用法】水煎服，日一剂，早晚分服。

【出处】刘签兴. 国医大师李士懋辨治背痛经验探微[J]. 环球中医药，2020，13（10）：1757-1759.

【方解】本方为国医大师李士懋教授治疗背肌筋膜炎的经验方。羌活胜湿汤为《内外伤辨惑论》中治疗风湿在表的名方，《类证治裁·肩背手臂痛论治》中曾说："肩背痛、脊强，腰似折，项似拔，此足太阳经气郁不行，羌活胜湿汤。"方中羌活治上、走太阳经、治浮风、除大经之风，独活治下、走少阴、治伏风、除细络之风，二药合用，一上一下，内达足少阴肾经，外通足太阳膀胱经，相伍散全身寒湿邪气，通络止痹痛；藁本、防风、川芎、蔓荆子疏散寒邪；苍术燥湿健脾除湿；麻黄、桂枝、生姜发散寒邪、通经络；炙甘草调和诸药。

左归丸加减

【药物组成】熟地黄 20g，白芍 10g，当归 15g，党参 15g，山药 15g，山茱萸 15g，枸杞子 15g，菟丝子 12g，阿胶 10g^(烊化)，桑枝 15g，鸡血藤 20g。

【功能主治】补益肝肾。适用于肝肾不足型胸背肌筋膜炎。

【用量用法】水煎服，日一剂，早晚分服。

【出处】刘签兴. 国医大师李士懋辨治背痛经验探微[J]. 环球中医药，2020，13（10）：1757-1759.

【方解】本方为国医大师李士懋教授治疗背肌筋膜炎的经验方。左归丸是张景岳创设的滋补肝肾之阴名方，王旭高认为此方纯补无泻，补力较峻，意在"育阴以涵阳"，适用于肝肾不足、精髓亏损者。方中熟地黄滋阴养血、填精益髓，以求阴中求阳；当归、阿胶养血补血；党参、山药益气健脾；山茱萸、枸杞子、菟丝子补益肝肾；桑枝通利关节；鸡血藤舒筋活络、补血活血；白芍平肝止痛。

葛根汤

【药物组成】葛根 18g，麻黄 9g，桂枝 12g，白芍 12g，生姜 6 片，炙甘草 7g，大枣 6 枚。

【功能主治】发汗散寒。适用于寒痹经脉型背肌筋膜炎。

【用量用法】水煎服，4h 服一煎，温覆取汗，待遍身漐漐微似汗，则停后服。

【出处】吕淑静，王四平，吴中秋，等. 李士懋应用葛根汤治疗杂病验案举隅[J]. 江苏中医药，2010，42（09）：41-42.

【方解】本方为国医大师李士懋教授治疗背肌筋膜炎的经验方。背紧凉痛，乃寒客太阳经腧，经气不利而紧痛，故以葛根汤散寒通经，汗透而愈。葛根汤出自《伤寒论》："太阳病，项背强几几，无汗，恶风者，葛根汤主之。"乃桂枝汤加麻黄、葛根而成，多用来治疗颈背部疾病，方中麻黄、桂枝合麻黄汤之意以发汗解表散风寒；桂枝、白芍合桂枝汤以调和营卫，通经络；白芍、炙甘草合芍药甘草汤缓急止痛、生津养液；生姜、大草调和脾胃、顾护胃气；炙甘草调和诸药。

髋关节滑膜炎

牛蒡子汤加减

【药物组成】牛蒡子 9g，僵蚕 9g，独活 9g，秦艽 9g，白芷 9g，牛膝 9g，当归 9g，赤芍 9g，柴胡 9g，地龙 9g，桑枝 15g，甘草 3g。

【功能主治】化痰活血，通络止痛。适用于痰瘀互结阻络型髋关节滑膜炎。

【用量用法】水煎服，日一剂，早晚分服。

【出处】苏海涛，林定坤. 石仰山教授从痰湿论治骨伤科疾患经验[J]. 中医药导报，2005，11（02）：8-22.

【方解】本方为国医大师石仰山教授治疗髋关节滑膜炎的经验方。临床中髋关节滑膜炎由多种病因导致，此例患者因外伤所致，常规治疗方法是行气活血，但石老在治疗时，认为除了行气活血外，还应注重痰湿的病理因素，痰瘀互结，阻滞经络是该病病机。牛蒡子汤为石氏伤科经验方，方中牛蒡子、僵蚕化痰除湿、通经活络；当归、赤芍养血活血化瘀；独活、秦艽、白芷祛风除湿、通经活络；柴胡行气止痛；桑枝通利关节；地龙搜风通络止痛；牛膝补益肝肾兼活血化瘀；甘草调和诸药。

骨质疏松症

补脾益肾壮骨汤

【药物组成】淫羊藿 25g，肉苁蓉 20g，鹿角霜 20g，熟地黄 20g，鹿衔草 15g，骨碎补 15g，全当归 15g，黄芪 20g，牡蛎 50g^{（先煎）}，川杜仲 15g，鸡血藤 15g，广陈皮 15g，制黄精 15g，炒白术 15g。

【功能主治】补脾益肾壮骨。适用于脾肾两虚型骨质疏松症。

【用量用法】水煎服，每日服 1 剂，分 2 次服下，共用药 2 周。

【出处】孙铁锋，李振华．对国医大师刘柏龄治疗骨痿症的验案探析[J]．当代医药论丛，2015，13（21）：250-251.

【方解】本方为国医大师刘柏龄教授治疗骨质疏松症的经验方。骨质疏松症是现代医学病名，根据临床表现，归属于中医"骨痿""骨痹""骨枯"范畴，已成为中老年人常见病之一。方中淫羊藿、肉苁蓉、鹿角霜补肾阳、填精益髓；骨碎补、川杜仲补益肝肾、强健筋骨，兼能止痛；熟地黄滋阴养血、补精益髓；鹿衔草祛风湿、强筋骨；全当归、鸡血藤补血活血，黄芪益气健脾，气能生血，气旺则血行，对于久病、年老体衰等造成骨质疏松症者，服之大有裨益；牡蛎益气敛精；制黄精、炒白术、广陈皮益气健脾，以防滋补太过，滋腻碍胃。此方刘老在临床运用 30 余年，疗效确切，未见不良反应，临床可在辨证过程中加减变通，不可拘泥。现代动物实验研究已证明，补脾益肾壮骨汤能显著减轻肾虚模型动物性器官和肾上腺的重量，并有增加动物的自主活动性、抑制其体重下降的作用。

温肾宣痹汤加减

【药物组成】淡附片 10g^{（先煎）}，北细辛 6g，制狗脊 10g，山茱萸 10g，川桂枝 10g，泽泻 10g，茯苓 12g，薏苡仁 15g，炒白术 10g，广木香 10g，明天麻 10g，生甘草 10g，独活 10g，川芎 10g。

【功能主治】温补肾阳，散寒宣痹，除湿止痛。适用于外邪侵袭机体，寒瘀痹阻经络，病程日久以致肾虚失充、肾阳衰微型骨质疏松症。

【用量用法】水煎服，日一剂，早晚分服。

【出处】陈世洲，毛国庆，丁亮，等. 诸方受"温肾宣痹汤"治疗骨质疏松症验案[J]. 江苏中医药，2019，51（07）：48-49.

【方解】本方为全国老中医药专家学术经验继承工作指导老师诸方受教授治疗骨质疏松症的经验方。温肾宣痹汤治疗肾精亏虚、阳虚不足所致腰背部疼痛，组成：淡附片 10g，川桂枝 10g，制狗脊 10g，北细辛 6g，茯苓 12g，生薏苡仁 15g，广木香 10g，明天麻 10g，山茱萸 10g，泽泻 10g，炒白术 10g，生甘草 10g。诸老用此方加减治疗老年骨质疏松症阳虚证患者，诸老临床发现，老年骨质疏松多见于阳虚患者，典型表现为腰背部疼痛，伴畏寒肢冷等一派阳虚症状，温肾宣痹汤临床实践证实可有效改善阳虚症状、减轻疼痛、提高骨密度并降低骨转化的作用，诸老治疗骨质疏松症注重温阳，方中淡附片温阳散寒止痛，诸老认为附子能引补气药行十二经，以恢复失散之元阳，配伍川桂枝、北细辛加强温经散寒止痛之功，以祛表里之阴寒，乃取麻黄附子细辛汤之意；制狗脊补肝肾、强腰膝，《神农本草经》谓："主腰背强，机关缓急，周痹寒湿，膝痛。颇利老人。"诸老治疗骨质疏松注重调理脾胃，李东垣指出"百病皆由脾胃衰而生"，脾胃是人体气机升降的枢纽，脾胃健运，气血生化有源，气血充足，筋骨自健。方中泽泻、茯苓、薏苡仁、炒白术益气健脾、利水渗湿；广木香、川芎行气活血止痛；山茱萸滋肾填精；独活祛风湿、通痹止痛，善祛下半身风寒湿邪；明天麻祛风通络；生甘草调和诸药。诸老临证时见气血亏虚证则加用黄芪、阿胶、当归等益气补血；肝肾阴虚者去细辛、泽泻，加用龟甲、熟地黄、黄精等滋阴填精；脾肾阳虚者加用骨碎补、杜仲等补肾壮骨；气滞血瘀者加用丹参、川芎等加强活血行气化瘀功效。

治疗骨质疏松症经验方（原方无方名）

【药物组成】淫羊藿 20g，川牛膝 15g，黄芪 18g，牡蛎 10g，白芍 20g，首乌藤（夜交藤）25g。

【功能主治】补肾填精，活血通络。适用于下元不足，瘀血阻络型骨质疏松症。

【用量用法】水煎服，日一剂，早晚分服。

【出处】赵进东，牛云飞，李中南，等. 韩明向论治骨质疏松症临床经验浅析[J]. 中医药临床杂志，2017，29（05）：629-630.

【方解】本方为国医大师韩明向教授治疗骨质疏松症的经验方。骨质疏松症是本虚标实之证，韩老认为"肾虚血瘀"是此病的主要病机，肾虚是骨质疏松症患病的基础，瘀血是肾虚的前提下产生的病理产物，在相互作用下加速了骨质疏松症的发生。韩老在治疗时强调以补肾为主，兼以化瘀，用药以甘咸味为主，用药清灵。方中淫羊藿、川牛膝入肾，补肾强腰膝；黄芪益气健脾，生气养血，缓解神疲乏力、少气懒言等症状；牡蛎咸味入肾，《神农本草经》谓其"久服强骨节"。同时兼做引经药使诸药皆归肾经以强肾健骨；首乌藤（夜交藤）养心安神、祛风通络，《本草再新》云："补中气，行经络，通血脉，治劳伤。"白芍酸味入肝，柔肝缓急止痛，同时又可防性温之品伤及阴液。

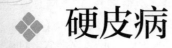

硬皮病

六味地黄丸加减

【药物组成】蕤仁 15g，熟地黄 15g，牡丹皮 15g，山药 15g，茯苓 15g，益母草 15g，生地黄 15g，青蒿 10g^(后下)，鸡血藤 15g，积雪草 15g，薄盖灵芝 15g，甘草 5g。

【功能主治】补肝肾，清虚热，兼活血。适用于肝肾阴虚，瘀血阻络型硬皮病。

【用量用法】水煎服，日一剂，早晚分服。

【出处】丁木云，黄咏菁，李红毅，等. 国医大师禤国维教授分期论治硬皮病经验[J]. 中医药导报，2019，25（01）：30-34.

【方解】本方为国医大师禤国维教授治疗硬皮病的经验方。此方治疗硬皮病稳定期，临床可见皮肤及皮下肌肉明显萎缩、紧贴于骨、皮纹消失、毛发脱落、色素弥漫加深、毛细血管扩张等，伴肾阴虚症状等。六味地黄丸出自钱乙《小儿药证直诀》，乃滋补肾阴基础方，方中蕤仁养肝明目；熟地黄、生地黄滋阴补血，补益肾阴，填精益髓；牡丹皮、青蒿清退虚热，活血化瘀；山药、茯苓益气健脾固肾；益母草、鸡血藤活血化瘀，鸡血藤兼能补血，使补血而不留瘀；积雪草清热消肿，现代药理研究表明，具有免疫调节、抗炎的作用；薄盖灵芝是禤老在硬皮病后期常用药物之一，《神农本草经》："紫芝，味甘，温，主耳聋，利关节……益精气，坚筋骨"。现代药理研究显示，灵芝对人体免疫系统具有双向调节作用，以补气安神。甘草调和诸药。

黄芪桂枝五物汤加减

【药物组成】生黄芪 30g，桂枝 9g，炒白芍 30g，干姜 6g，当归 12g，丹参 15g，川芎 12g，鸡血藤 30g，乌梢蛇 12g，红枣 10g，炙甘草 10g。

【功能主治】温阳散寒，活血行痹。适用于阳虚寒凝，气血痹阻型硬皮病。

【用量用法】水煎服，日一剂，早晚分服。

【出处】李正富，吴德鸿，何兆春，等. 范永升教授运用黄芪桂枝五物法治疗风湿病学术经验[J]. 浙江中医药大学学报，2019，43（10）：1074-1078.

【方解】本方为全国名中医范永升教授治疗硬皮病的经验方。生黄芪甘温益气，补在表之卫气。桂枝温经散寒而通痹，二者相伍益气温阳，和血通痹。炒白芍养血和营而通血痹，与桂枝合用乃桂枝汤之意，调和营卫；炒白芍、炙甘草合用乃芍药甘草汤之意，缓急止痛；干姜散寒以助桂枝；当归、丹参、川芎、鸡血藤补血活血、化瘀通络；乌梢蛇搜风通络、散结止痛；红枣、炙甘草顾护脾胃；炙甘草调和营卫。

补肺汤加减

【药物组成】党参 30g，黄芪 30g，熟地黄 15g，五味子 10g，紫菀 15g，桑白皮 15g，桂枝 10g，麻黄 5g，丹参 30g，积雪草 15g，炒白术 15g，茯苓 15g，焦山楂 15g。

【功能主治】补肺健脾佐以祛瘀。适用于肺脾两虚型硬皮病。

【用量用法】水煎服，日一剂，早晚分服。

【出处】高祥福. 范永升教授从肺论治硬皮病[J]. 浙江中医药大学学报，2008，32（03）：195-196.

【方解】本方为全国名中医范永升教授治疗硬皮病的经验方。肺主皮毛，范老强调从肺论治，但是也不能忽略补益脾肾，尤其重视补肾。方中党参、黄芪、炒白术、茯苓益气健脾，培土生金；熟地黄、五味子补肾固本以敛肺；桂枝、麻黄温通经脉；丹参活血化瘀；积雪草清热解毒；焦山楂消食化瘀；紫菀、桑白皮清泄肺热；范老常用补肺汤为基础加丹参、积雪草、桂枝、麻黄、淮山药组成协定方，研究表明，此方可改善血液循环、调节免疫功能。

九味羌活汤合桃红四物汤加减

【药物组成】羌活 12g，防风 12g，苍术 12g，川芎 12g，细辛 3g，白芷 12g，炒黄芩 12g，生地黄 15g，甘草 6g，桃仁 12g，红花 12g，当归 15g，赤芍 15g。

【功能主治】散寒除湿，通络行痹，养气活血。适用于气血不足，风寒湿邪痹阻型硬皮病。

【用量用法】水煎服，日一剂，早晚分服。

【出处】曹惠芬，林丽，孟如. 孟如教授治疗硬皮病经验[J]. 云南中医学院学报，1998，21（01）：53-54.

【方解】本方为全国老中医药专家学术经验继承工作指导老师孟如教授治疗硬皮病的经验方。孟老认为硬皮病病因主要是气血不足，卫外不固，风寒湿邪痹阻经络或阳气衰微，阴寒内生，凝于肌表，气血痹阻，肌腠失养，以致全身皮肤硬化、增厚或萎缩，多采用散寒除湿、通络行瘅、养气活血，以九味羌活汤合桃红四物汤加减治疗为主。方中羌活、防风、白芷祛风散寒、通痹止痛；苍术苦辛而温，其性燥烈，一则可健脾助运以治生湿之本，二则芳化苦燥以除湿阻之标，苍术妙于燥湿，炒黄芩偏于清热，二药配伍可互制其苦寒或温燥之性以防败胃伤津之弊；桃仁、红花、当归、赤芍、川芎养血活血、化瘀通络；细辛解表散寒除湿；生地黄滋阴填精，以防祛风湿类药物耗伤气阴；甘草调和诸药。

血府逐瘀汤加减

【药物组成】柴胡 10g，枳壳 10g，赤芍 15g，生甘草 10g，桃仁 10g，红花 10g，川牛膝 15g，川芎 10g，生地黄 15g，当归 15g，生黄芪 30g，紫河车 10g，石斛 30g。

【功能主治】益气活血。适用于气虚血瘀型硬皮病。

【用量用法】水煎服，日一剂，早晚分服。

【出处】李斌，唐今扬，周彩云，等. 房定亚活血化瘀法治疗风湿病验案 3 则[J]. 世界中医药，2013，8（07）：773-775.

【方解】本方为全国老中医药专家学术经验继承工作指导老师房定亚教授治疗硬皮病的经验方。现代医学认为硬皮病与血管炎密切相关，房老在治疗硬皮病时提出改善血液循环应贯穿始终，常用血府逐瘀汤加减治疗。方中柴胡疏肝解郁，升举清阳，同时配伍枳壳，宽胸行气；赤芍、桃仁、红花、川牛膝、川芎行气活血化瘀、散结止痛；生地黄、当归养血益阴，生黄芪益气健脾，紫河车补肾益精，益气养血，相伍气血同治；石斛滋阴清热；生甘草调和诸药。同时房老中药内服治疗过程中，配合大黄䗪虫丸，对于硬皮病皮肤紧硬症状尤为适宜，且须久服起效。房老善用茄根汤 50g 水煎外洗治疗硬皮病及其他原因导致的雷诺现象。现代药理研究证实，茄根具有抗炎镇痛、改善微循环的作用。

治疗硬皮病经验方 1（原方无方名）

【药物组成】黄芪 15g，当归 10g，熟地黄 15g，白芍 15g，川芎 15g，鹿角胶 10g[烊服]，蜜麻黄 5g，鸡血藤 20g，丹参 20g，徐长卿 15g，积雪草 20g。

【功能主治】温阳补血，散寒通滞。适用于气血不足，寒凝肌肤所致的硬皮病。

【用量用法】水煎服，日一剂，早晚分服。

【出处】丁木云，黄咏菁，李红毅，等. 国医大师禤国维教授分期论治硬皮病经验[J]. 中医药导报，2019，25（01）：30-34.

【方解】本方为国医大师禤国维教授治疗硬皮病的经验方。古代文献中对"硬皮病"尚无记载，根据其皮肤、肌肉、关节的病变及雷诺现象，将其归于"皮痹""血痹""痹证""脉痹"等范畴。禤老认为此病发病机制以肝肾阴虚、气血不足为本，寒凝血瘀为标，痹阻脉络而致肌肤失养所致，病性为本虚标实；提出了滋补肝肾、益气补血、温阳散寒、活血通络的总治则。并将本病分为进展期（水肿期和硬化期）、稳定期（萎缩期）。此方主要治疗进展期硬皮病，多因气血不足，寒凝肌肤所致，可见皮肤肿胀绷紧、麻木、颜色苍白、面部水肿发紧、皮温低、皮肤变硬、皮纹消失、不易提起、手指形如腊肠、面具脸、鹰嘴鼻、口唇变薄、张口困难、关节疼痛等。方中黄芪、当归乃当归补血汤组方，以益气生血，气血双补，禤老在疾病初期，黄芪用量15g，中后期可用至60g；当归、熟地黄、白芍、川芎合四物汤方，以补血活血，补血而不致留瘀；鹿角胶乃血肉有情之品，以温补肝肾，益精养血，蜜麻黄发散外寒，二药相伍，内外寒皆可除；鸡血藤、丹参补血活血，现代药理研究表明，丹参具有抗炎护肝作用，鸡血藤又可舒筋活络，禤老认为鸡血藤是治疗硬皮病的特效药物；徐长卿祛风除湿止痛，禤老认为鸡血藤、徐长卿与免疫抑制剂有相似之处，故善用此二药治疗自身免疫性疾病；积雪草解毒消肿。

治疗硬皮病经验方 2（原方无方名）

【**药物组成**】山茱萸15g，熟地黄15g，牡丹皮15g，山药15g，茯苓20g，甘草5g，鸡血藤15g，白术15g，薏苡仁20g，香附15g，薄盖灵芝10g，积雪草15g，枳壳15g，白芍15g，黄芪15g。

【**功能主治**】补益肝肾，活血通络。适用于肝肾不足，脉络瘀阻型硬皮病。

【**用量用法**】水煎服，日一剂，早晚分服。

【**出处**】丁木云，黄咏菁，李红毅，等. 国医大师禤国维教授分期论治硬皮病经验[J]. 中医药导报，2019，25（01）：30-34.

【**方解**】本方为国医大师禤国维教授治疗硬皮病的经验方。此方中山茱萸、熟地黄补益肝肾；牡丹皮退虚热，活血化瘀；山药、茯苓、白术、黄芪益气健脾固肾、除湿止痹；鸡血藤补血活血，使补血而不留瘀；薏苡仁益气健脾、燥湿利水除痹；香附、枳壳行气活血；积雪草清热消肿，现代药理研究表明，积雪草中富含积雪草苷，可促进皮肤愈合，减少瘢痕形成，禤老指出，积雪草可以促进真皮层中胶原蛋白的形成，又能防止水肿，使皮肤变得柔软、光滑、有弹性；薄盖灵芝补气安神；白芍、甘草合芍药甘草汤缓急止痛；同时嘱配合内服滋阴狼疮胶囊和薄芝片，外涂金粟兰酊，并嘱咐患者生活饮食调护。临证时，对于失眠者加百合、郁金、珍珠母；风湿盛者加威灵仙、防风、乌梢蛇；脾虚湿困盛者加芡实、粉草薢；食积不化者加布渣叶、神曲、鸡内金；气郁者加佛手、素馨花、陈皮、延胡索；大便秘结者加生地黄、玄参、北沙参；阴虚火旺盛者，加地骨皮、银柴胡、牛膝；湿热盛者加救必应、木棉花。

治疗硬皮病经验方 3（原方无方名）

【**药物组成**】生黄芪 30g，桂枝 9g，炒白芍 30g，炙甘草 10g，红枣 10g，川芎 15g，杏仁 5g，广地龙 12g，姜半夏 9g，瓜蒌皮 10g，黄芩 12g，丹参 30g。

【**功能主治**】益气温阳，宣肺平喘。适用于阳虚血瘀，痰浊阻肺型硬皮病。

【**用量用法**】水煎服，日一剂，早晚分服。

【**出处**】吴德鸿，李正富，范永升. 范永升教授治疗硬皮病经验[J]. 中华中医药杂志，2015，30（06）：1990-1992.

【**方解**】本方为全国名中医范永升教授治疗硬皮病的经验方。范老认为硬皮病的病机是阳虚寒凝，肺脾不足，络脉痹阻，致皮肤失养所致，本病的性质乃本虚标实之证，肾阳不足，肺脾气虚为本，寒凝、血瘀为标，即提出了"温阳散寒、通络化瘀、培补肺脾"的治疗原则。脾为后天之本，气血生化之源，脏腑、肌肉、皮肤均靠气血滋养，若脾胃气血不足，则脏腑、皮肤失去了濡养的物质基础，皮肤便会出现失润硬化的表现。方中生黄芪益气健脾，补益后天之本，濡养皮肤；桂枝温阳散寒，炒白芍敛阴养血，二者相伍合桂枝汤调和营卫；炒白芍、炙甘草合芍药甘草汤缓急止痛；濡养皮肤需气血充养，瘀血阻滞，经络不畅，气血运行阻滞，不能畅达于肌表而致肌肤失养，出现皮肤硬化萎缩，用广地龙、丹参化瘀通络，川芎行气活血；范老仍用杏仁、瓜蒌皮开宣肺气、宽胸理气；姜半夏燥湿化痰通络；黄芩清热燥湿，以除生痰之源；红枣顾护脾胃。

治疗硬皮病经验方 4（原方无方名）

【**药物组成**】黄芪 15g，党参 15g，白术 10g，茯苓 15g，丹参 15g，赤芍 15g，红花 10g，川芎 10g，熟地黄 15g，鸡血藤 30g，芥子 10g，桂枝 10g，夏枯草 15g，木香 10g，枳壳 10g。

【**功能主治**】健脾益气，温通经络，活血软坚。适用于脾气不足，经络阻隔，气血瘀滞型硬皮病。

【**用量用法**】水煎服，日一剂，早晚分服。

【**出处**】蔡念宁. 张志礼治疗硬皮病经验[J]. 中医杂志，2002，43（09）：657-658.

【**方解**】本方为全国老中医药专家学术经验继承工作指导老师张志礼教授治疗硬皮病的经验方。张老认为硬皮病以脾肾阳气为本，风寒湿三气夹杂为标，将硬皮病主要分为两大证型，有脾肺不足型、脾肾两虚型。方中黄芪、党参、白术、茯苓益气健脾；丹参、赤芍、红花、川芎、鸡血藤补血活血、行气化瘀，鸡血藤兼能舒筋活络；桂枝温通经脉；芥子温肺化痰散结；熟地黄补肾填精；夏枯草散结消肿；木香、枳壳行气和胃。

治疗硬皮病经验方 5（原方无方名）

【药物组成】桂枝 10g，僵蚕 10g，当归 10g，鸡血藤 30g，红花 10g，黄芪 10g，白术 10g，车前子 15g^{（包煎）}，黄芩 10g，前胡 10g，全瓜蒌 15g，桑白皮 15g。

【功能主治】温经散寒，益气活血化瘀，清热宣肺化痰。适用于脾肾阳虚，寒湿痹阻，复感风热之邪郁于肺型硬皮病。

【用量用法】水煎服，日一剂，早晚分服。

【出处】蔡念宁. 张志礼治疗硬皮病经验[J]. 中医杂志，2002，43（09）：657-658.

【方解】本方为全国老中医药专家学术经验继承工作指导老师张志礼教授治疗硬皮病的经验方。方中桂枝温通经脉；当归、鸡血藤、红花补血活血、化瘀散结，鸡血藤兼能舒筋活络；黄芪、白术益气健脾；车前子清热化痰、利尿通淋，使热从小便而解；黄芩清热燥湿；僵蚕、全瓜蒌、桑白皮、前胡清泄肺热、化痰散结。

成人斯蒂尔病

升阳散火汤加减

【药物组成】柴胡 40g，葛根 15g，独活 10g，羌活 5g，防风 10g，炙甘草 15g，生甘草 10g，党参 15g，白芍 15g，生白术 30g，姜黄 15g，牡丹皮 15g，炒麦芽 15g，焦神曲 15g，炒鸡内金 15g。

【功能主治】补气健脾，宣发郁热。适用于脾虚郁热型成人斯蒂尔病。

【用量用法】水煎服，日一剂，早晚分服。

【出处】朴勇洙，朱彬，王波，等. 国医大师卢芳教授运用升阳散火汤治成人斯蒂尔病经验[J]. 浙江中医药大学学报，2019，43（09）：953-955.

【方解】本方为国医大师卢芳教授治疗成人斯蒂尔病的经验方。中医无成人斯蒂尔病的病名，根据其关节疼痛、肿胀等症状表现，可把其归类于中医"痹病""热痹""历节病""痹热"的范畴。卢老认为此病乃脾胃虚弱，气机运转不利，阴邪乘之，郁而化火，火滞留体内不得散发而发热。升阳散火汤出自李东垣《脾胃论》，方中用大剂量的柴胡畅达少阳枢机，开脾胃之阳；葛根、独活、羌活、防风散阳明、太阳之郁火；党参、生白术益气健脾，助郁火发散；白芍酸收，以防发散太过；羌活善治肩臂疼痛；牡丹皮清热，活血化瘀；姜黄通经止痛；炒麦芽、焦神曲、炒鸡内金消食健胃，为脾胃提供食物动力；生甘草、炙甘草调和诸药。卢老从脾论治此病，临床效果显著。

血府逐瘀汤加味

【药物组成】生地黄 10g，当归 10g，桃仁 10g，红花 10g，赤芍 15g，川芎 3g，柴胡 3g，炒枳壳 3g，桔梗 3g，怀牛膝 10g，槐花 30g，桑叶 10g，浮小麦 30g，生龙骨 30g[先煎]，生牡蛎 30g[先煎]，生甘草 3g。

【功能主治】清解瘀热。适用于瘀热内结型成人斯蒂尔病。

【用量用法】水煎服，日一剂，早晚分服。

【出处】许二平，李亚南，张磊. 国医大师张磊辨治成人斯蒂尔病经验[J]. 中华中医药杂志，2017，32（10）：4484-4487.

【方解】本方为国医大师张磊教授治疗成人斯蒂尔病的经验方。方中生地黄养阴清热；当归、桃仁、红花、赤芍补血活血化瘀以止痛。川芎行气活血，气行则血行；柴胡疏肝解郁、升举清阳；炒枳壳、桔梗一升一降，宽胸行气；怀牛膝祛瘀止痛；槐花清肝泻火；桑叶、浮小麦清热敛汗；生龙骨、生牡蛎潜镇阳气；生甘草调和诸药。

小柴胡汤加减

【药物组成】柴胡 10g，黄芩 12g，姜半夏 9g，炙甘草 9g，大枣 15g，桂枝 9g，金银花 12g，青蒿 30g，七叶一枝花 18g，僵蚕 9g，凌霄花 9g，首乌藤（夜交藤）30g，淮小麦 30g，炒白芍 30g，桃仁 12g，佛手 10g。

【功能主治】和解枢机，解毒祛瘀。适用于邪热蕴结、毒瘀痹阻型成人斯蒂尔病。

【用量用法】水煎服，日一剂，早晚分服。

【出处】杨孝兵，孙颖慧. 范永升治疗成人斯蒂尔病经验[J]. 中医杂志，2008，49（10）：885.

【方解】本方为全国名中医范永升教授治疗成人斯蒂尔病的经验方。范老认为此病的病因主要是正气不足为本，外感六淫邪气为标，日久不愈，郁而化热，热而生瘀，毒瘀互结，此乃本病病机的关键，范老主要用小柴胡汤加减和解枢机、解毒祛瘀。方中柴胡疏肝理气，兼清解少阳邪气。黄芩清泄少阳之热，二者相伍和解少阳；姜半夏和胃降逆止呕；成人斯蒂尔病热毒炽盛，范老常用金银花、青蒿加强清热解毒；七叶一枝花、僵蚕、凌霄花、桃仁解毒祛瘀；桂枝温通经络；大枣益气养血；炒白芍、炙甘草合芍药甘草汤酸甘化阴、缓急止痛；佛手理气和胃；首乌藤（夜交藤）、淮小麦、炙甘草养心安神；炙甘草调和诸药。

白虎汤合犀角地黄汤加减

【药物组成】生石膏 100g^{（先煎）}，知母 12g，水牛角 30g^{（先煎）}，生地黄 20g，牡丹皮 10g，赤芍 15g，玄参 15g，青黛 4g，紫草 10g。

【功能主治】清气凉营。适用于热势在气营之间的成人斯蒂尔病。

【用量用法】水煎服，日一剂，早晚分服。

【出处】韩淑花，周彩云，房定亚. 房定亚以卫气营血辨治成人 Still 病思路解析

[J]. 中国中医药信息杂志，2016，23（03）：108-109.

【方解】本方为全国老中医药专家学术经验继承工作指导老师房定亚教授治疗成人斯蒂尔病的经验方。房老以卫气营血辨治成人斯蒂尔病，在病之初期，邪犯肺卫时常用小柴胡汤加减治疗。在中期热炽气营，此期发热、皮疹、关节痛"三联征"同时出现，常用白虎汤合犀角地黄汤加减治疗。方中生石膏、水牛角清热解毒；知母、生地黄、玄参滋阴清热；牡丹皮、赤芍、紫草、青黛凉血活血化瘀。

系统性红斑狼疮

狼疮 2 号方加减

【药物组成】黄芪 30g，山茱萸 12g，五味子 10g，茯苓 20g，菟丝子 20g，覆盆子 20g，金银花 20g，蚤休 20g，茜草 15g，桑螵蛸 12g，莲须 6g，芡实 20g，金樱子 12g。

【功能主治】益肾固涩，清透余热。适用于肾虚不固，余毒未尽型系统性红斑狼疮性肾炎。

【用量用法】水煎服，日一剂，早晚分服。

【出处】王芳，李大可. 张鸣鹤教授治疗系统性红斑狼疮验案二则[J]. 风湿病与关节炎，2015，4（02）：48-50.

【方解】本方为全国老中医药专家学术经验继承工作指导老师张鸣鹤教授治疗系统性红斑狼疮的经验方。狼疮 2 号方是张老根据五子衍宗丸、水陆二仙丹加减化裁而来。方中黄芪补中益气、利尿消肿，茯苓健脾利湿，脾胃和则后天之气充盛，现代药理研究表明，黄芪可减轻肾脏的病理损伤；山茱萸、五味子、菟丝子、覆盆子、桑螵蛸、芡实、莲须、金樱子补肾固涩，改善因肾气固摄失司而出现的精微下注造成的血尿、蛋白尿等；金银花透热达表，研究表明具有广谱的抗炎、抗菌作用；蚤休、茜草清热解毒，化瘀止血，既可清余热，又可治疗小便潜血。

黄芪桂枝五物汤加减

【药物组成】生黄芪 30g，桂枝 12g，炒白芍 30g，干姜 6g，大枣 10g，炙甘草 9g，制川乌 3g^{（先煎）}，露蜂房 9g，赤芍 12g，广地龙 10g，川芎 30g，青风藤 10g，独活 12g，威灵仙 30g，蕲蛇 9g，炒海螵蛸 15g^{（先煎）}。

【功能主治】调和营卫，通阳行痹。适用于气血亏虚，寒凝血滞型系统性红斑狼疮。

【用量用法】水煎服，日一剂，早晚分服。

【出处】李正富，吴德鸿，何兆春，等. 范永升教授运用黄芪桂枝五物法治疗风湿病学术经验[J]. 浙江中医药大学学报，2019，43（10）：1074-1078.

【方解】本方为全国名中医范永升教授治疗系统性红斑狼疮的经验方。《金匮要略·血痹虚劳病脉证并治第六》："血痹阴阳俱微，寸口关上微，尺中小紧，外证身体不仁，如风痹状，黄芪桂枝五物汤主之。"方中生黄芪甘温益气，补在表之卫气；桂枝温经散寒、通经止痛，二者相伍益气温阳，和血通经。炒白芍、桂枝合桂枝汤之意，调和营卫；炒白芍、炙甘草合芍药甘草汤缓急止痛；干姜、制川乌散寒通痹；露蜂房、广地龙、蕲蛇搜风通络、消散皮肤红斑；赤芍活血化瘀；川芎行气活血；独活、威灵仙、青风藤祛寒除湿；炒海螵蛸抑酸和胃；大枣甘温，养血益气，以资生黄芪；炙甘草调和诸药。制川乌需先煎、久煎。

犀角地黄汤合化斑汤加减

【药物组成】水牛角 30～60g^(先煎)，生地黄 15g，牡丹皮 12g，芍药 15g，知母 15g，玄参 15g，石膏 30～100g，连翘 20g，生甘草 5g。

【功能主治】清热解毒，凉血化瘀。适用于热毒炽盛型系统性红斑狼疮。

【用量用法】水煎服，日一剂，早晚分服。

【出处】杨坤宁，郑德勇. 孟如治疗系统性红斑狼疮诊疗思路[J]. 中医文献杂志，2009，27（05）：45-46.

【方解】本方为全国老中医药专家学术经验继承工作指导老师孟如教授治疗系统性红斑狼疮的经验方。孟老临证既注重西医辨病，又强调中医辨证，将系统性红斑狼疮证型大致分为热毒炽盛、阴虚内热、气阴两伤、风湿热痹、邪热伤肝、脾肾两虚。方中水牛角、石膏、连翘清热凉血解毒，生地黄、知母、元参（玄参）清热凉血、养阴生津；牡丹皮、芍药清热凉血、活血化瘀；生甘草调和诸药。孟老临证，对于热毒较盛，症见面红身热、鼻衄、血色鲜红，加白茅根 15g、紫花地丁 15g、蒲公英 15g、连翘 15g、青蒿 15g、紫草 15g；兼见肝肾阴虚、症见腰膝酸软、目眩脱发、烘热汗出、心烦不寐，与滋补肝肾之六味地黄丸合用；兼气滞伤食，症见腹胀便溏，加枳实 15g、焦山楂 30g。

知柏地黄丸合二至丸加减

【药物组成】女贞子 15g，墨旱莲 15g，知母 12g，黄柏 12g，生地黄 15g，牡丹皮 12g，泽泻 30g，茯苓 20g，山茱萸（枣皮）15g，淮山药 25g。

【功能主治】益气养阴，清虚热。适用于阴虚内热型系统性红斑狼疮。

【用量用法】水煎服，日一剂，早晚分服。

【出处】杨坤宁，郑德勇. 孟如治疗系统性红斑狼疮诊疗思路[J]. 中医文献杂志，2009，27（05）：45-46.

【方解】本方为全国老中医药专家学术经验继承工作指导老师孟如教授治疗系统性红斑狼疮的经验方。方中女贞子、墨旱莲合二至丸补肝肾、益精血；知母、黄柏滋阴清热；生地黄滋养肾阴、填精益髓；牡丹皮清热凉血；泽泻、茯苓利水健脾渗湿，且泽泻泄浊又可防生地黄滋腻之弊；枣皮又名山茱萸，合淮山药健脾补肾、固精敛气。孟老临证对于阴虚火旺，症见烘热口干甚或口舌生疮，加知母12g、炒黄柏12g清热泻火；阴虚内热，症见骨蒸潮热、消瘦，加青蒿15g、龟甲25g、鳖甲25g滋阴清热；腰府失养，症见腰痛明显，加桑寄生25g、续断15g；虚火扰心，症见心烦眠差，加酸枣仁30g、首乌藤（夜交藤）15g养心安神；心液被扰，症见多汗，加生龙骨30g、生牡蛎30g潜阳止汗；目失所养，症见眼干涩，加菊花12g、枸杞子30g养肝明目；发失所养，症见脱发，加制何首乌20g养血生发；冲任失调，症见闭经，加益母草30g、泽兰12g、桃仁12g、红花10g活血调经；虚火迫血妄行，症见血尿或镜下血尿，加大蓟30g、侧柏叶25g、白茅根25g凉血止血；脾虚气滞，症见腹胀、便溏，加枳实15g、炒白术15g；肝脾失调、血虚湿滞，症见血小板减少，加当归芍药散。

黄芪生脉饮合二至丸、酸枣仁汤加减

【药物组成】黄芪25g，北沙参（苏条参）25g，麦冬15g，五味子10g，女贞子15g，墨旱莲15g，酸枣仁25g，知母12g，炙远志15g，川芎12g，甘草3g。

【功能主治】益气养阴，滋补肝肾。适用于气阴两伤型系统性红斑狼疮。

【用量用法】水煎服，日一剂，早晚分服。

【出处】杨坤宁，郑德勇. 孟如治疗系统性红斑狼疮诊疗思路[J]. 中医文献杂志，2009，27（05）：45-46.

【方解】本方为全国老中医药专家学术经验继承工作指导老师孟如教授治疗系统性红斑狼疮的经验方。方中黄芪、北沙参（又名苏条参）益气养阴；麦冬、五味子益气敛阴止汗；女贞子、墨旱莲合二至丸补益肝肾、益阴养血；酸枣仁、炙远志、知母、川芎、甘草合酸枣仁汤养心安神；甘草调和诸药。孟老临证对于心液被扰，症见多汗，加生龙骨30g、生牡蛎30g潜阳止汗；目失所养，症见眼干涩，加菊花12g、枸杞子30g养肝明目；发失所养，症见脱发，加制何首乌20g养血生发；冲任失调，症见闭经，加益母草30g、泽兰12g，桃仁12g、红花10g活血调经；虚火迫血妄行，症见血尿或镜下血尿，加大蓟30g、侧柏叶25g、白茅根25g凉血止血；脾虚气滞，症见腹胀、便溏，加枳实15g、炒白术15g；肝脾失调、血虚湿滞，症见血小板减少，加当归芍药散。

木防己汤合四妙散加减

【药物组成】木防己15g，石膏30g，防风15g，桂枝15g，白芍15g，知母15g，焦黄柏15g，苍术15g，薏苡仁30g，牛膝20g，豨莶草15g，忍冬藤20g，甘草3g。

【功能主治】疏风清热，化湿通络。适用于风湿热痹型系统性红斑狼疮。

【用量用法】水煎服，日一剂，早晚分服。

【出处】杨坤宁，郑德勇．孟如治疗系统性红斑狼疮诊疗思路[J]．中医文献杂志，2009，27（05）：45-46.

【方解】本方为全国老中医药专家学术经验继承工作指导老师孟如教授治疗系统性红斑狼疮的经验方。方中木防己、防风、豨莶草祛风湿；石膏、知母、焦黄柏清热燥湿；苍术、薏苡仁健脾燥湿、化湿通络；桂枝、白芍合芍药甘草汤调和营卫；白芍、甘草（芍药甘草汤）缓急止痛；牛膝补肝肾，兼能活血化瘀；忍冬藤清热祛风通络；甘草调和诸药。

强肝汤加减

【药物组成】党参15g，白术15g，茯苓25g，当归15g，赤芍15g，丹参15g，茵陈20g，泽泻25g，板蓝根20g，郁金15g，山楂15g，神曲15g。

【功能主治】疏肝健脾，清热利湿。适用于邪热伤肝型系统性红斑狼疮。

【用量用法】水煎服，日一剂，早晚分服。

【出处】杨坤宁，郑德勇．孟如治疗系统性红斑狼疮诊疗思路[J]．中医文献杂志，2009，27（05）：45-46.

【方解】本方为全国老中医药专家学术经验继承工作指导老师孟如教授治疗系统性红斑狼疮的经验方。方中党参、白术、茯苓益气健脾、利水渗湿；当归、赤芍、丹参、郁金养血补血、活血化瘀，郁金兼能行气解郁；茵陈、泽泻、板蓝根清热利湿；山楂、神曲健脾消食。

济生肾气丸合防己黄芪汤加减

【药物组成】附片30～60g^{（先煎2h）}，生地黄15g，肉桂15g，淮山药25g，山茱萸（枣皮）15g，泽泻25g，防己15g，黄芪30g，白术15g，牛膝15g，车前子20g^{（包煎）}。

【功能主治】健脾补肾。适用于脾肾两虚型系统性红斑狼疮。

【用量用法】水煎服，日一剂，早晚分服。

【出处】杨坤宁，郑德勇．孟如治疗系统性红斑狼疮诊疗思路[J]．中医文献杂志，2009，27（05）：45-46.

【方解】本方为全国老中医药专家学术经验继承工作指导老师孟如教授治疗系统性红斑狼疮的经验方。方中附片、肉桂温肾壮阳；生地黄滋肾养阴；山茱萸（枣皮）、淮山药、黄芪、白术益气健脾补肾；泽泻、车前子利水渗湿；防己祛风止痛；牛膝补益肝肾，兼能活血化瘀。

狼疮基本方加减

【药物组成】生黄芪 30g，太子参 15g，白术 10g，茯苓 10g，枸杞子 10g，女贞子 10g，菟丝子 10g，淫羊藿（仙灵脾）10g，桂枝 10g，车前子 15g（包煎），秦艽 15g，白茅根 30g，重楼 15g，白花蛇舌草 20g。

【功能主治】益气健脾，滋阴益肾，温阳利水，解毒通络。适用于脾肾不足、阴阳两虚型系统性红斑狼疮。

【用量用法】水煎服，日一剂，早晚分服。

【出处】时水治. 张志礼治疗系统性红斑狼疮的经验[J]. 北京中医，2002，21（04）：206-207.

【方解】本方为全国老中医药专家学术经验继承工作指导老师张志礼教授治疗系统性红斑狼疮的经验方。张老鉴于脾肾不足、阴阳不调是系统性红斑狼疮最常见病机，自拟狼疮基本方，由生黄芪、太子参、白术、云茯苓、女贞子、菟丝子、枸杞子、淫羊藿（仙灵脾）组成。方中生黄芪、太子参、白术、茯苓益气健脾、利水消肿；枸杞子、女贞子、菟丝子、淫羊藿（仙灵脾）补益肝肾、温阳利水，肾阴阳兼而补之；车前子、白茅根、白花蛇舌草、重楼清热解毒、利尿消肿止痛，现代药理研究证实车前子有抗炎消肿作用；桂枝温通经脉；秦艽祛风湿、通经络，秦艽为风中润剂，对于风湿痹痛无论新久均可应用。现代药理研究证实这些药物在调节免疫反应方面具有显著作用。

清温解毒方

【药物组成】黄芩片 20g，北柴胡 20g，黄芪 30g，炮附片 10g，赤芍 20g，白芍 20g，丹参 20g，党参 30g，白术 20g，茯苓 20g，甘草 10g。

【功能主治】清热利湿解毒。适用于系统性红斑狼疮急性活动期。

【用量用法】水煎服，日一剂，早晚分服。

【出处】陈楠楠，方永光，黄世林. 黄世林论治系统性红斑狼疮经验[J]. 中医杂志，2013，54（24）：2090-2091.

【方解】本方为全国老中医药专家学术经验继承工作指导老师黄世林教授治疗系统性红斑狼疮的经验方。黄老认为系统性红斑狼疮为温热性疾病，温毒是其主要发病病因，病性多变，并提出清温解毒、益肾健脾的治疗原则，创立了清温解毒方、清温益肾方为代表的基础方药。方中黄芩片苦寒清热，北柴胡和解其里而解表；黄芪、党参、白术、茯苓乃是四君子汤方组成，以健脾利湿；炮附片温补肾阳，促进肾功能恢复；丹参凉血活血；赤芍活血化瘀；白芍、甘草（芍药甘草汤）柔肝缓急止痛；甘草调和诸药。黄老临证时，系统性红斑狼疮活动期见发热加用紫苏叶、板蓝根、金银花、玄参及生地黄等以增清热解毒、滋阴凉血之效；皮肤红斑明显时予白鲜皮凉血消斑；关节肿痛时加用鸡血藤祛瘀止痛、舒筋活络；肾脏损害明显时，用白茅根凉血止血，芡实补脾益肾；活动期患者治疗常需应用大剂量糖皮质激素，酌加炮附片用量，予补骨脂 20～30g，温肾助阳，预防股骨头坏死；疾病活动时重用赤芍、白芍，发挥白芍总苷较强的抗炎及免疫调节作用。

清温益肾方

【药物组成】黄芩 20g，北柴胡 20g，黄芪 30～80g，党参 30～60g，茯苓 20～30g，白术 15～30g，芡实 30g，漏芦 30g，丹参 20g，蛇莓 20g，白芍 15～30g。

【功能主治】清热兼补益肝肾。适用于系统性红斑狼疮缓解期。

【用量用法】水煎服，日一剂，早晚分服。

【出处】陈楠楠，方永光，黄世林. 黄世林论治系统性红斑狼疮经验[J]. 中医杂志，2013，54（24）：2090-2091.

【方解】本方为全国老中医药专家学术经验继承工作指导老师黄世林教授治疗系统性红斑狼疮的经验方。黄老对于系统性红斑狼疮缓解期强调健脾益肾以固疗效，预防复发。方中黄芪、党参、茯苓、白术、芡实益气健脾、补肾固精；黄芩、北柴胡、蛇莓清热利湿解毒；丹参凉血活血；漏芦舒筋通脉；白芍滋阴养血。黄老临证时对于偏肾阳虚或者股骨头坏死的患者多加炮附片、补骨脂、续断以补益肝肾、强筋健骨。

治疗系统性红斑狼疮经验方 1（原方无方名）

【药物组成】淫羊藿 20g，桑寄生 20g，补骨脂 20g，巴戟天 20g，黄芪 30g，紫草 20g，白花蛇舌草 20g，半枝莲 20g，板蓝根 20g，当归 9g，赤芍 9g，丹参 20g，桂枝 9g，白芍 9g，鸡血藤 20g，乌梢蛇 9g，全蝎 6g。

【功能主治】补肾益气，清热解毒，祛瘀通络，调和营卫。适用于肾气亏虚，热毒血瘀型系统性红斑狼疮。

【用量用法】水煎服，日一剂，早晚分服。

【出处】薛盟举. 周信有治疗系统性红斑狼疮的经验[J]. 世界中医药，2007，2（01）：21-22.

【方解】本方为国医大师周信有教授治疗系统性红斑狼疮的经验方。周老认为系统性红斑狼疮诸证均是因风、湿之邪侵犯脾肾虚弱之体，风湿酿热，致瘀致毒，邪毒流窜于不同脏腑所致，属中医"内脏痹""痹病""阴阳毒""血证"。周老在临床多年经验的积累下创设了此方，方中淫羊藿、桑寄生、补骨脂、巴戟天补肾固本；黄芪益气健脾，补益后天之本，且调节肌表腠理；紫草、白花蛇舌草、半枝莲、板蓝根清热解毒，提高免疫力；当归、赤芍、丹参补血活血，化瘀通络；桂枝、白芍合桂枝汤调和营卫；鸡血藤补血活血、通筋活络；乌梢蛇、全蝎搜风通络。周老临证对偏于阳虚者常加制附子；阴虚则酌加鳖甲、枸杞子、女贞子；体虚乏力者加红参、白术；血瘀甚者加制乳香、制没药、三七；肌表红斑重者加白芷、防风、蝉蜕；肢节痛甚者酌加制附子、羌活、独活、细辛、延胡索；水肿加猪苓、茯苓、泽泻；精神症状严重者加酸枣仁、远志。此外还应分期对待，发作期以祛邪为主，重用清解化瘀之药；缓解期则要着重扶正。

治疗系统性红斑狼疮经验方2（原方无方名）

【药物组成】白花蛇舌草20g，半枝莲20g，连翘20g，栀子10g，沙参15g，天冬15g，柴胡10g，郁金10g，赤芍20g，红花10g，磁石30g，生龙骨30g，炒酸枣仁30g，高良姜5g。

【功能主治】清热解毒，凉血化瘀。适用于热毒炽盛型系统性红斑狼疮。

【用量用法】水煎服，日一剂，早晚分服。

【出处】王芳，李大可. 张鸣鹤教授治疗系统性红斑狼疮验案二则[J]. 风湿病与关节炎，2015，4（02）：48-50.

【方解】本方为全国老中医药专家学术经验继承工作指导老师张鸣鹤教授治疗系统性红斑狼疮的经验方。张老治疗系统性红斑狼疮以清热解毒为主，凉血化瘀贯穿疾病治疗的全过程。方中白花蛇舌草清热解毒利湿，半枝莲适合各类疮肿瘀毒，连翘适合热毒充斥血脉所致的皮疹、红斑，栀子泻三焦火热，四药相伍加强清热解毒；热毒炽盛易伤津耗气，配伍沙参、天冬益阴生津；柴胡、郁金相伍疏理肝气；赤芍、红花凉血活血化瘀，可促进红斑消退；磁石、生龙骨、炒酸枣仁重镇平肝、养血安神，加强安神之功；高良姜温胃散寒，顾护脾胃，以防清热解毒类药物苦寒伤及脾胃。

治疗系统性红斑狼疮经验方3（原方无方名）

【药物组成】蒲公英20g，茯苓30g，猪苓30g，制附片6g^{（先煎）}，炒白术15g，炒白芍 30g，生甘草 12g，炒丹参 30g，金樱子 30g，青蒿 30g，桂枝 9g，沉香 10g，延胡索 10g，川楝子 10g，砂仁 6g^(后下)。

【功能主治】温阳利湿兼清热解毒祛瘀。适用于脾肾阳虚，热毒血瘀型系统性红斑狼疮。

【用量用法】水煎服，日一剂，早晚分服。

【出处】黄继勇，范永升. 范永升教授应用蒲公英治疗系统性红斑狼疮经验[J].中华中医药杂志，2013，28（07）：2037-2039.

【方解】本方为全国名中医范永升教授治疗系统性红斑狼疮的经验方。范老认为系统性红斑狼疮贯穿始终的邪气是热毒，根据疾病的不同发展阶段、热毒轻重选用清热解毒药物，范老临证发现蒲公英清热解毒作用和缓，质轻无毒，兼能养阴和胃，可以清理狼疮余毒、延缓发作且不伤正气，对于狼疮伴胃部疾病、妊娠等是首选药物，现代药理研究表明，蒲公英主要作用于 T 淋巴细胞，增强免疫功能，对预防感染有重要作用，与西药同用"增效减毒"。方中蒲公英、青蒿清热解毒，蒲公英为治斑疹之良药，有利于透疹。但是单纯清热解毒时，范老常用白花蛇舌草、青蒿，因其质轻，解毒之力平缓，不选用蒲公英，狼疮症状缓解后，蒲公英即为首选药物；茯苓、猪苓、炒白术健脾利水渗湿；炒白芍、生甘草合芍药甘草汤缓急止痛；炒丹参、延胡索凉血活血化瘀、行气止痛；制附片、桂枝相伍温阳除湿；金樱子固肾；砂仁、沉香、川楝子行气和胃。

治疗系统性红斑狼疮经验方 4（原方无方名）

【药物组成】白茅根 30g，生地黄炭 10g，金银花炭 10g，天花粉 10g，石斛 10g，玄参 10g，牡丹皮 15g，板蓝根 30g，鱼腥草 15g，草河车 15g，白花蛇舌草 30g。

【功能主治】清热解毒，凉血抑阳。适用于毒热炽盛，气血两燔型系统性红斑狼疮。

【用量用法】水煎服，日一剂，早晚分服。

【出处】张芃，王萍. 张志礼教授治疗系统性红斑狼疮的临床经验（二）[J]. 中国中西医结合皮肤性病学杂志，2003，2（04）：201-205.

【方解】本方为全国老中医药专家学术经验继承工作指导老师张志礼教授治疗系统性红斑狼疮的经验方。方中白茅根、生地黄炭、金银花炭、天花粉、牡丹皮、板蓝根、鱼腥草、白花蛇舌草、草河车（又名七叶一枝花）以清热凉血；石斛、玄参滋阴清热，既可助清热解毒类药物增强清热之力，又可防清热解毒类药物苦寒伤阴。房老常将草河车、白花蛇舌草合用，加强清解血中热毒的力量，减少对五脏的损伤，同时增强免疫功能。

治疗系统性红斑狼疮经验方 5（原方无方名）

【**药物组成**】黄芪 30g，太子参 15g，首乌藤 15g，黄精 15g，白术 10g，茯苓 15g，女贞子 15g，菟丝子 15g，山茱萸 15g，淫羊藿（仙灵脾）10g，车前子 15g，桂枝 10g，丹参 15g，草河车 15g，白花蛇舌草 30g。

【**功能主治**】调和阴阳，健脾益气，活血通络。适用于阴阳不调，脾肾两虚，气血瘀滞型系统性红斑狼疮肾炎。

【**用量用法**】水煎服，日一剂，早晚分服。

【**出处**】张芃，王萍. 张志礼教授治疗系统性红斑狼疮的临床经验（二）[J]. 中国中西医结合皮肤性病学杂志，2003，2（04）：201-205.

【**方解**】本方为全国老中医药专家学术经验继承工作指导老师张志礼教授治疗系统性红斑狼疮的经验方。张老指出系统性红斑狼疮肾炎是最常见的病型，超过一半的患者有肾损害。方中黄芪、太子参、白术、茯苓、黄精益气健脾；女贞子、菟丝子、山茱萸滋补肾精。张老治疗本病的特点之一就是重视脾肾功能的滋养，肾为先天之本，脾为后天之本，气血生化之源，脾肾功能不足，则气血生化不足，百病皆由此生也，房老常将白术、茯苓合用以补元气、益心脾；淫羊藿（仙灵脾）、车前子温阳利水，车前子具有抗炎消肿的作用；桂枝温通经脉；丹参活血化瘀、通经止痛；首乌藤养血安神、祛风通络；张老常将草河车、白花蛇舌草合用，加强清解血中热毒的力量，减少对五脏的损伤，同时增强免疫功能。

治疗系统性红斑狼疮经验方 6（原方无方名）

【**药物组成**】北沙参 15g，南沙参 15g，黄芪 30g，太子参 15g，白术 10g，茯苓 15g，地骨皮 15g，青蒿 15g，牡丹皮 10g，女贞子 15g，菟丝子 15g，益母草 15g，丹参 15g，鸡血藤 30g，秦艽 30g，草河车 15g，白花蛇舌草 30g。

【**功能主治**】益气养阴，清解余毒。适用于气阴两伤，余毒未清型系统性红斑狼疮。

【**用量用法**】水煎服，日一剂，早晚分服。

【**出处**】张芃，王萍. 张志礼教授治疗系统性红斑狼疮的临床经验（二）[J]. 中国中西医结合皮肤性病学杂志，2003，2（04）：201-205.

【**方解**】本方为全国老中医药专家学术经验继承工作指导老师张志礼教授治疗系统性红斑狼疮的经验方。张老常将北沙参、南沙参相伍用以治疗系统性红斑狼疮气阴两伤证型，以养阴清热、生津止渴；黄芪、太子参、白术、茯苓益气健脾，张老治疗本病的特点之一就是重视脾肾功能的滋养，肾为先天之本，脾为后天之本，气血生化之源，脾肾功能不足，则气血生化不足，百病皆由此生也，张老常将白术、茯苓合用以补元气、益心脾；地骨皮、青蒿清退虚热；女贞子、菟丝子滋补肾精；牡丹皮、益母草、丹参、鸡血藤补血活血、化瘀止痛；秦艽祛风湿，秦艽为风中润剂，无论痹证新久、寒热均可应用。系统性红斑狼疮疾病日久，肝肾损害极易导致膝关节的损伤，鸡血藤舒筋活络、补血活血化瘀，使活血而不伤血，补血而不留滞，张老常将秦艽、鸡血藤合用治疗系统性红斑狼疮见关节肿痛者。张老常将草河车、白花蛇舌草合用，加强清解血中热毒的力量，减少对五脏的损伤，同时增强免疫功能。

治疗系统性红斑狼疮经验方 7（原方无方名）

【药物组成】丹参 15g，红花 10g，莪术 10g，薏苡仁 30g，夏枯草 10g，生地黄 30g，牡丹皮 15g，赤芍 10g，鸡冠花 10g，野菊花 10g，青蒿 30g，茵陈 30g，秦艽 15g，乌蛇 10g，草河车 15g，白花蛇舌草 30g。

【功能主治】活血化瘀，软坚散结，解毒通络。适用于经络阻隔，气血瘀滞型系统性红斑狼疮。

【用量用法】水煎服，日一剂，早晚分服。

【出处】张芃，王萍. 张志礼教授治疗系统性红斑狼疮的临床经验（二）[J]. 中国中西医结合皮肤性病学杂志，2003，2（04）：201-205.

【方解】本方为全国老中医药专家学术经验继承工作指导老师张志礼教授治疗系统性红斑狼疮的经验方。盘状红斑狼疮是系统性红斑狼疮中以皮肤损害为主的病型，少数患者可发展为系统性红斑狼疮，治疗过程中勿日光暴晒，宜清热凉血化瘀。方中丹参、红花、莪术、牡丹皮、赤芍活血化瘀、软坚散结；夏枯草、野菊花、青蒿、茵陈、草河车、白花蛇舌草、鸡冠花清热解毒，张老常将草河车、白花蛇舌草合用，加强清解血中热毒的力量，减少对五脏的损伤，同时增强免疫作用；秦艽、乌蛇解毒通络；薏苡仁益气健脾通络；生地黄滋阴清热，以防清热解毒类药物苦寒伤阴。房老临证时如见伴有全血细胞减少，加西洋参、白参、阿胶、鹿角胶；伴"上感"咳嗽，加川贝母、紫菀、鱼腥草；面部红斑者，加鸡冠花、凌霄花、玫瑰花、青蒿；伴心律失常、心悸怔忡者，加太子参、麦冬、五味子；阳气不足、水肿明显者，加附子、肉桂、桂枝、仙茅、淫羊藿（仙灵脾）；失眠者，加石菖蒲、炒酸枣仁、珍珠母；伴血虚头痛者，用川芎、菊花、钩藤、桂枝；伴抽搐，可选钩藤、羚羊角粉、石菖蒲；口腔溃疡，可用黄连、莲子心、金莲花；便秘，加全瓜蒌、肉苁蓉等。

治疗系统性红斑狼疮经验方 8（原方无方名）

【药物组成】玄参 10g，生地黄 10g，牡丹皮 10g，丹参 10g，水牛角 15g，猪苓 12g，茯苓 12g，泽兰 10g，山药 12g，黑豆 10g，女贞子 10g，墨旱莲 10g，秦艽 10g，三七 3g，白茅根 12g。

【功能主治】凉血散瘀，解毒益肾。适用于血分蕴毒，肾气耗伤型系统性红斑狼疮。

【用量用法】水煎服，日一剂，早晚分服。

【出处】吴同启. 刘永年治疗系统性红斑狼疮经验[J]. 中医杂志，2012，53（01）：20-22.

【方解】本方为全国老中医药专家学术经验继承工作指导老师刘永年教授治疗系统性红斑狼疮的经验方。刘老认为系统性红斑狼疮的发病病机主要是正气亏虚，毒热为患，瘀滞脉络，毒热是关键所在，在治疗过程中刘老强调应将祛瘀通络贯穿疾病始终，重视护肾，补阴顾阳。方中玄参、生地黄滋阴清热、凉血解毒，生地黄现代药理研究证实可以对抗连续服用地塞米松后血浆皮质酮水平下降，并防止肾上腺素皮质萎缩，促进肾上腺皮质激素合成；牡丹皮、丹参、泽兰、三七、墨旱莲活血化瘀，祛瘀通络，清络中之邪毒，通络中之瘀滞，使瘀去而热孤。毒瘀滞络贯穿疾病的始终，致疾病日久、反复发作，所以治疗注重活血化瘀；水牛角清热解毒、凉血化瘀，刘老常用剂量 30～60g，在系统性红斑狼疮早期或活动期，阳热亢盛，同时配伍白茅根加强清热解毒之力；猪苓、茯苓、黑豆、山药健脾除湿，补气通络；女贞子滋补肾阴，SLE 系毒热之邪为患，热灼津伤，肾阴必当受累，以补阴顾阳；秦艽祛湿通络。

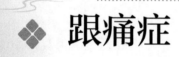

跟痛症

活血通络化湿方加减

【药物组成】当归 12g，川芎 10g，赤芍 10g，红花 10g，桃仁 10g，地龙 8g，秦艽 12g，苍术 12g，黄柏 10g，甘草 6g。

【功能主治】活血通络，化湿止痛。适用于瘀血阻滞，气血不畅型跟痛症。

【用量用法】水煎服，日一剂，早晚分服。

【出处】张建，付明立，何伟. 名老中医李同生教授治疗跟痛症经验[J]. 中西医结合研究，2017，9（03）：159-160.

【方解】本方为全国老中医药专家学术经验继承工作指导老师李同生教授治疗跟痛症的经验方。跟痛症属于中医"骨痹"范畴，男性多发，传统中医对足跟痛早有研究，《诸病源侯论》曰："夫劳伤之人，肾气虚损，而肾主腰脚。"《黄帝内经·素问·痹论》曰："风寒湿三气杂至，合而为痹。"《类证治裁·痹证》曰："诸痹……良由营卫先虚，腠理不密，风寒湿乘虚内袭，正气为邪所阻，不能宣行，因而留滞，气血凝涩，久而成痹。"对于跟痛症的认识主要是因为肝肾亏虚、筋脉失养，外因感受风寒湿邪所致，李老认为此病的根本原因是瘀血阻滞，气血运行不畅，进而出现无菌性炎症刺激神经末梢引发疼痛，李老治疗常用中药内服配合紫金酒外涂、针灸等配合治疗。方中当归养血活血、通经止痛；川芎血中之气药，以行气活血止痛；赤芍、红花、桃仁活血化瘀止痛；地龙通经活络止痛；秦艽祛风除湿、通痹止痛，秦艽为风中润剂，对于风湿痹痛无论新久均可应用；苍术苦辛而温，其性燥烈，一则可健脾助运以治生湿之本，二则芳化苦燥以除湿阻之标，正如《寿世保元》所云："苍术妙于燥湿，黄柏妙于去热。"二药配伍可互制其苦寒或温燥之性以防败胃伤津之弊；甘草益气补中、调和诸药。全方配伍活血化瘀、通经止痛，以改善足跟部血液微循环障碍，缓解疼痛。

同时采用李老祖传秘方紫金酒外涂。组成：血竭 60g，红花 60g，樟脑 30g，高良姜 120g，荜茇 90g，细辛 60g，芥子 60g，冰片 30g，生地黄 60g，鹅不食草 90g，生乳香 45g，生没药 45g。制作方法：白酒 5kg，将上药入酒浸泡，密封，勿泄气，浸 10d 即可使用。使用方法：以疼痛点为中心，进行药酒涂抹，摩擦数次使患处生热以活血化瘀、消肿止痛。同时对患处进行拍打，多选用老北京布鞋鞋底，以疼痛可耐受为标准，拍打至局部红肿充血，每次5～15min，使药物的有效成分更易进入局部软组织，加速恢复。

针灸治疗时陈老强调"循经选穴"，以局部穴位为主，配合远端取穴，针刺深度为"推筋着骨"。以跟部疼痛点为中心，前后左右旁开2寸为进针点，深达跟骨周围，并配合周围腧穴，如昆仑、太溪进行强刺激泻法，两日一次，每次留针30min，10min行针1次。同时在上述治疗的基础上嘱患者注意保养，多休息，避风寒，注意保暖，睡前用热水泡脚促进血液循环，平素穿软底鞋。

治疗跟痛症经验方（原方无方名）

【药物组成】五加皮10g，公丁香10g，炒小茴香10g，川花椒10g，白芷10g，本红花10g，石菖蒲10g，川桂枝10g。

【功能主治】祛风除湿，散寒止痛。适用于风寒湿邪痹阻型跟痛症。

【用量用法】水煎服，日一剂，早晚分服。同时将药渣加水1500ml煎煮，以煎开为度。将药渣与药汁一起倒入木桶中，足置于桶中，上覆盖毛巾以熏洗患足，待水温后，将足跟置于药汁中浸泡。

【出处】张建华，王峰，周正新，等. 丁锷治疗跟痛症的经验探析[J]. 中医药临床杂志，2011，23（06）：490-491.

【方解】本方为全国名中医丁锷教授治疗跟痛症的经验方。丁老认为，无论何种原因引起的足跟痛，其根本原因是瘀血阻滞，气机运行不畅，不通则痛，致局部出现无菌炎性水肿刺激神经末梢引起疼痛不适。丁老采用中药熏洗以达到活血化瘀、行气止痛之功，促进足部血液循环，软化跟骨骨刺。方中五加皮在《药性类明》曰："两脚疼痹，风湿也。五加皮苦泄辛散，能治风湿。"《药性论》言其"破逐恶风血，即治痹之义也"。丹溪治风湿脚痛加减法云，痛甚加五加皮。可见其逐恶血之功大也。公丁香、炒小茴香、川花椒散寒止痛；本红花活血化瘀；白芷祛风除湿止痛；石菖蒲化痰除湿；川桂枝温经通络止痛。

熏洗结束后采用木棒或木槌击打跟部疼痛区域（在足跟熏洗10～20min后，用木棒或木锤轻轻击打足跟跖面痛点处，以感觉疼痛但能忍受为度，每次击打约10min）。击打后再用熏洗药汁浸泡患足作用明显，此法可扩张局部皮肤血管，促进药物吸收，使活血化瘀的药物的直达病所，同时击打痛点可改变软化后跟骨骨刺的方向，解除骨刺对跟部脂肪垫和滑囊的刺激使无菌炎症更易吸收。

最后用丁老经验方：接骨消瘀散（花椒、荜茇、五加皮、白芷、天南星、肉桂、丁香、乳香、没药、血竭、姜黄、冰片等）。共研细末，饴糖或蜂蜜调膏，外敷局部。此方具有消瘀退肿、止痛接骨的功效，从而达到治疗跟痛症的目的。对于跟后疼痛的患者可用中药熏洗加接骨消瘀散外敷，而无需进行棒击。跟痛症患者局部红肿或热痛则不适用中药熏洗。

肱骨外上髁炎

血府逐瘀汤加减

【**药物组成**】桃仁，红花，当归，生地黄，牛膝，川芎，桔梗，赤芍，枳壳，甘草，柴胡，伸筋草，透骨草。（原方无具体用量）

自拟外治方：伸筋草 10g，海桐皮 10g，威灵仙 15g，路路通 15g，苍术 15g，牛膝 15g，乳香 15g，没药 15g，鸡血藤 20g，桑寄生 15g，艾叶 15g，透骨草 15g，千年健 15g，生杜仲 15g，黄柏 30g，地龙 12g。

【**功能主治**】活血化瘀。适用于血瘀气滞型早期急性损伤型肱骨外上髁炎。

【**用量用法**】水煎服，日一剂，早晚分服。

外治方的使用方法：此方煎煮后置盆中，药水需没过肘部，待药水稍放凉至温度适宜，泡洗患肘 15min。另外煎煮后，亦可药渣外敷患肢。

【**出处**】侯晓宙，王平，王林，等. 孙树椿教授治疗肱骨外上髁炎的临床经验总结[J]. 中国中医骨伤科杂志，2021，29（02）：73-75.

【**方解**】本方为全国名中医孙树椿教授治疗肱骨外上髁炎的经验方。孙老认为肱骨外上髁炎的发病乃是风寒湿邪趁虚侵袭人体，停滞于肌腠筋骨之间，气血阻滞，不通则痛，发为本病。孙老临证多年，将此病分为急性发病损伤期和慢性劳损期，孙老发现急性损伤初期疼痛剧烈，拒按，甚则局部有肿胀，多见舌有瘀斑，多符合血瘀气滞的辨证，用血府逐瘀汤加伸筋草、透骨草治疗，方中桃仁、红花、赤芍活血化瘀止痛；当归、生地黄清热养阴，补血活血；牛膝活血化瘀、通经止痛，引血下行；川芎行气活血；桔梗、枳壳，一升一降，宽胸行气；柴胡疏肝解郁，升举清阳，与桔梗、枳壳同用，尤善理气行滞，使气行则血行，桔梗兼能载药上行；甘草调和诸药，伸筋草、透骨草祛风湿、舒筋活络、活血止痛。孙老临证时疼痛重者可加乳香、没药，伴有局部怕冷、患肢冰冷者可加肉桂、高良姜、细辛。孙老强调在治疗肱骨外上髁炎时不仅需重视手法、汤药内服治疗，更应内外合治，自拟的外治方临床疗效佳，对于热象不甚者可去黄柏，体虚不甚者酌情减量或去千年健、杜仲。

补阳还五汤加减

【药物组成】黄芪，当归尾，赤芍，地龙，川芎，红花，桃仁。（原方无具体用量）

【功能主治】补正祛邪。适用于肱骨外上髁炎急性损伤后期。

【用量用法】水煎服，日一剂，早晚分服。

【出处】侯晓宙，王平，王林，等. 孙树椿教授治疗肱骨外上髁炎的临床经验总结[J]. 中国中医骨伤科杂志，2021，29（02）：73-75.

【方解】本方为全国名中医孙树椿教授治疗肱骨外上髁炎的经验方。孙老认为急性损伤后期，邪气入里，正邪交争日久，阳气虚损，无力抗邪，故此期多见疾病绵绵不休，难以治愈，当补虚为主，以祛邪外出。方中黄芪补益元气，气旺则血行，血行则络通，当归尾养血活血，气血双补；赤芍、桃仁、红花活血化瘀，川芎行气活血；地龙搜剔病邪、通经活络，兼有止痛之力。孙老临证伴有肢体拘挛者加水蛭、桑枝，上肢无力者加桑寄生、续断、牛膝等。并可配合外治方内外合治。

防风根汤、蠲痹汤

【药物组成】防风，白术，当归，姜黄，黄芪，桑枝，羌活，独活，桂心，秦艽，川芎，甘草，海风藤，乳香，木香。（原方无具体用量）

【功能主治】祛风散寒，通络宣痹。适用于风寒阻络型肱骨外上髁炎慢性劳损期。

【用量用法】水煎服，日一剂，早晚分服。

【出处】侯晓宙，王平，王林，等. 孙树椿教授治疗肱骨外上髁炎的临床经验总结[J]. 中国中医骨伤科杂志，2021，29（02）：73-75.

【方解】本方为全国名中医孙树椿教授治疗肱骨外上髁炎的经验方。孙老将慢性劳损期分为风寒阻络、寒湿侵袭、气血亏虚三个证型，发现风寒阻络型常见肘部麻木，屈伸受限，遇寒症状加重，遇热则缓解，常用防风根汤合蠲痹汤治疗，防风根汤出自《杂病源流犀烛》，主治损伤后期经络虚亏作痛，《沈氏尊生书》曰："痛起肩膊连臂渐下入环跳髀膝，由络虚也宜防风根汤。"蠲痹汤出自《医学心悟》，主治营卫两虚、风湿痹痛。方中防风、羌活、独活、秦艽祛风除湿、通痹止痛；白术、黄芪益气健脾、燥湿通痹；桂心补火助阳，散寒止痛；当归补血养血，川芎、乳香、木香行气活血，配伍黄芪，气旺则血行，血行则络通；《本草纲目》谓姜黄"治风痹臂痛"，桑枝祛风通络，对于上肢风湿痹痛者多加姜黄、桑枝；海风藤祛风湿通络，善治络中之风所致游走性疼痛；甘草调和诸药。

乌头汤加薏苡仁汤加减

【药物组成】麻黄，芍药，黄芪，甘草，川乌，薏苡仁，当归，官桂，苍术。（原方无具体用量）

【功能主治】祛风散寒，除湿通痹。适用于寒湿侵袭型肱骨外上髁炎慢性劳损期。

【用量用法】水煎服，日一剂，早晚分服。

【出处】侯晓宙，王平，王林，等. 孙树椿教授治疗肱骨外上髁炎的临床经验总结[J]. 中国中医骨伤科杂志，2021，29（02）：73-75.

【方解】本方为全国名中医孙树椿教授治疗肱骨外上髁炎的经验方。孙老认为现代生活中空调等其他制冷设备的应用，潮湿环境增多，易受湿邪侵袭，加上饮食习惯的改变，脾气亏虚多见，脾虚易生湿，使寒湿侵袭型成为最为常见的证型，孙老常用乌头汤合薏苡仁汤加减治疗。方中麻黄辛、微苦而温，宣散透表，以祛寒湿，川乌性热，力猛气锐，驱散内达寒邪，通经络，利关节，凡凝寒痼冷皆能开之通之，官桂温阳散寒止痛，三者相伍外能通阳达邪，内可透发凝结之寒邪，内外寒邪皆除，痹痛自无；芍药宣痹行血，并配甘草（芍药甘草汤）缓急止痛；黄芪补气固表，亦防麻黄辛散太过，当归养血补血，二者相伍气血同治；薏苡仁、苍术健脾除湿、除痹止痛；甘草调和诸药。

当归鸡血藤加减

【药物组成】当归，熟地黄，龙眼肉（桂圆肉），白芍，丹参，鸡血藤，黄芪，桂枝。（原方无具体用量）

【功能主治】益气补血，养血荣筋。适用于气血亏虚型肱骨外上髁炎慢性劳损期。

【用量用法】水煎服，日一剂，早晚分服。

【出处】侯晓宙，王平，王林，等. 孙树椿教授治疗肱骨外上髁炎的临床经验总结[J]. 中国中医骨伤科杂志，2021，29（02）：73-75.

【方解】本方为全国名中医孙树椿教授治疗肱骨外上髁炎的经验方。孙老认为此期多见于病程日久，肘部疼痛反复发作，上肢无力，伸屈受限者。当归鸡血藤汤出自《中医伤科学》，主治骨伤患者后期气血虚弱，肿瘤经化疗或放疗期间有白细胞及血小板减少者。方中当归、熟地黄、白芍合用取四物汤之意，养血补血。配伍黄芪补益元气，气能生血，气血双补；龙眼肉（桂圆肉）补益心脾；丹参、鸡血藤补血活血；桂枝温通经络。孙老临证时局部寒冷较重者加细辛、川椒温经通络。疼痛较重者加红花、三七、川芎、桃仁活血通络止痛。伴上肢拘挛不舒者加全蝎、蜈蚣、乌梢蛇等搜风舒筋。伴虚证者可对证补虚，筋骨病者可酌情加杜仲、狗脊等。

大动脉炎

四妙勇安汤合血府逐瘀汤加减

【药物组成】金银花20g，当归20g，玄参20g，生甘草10g，生黄芪30g，柴胡10g，枳壳10g，赤芍15g，桃仁10g，红花10g，川芎10g，生地黄20g，川牛膝15g，生麻黄5g。

【功能主治】清热解毒，活血化瘀。适用于热毒蕴结，瘀血痹阻型大动脉炎。

【用量用法】水煎服，日一剂，早晚分服。

【出处】李斌，唐今扬，周彩云，等. 房定亚活血化瘀法治疗风湿病验案3则[J]. 世界中医药，2013，8（07）：773-775.

【方解】本方为全国老中医药专家学术经验继承工作指导老师房定亚教授治疗大动脉炎的经验方。大动脉炎属于中医"脉痹"，血管炎症是大动脉炎的病理基础，血管闭塞是本病的突出表现，故在治疗时应将活血化瘀贯穿始终，在疾病发展初期，炎症反应剧烈，大量炎症细胞侵袭血管，在早期以清热解毒消炎为主。四妙勇安汤出自《验方新编》，主要是清热解毒、消肿止痛。方中金银花清热解毒；当归、赤芍、桃仁、红花、川牛膝、川芎行气活血化瘀；玄参泻火解毒；生黄芪益气健脾，气能生血，气血充足则邪气自除；柴胡疏肝解郁、升举清阳，配合枳壳升降相伍，宽胸行气；生地黄清热活血；生麻黄平喘止咳；生甘草调和诸药。

补阳还五汤合四妙勇安汤化裁

【药物组成】黄芪60g，赤芍20g，川芎15g，当归15g，地龙12g，桃仁22g，红花12g，生山楂30g，葛根30g，金银花30g，玄参20g，生甘草10g，赤小豆30g。

【功能主治】补气活血以通脉，清热解毒以祛邪。适用于气虚血瘀，热毒蕴结型大动脉炎。

【用量用法】水煎服，日一剂，早晚分服。

【出处】杜广振. 房定亚运用清热解毒法治疗风湿病经验[J]. 中医杂志，2004，45（09）：659-661.

【方解】 本方为全国老中医药专家学术经验继承工作指导老师房定亚教授治疗大动脉炎的经验方。房老认为大动脉炎主要病机为素体元气不足，宗气亏虚，外不能充养卫气以护卫肌表，内不能"灌心脉"以行气血。遂致风寒湿热之邪侵袭，内外合邪，久郁不散，"风变为火，寒变为热"，湿化为毒，热毒客于血脉，并随处郁遏，遂令血瘀而不行。房老常用补阳还五汤合四妙勇安汤加减治疗，补阳还五汤出自王清任《医林改错》，治疗中风之气虚血瘀证，具有益气、活血、通络之功。四妙勇安汤现代药理研究证实具有抗炎镇痛作用，方中黄芪大补元气，当归补血活血，二者相伍气血同治；玄参滋阴清热，又可助当归和营血，助金银花清热解毒；赤芍、川芎、桃仁、红花行气活血、化瘀止痛；生山楂消食化瘀；葛根解痉止痛，现代药理研究证实具有扩张血管，改善微循环作用；金银花、赤小豆清热解毒、利水消肿，消除血管炎症；地龙搜风通络；生甘草调和诸药。